Hebammen, Ärzte und ihr ‚Rosengarten'

Beihefte zur
MEDIAEVISTIK

Monographien, Editionen, Sammelbände

Herausgegeben von Peter Dinzelbacher
und Romedio Schmitz-Esser

Band 26

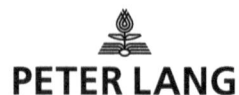

Theresa Hitthaler-Frank

Hebammen, Ärzte und ihr ‚Rosengarten'

Ein medizinisches Handbuch und die Umbrüche in der Obstetrik des 15. und 16. Jahrhunderts

Bibliografische Information der Deutschen Nationalbibliothek
Die Deutsche Nationalbibliothek verzeichnet diese Publikation
in der Deutschen Nationalbibliografie; detaillierte bibliografische
Daten sind im Internet über http://dnb.d-nb.de abrufbar.

Publiziert mit Unterstützung der Universität Graz.

Umschlagabbildung:
Der kolorierte Holzschnitt in der Hagenauer Erstausgabe (1513) des ‚Rosengartens'
von Eucharius Rösslin zeigt eine Hebamme bei ihrer Arbeit vor einem Gebärstuhl.
© Universitätsbibliothek Erlangen-Nürnberg, 4 TREW.N 115/117

ISSN 1617-657X
ISBN 978-3-631-78817-2 (Print)
E-ISBN 978-3-631-83950-8 (E-PDF)
E-ISBN 978-3-631-83951-5 (EPUB)
E-ISBN 978-3-631-83952-2 (MOBI)
DOI 10.3726/b17753

© Peter Lang GmbH
Internationaler Verlag der Wissenschaften
Berlin 2021
Alle Rechte vorbehalten.

Peter Lang – Berlin · Bern · Bruxelles · New York ·
Oxford · Warszawa · Wien

Das Werk einschließlich aller seiner Teile ist urheberrechtlich
geschützt. Jede Verwertung außerhalb der engen Grenzen des
Urheberrechtsgesetzes ist ohne Zustimmung des Verlages
unzulässig und strafbar. Das gilt insbesondere für
Vervielfältigungen, Übersetzungen, Mikroverfilmungen und die
Einspeicherung und Verarbeitung in elektronischen Systemen.

Diese Publikation wurde begutachtet.

www.peterlang.com

Inhaltsverzeichnis

Vorwort der Autorin 7

1 Einführung 9
   1.1 Ein Holzschnitt und seine Aussagekraft 11
   1.2 Quellen und Aufbau der Arbeit 15
   1.3 Forschungsstand 17

2 Obstetrik im Spätmittelalter 23
   2.1 Vorgeschichte: Historisches Erbe 23
   2.2 Professionalisierung der Geburtshilfe 27
   2.3 Profession Hebamme: Berufsbeschreibung und Aufgabenfeld ... 33

3 ‚Der Swangern Frauwen vnd hebam(m)en Rosegarten' 45
   3.1 Inhalt 45
   3.2 Werkgeschichte und Autor 49
   3.3 Verbreitung und Rezeption 54

4 Der ‚Rosengarten' im Gebrauch 57
   4.1 Eine Analyse erhaltener Exemplare 57
   4.2 Ein Einblick in die Praxis: Edition handschriftlicher Notizen 85
      4.2.1 Editorische Vorbemerkungen 86
      4.2.2 *Res/A.obst. 104c*: Textkritische Edition 88
      4.2.3 Neuhochdeutsche Übersetzung 89
      4.2.4 Sachkommentar zu den Inhalten der Notizen 106

5	**DEBATTEN ZUR OBSTETRIK DES SPÄTMITTELALTERS**	117
	5.1 Vermeintliche Missstände und Konfliktpotential	117
	5.2 „Zauberei und Hexenwerk"	121
	5.3 Hebammenlehrbücher im Spannungsfeld von Theorie und Praxis	129
	5.3.1 AdressatInnen und RezipientInnen	129
	5.3.2 Literalität und Medienrevolution	141
	5.3.3 Holzschnitte: Weibliche Anatomie und Kindeslagen	148
6	**CONCLUSIO**	157
7	**ANHANG**	161
	7.1 Transkriptionen	161
	7.2 Abbildungen	169
8	**BIBLIOGRAPHIE**	181
9	**ABBILDUNGSVERZEICHNIS**	197

Vorwort der Autorin

Die Arbeit an den Inhalten des vorliegenden Bandes lebte vor allem durch den regen Austausch von und mit FachexpertInnen, die durch zahlreiche Anregungen und Hinweise die Thesen und Erkenntnisse dieser Abhandlung schärften. Dementsprechend möchte ich allen Personen, die im Laufe meines Arbeitsprozesses in den Genuss der Auseinandersetzung mit einer meiner Fragen oder Problemstellung kamen, ganz herzlich danken! Allen voran, Herrn Univ.-Prof. Dr. Romedio Schmitz-Esser, einem der beiden Herausgeber der ‚Beihefte zur Mediaevistik'. Ihm möchte ich vor allem für die Bereitschaft der Aufnahme dieses Bandes in die Reihe und die monatelange freundliche und umsichtige Betreuung während meines Schreibprozesses danken. Besonders erkenntlich zeigen möchte ich mich außerdem bei Herrn Prof. Dr. Robert Jütte, der sich zur Durchsicht meines Manuskripts bereit erklärte und dessen aufmerksame Anmerkungen die Arbeit um ein Vielfaches präzisierten.

Herrn Univ.-Ass. Dr. Aaron Vanides sei für die Begutachtung meiner erstellten Edition und seine hilfreichen Anmerkungen dazu gedankt. Herrn Dr. Thomas Kühtreiber und Herrn Prof. Dr. Jan Keupp möchte ich für die spannenden Anregungen hinsichtlich einer analysierten Druckgrafik danken. Herr Univ.-Prof. Dr. Georg Vogeler, Herr Ass.-Prof. Dr. Johannes Gießauf und Herr Ao.Univ.-Prof. Dr. Günther Bernhard waren mir hinsichtlich der methodischen Umsetzung und Visualisierung der erstellten Edition hilfreiche Ansprechpersonen, Herr Univ.-Prof. Dr. Simone De Angelis eine unterstützende Hilfe bei Fragen zur Autoritätsproblematik innerhalb der Wissenschaftsgeschichte. Herrn Dr. Philip Steiner möchte ich für seine Bereitschaft, alle möglichen Fragen zur Geschichte der Frühen Neuzeit mit mir zu diskutieren, und für seine Hilfe bei der Auflösung einzelner handschriftlicher Phrasen danken.

Zu guter Letzt möchte ich Frau Dr.[in] Britta-Juliane Kruse für den herzlichen und anregenden Austausch während meines kurzen Forschungsaufenthaltes in der Herzog-August-Bibliothek Wolfenbüttel danken. Die Diskussion meines Arbeitsthemas mit Frau Kruse, der Autorin mehrerer für diesen Band herangezogener Sekundärwerke, bestätigte viele meiner Thesen und bestärkte mich in meinem Interesse für die Geschichte der Geburtshilfe.

Graz, Juni 2020   Theresa Hitthaler-Frank

1 Einführung

Die Geburt eines Kindes zählt seit jeher zu den einschneidendsten Erlebnissen im Leben der meisten Menschen. Je nach Gesellschaftsschicht, geographischer Lage oder persönlicher Einstellung kommen Babys an unterschiedlichsten Orten und unter verschiedensten Umständen zur Welt: In modernen Krankenhäusern, Geburtshäusern, zu Hause auf dem Sofa, in ärmlichen Verhältnissen, unter freiem Himmel… Die Auflistung lässt sich beliebig fortführen, ein Element verbindet allerdings die meisten dieser zum Teil grundverschiedenen Geburtsumstände: Die Hilfe und Unterstützung während des Geburtsvorganges durch eine Hebamme, eine Geburtshelferin/einen Geburtshelfer, eine Ärztin/einen Arzt oder eine der Gebärenden nahestehenden Person. Das sichere und fachmännische Zur-Welt-Bringen der Kinder wird vielfach in die Hände fremder Menschen gelegt, ihre Expertise gewährt in den meisten Fällen einen glücklichen Ausgang für Mutter und Kind. Diese Situationsbeschreibung gilt nicht nur für die Gegenwart, vielmehr erfreut sich die Geburtshilfe einer sehr alten und variantenreichen Geschichte.

Vorliegender Band beschäftigt sich mit der Obstetrik des Spätmittelalters. Im Laufe des 15. Jahrhunderts zeichnete sich eine Art ‚Umbruchstimmung' in der Geburtshilfe ab, gewohnte Strukturen und Kompetenzen sowie das jahrhundertelang geformte Bild der Hebamme veränderten sich mit Aufkommen der ersten städtischen Hebammenordnungen. Im deutschsprachigen Raum prägten ab dem 16. Jahrhundert Lehrbücher zur Geburtshilfe die Entwicklung und modifizierten das Wissen zum Handwerk, der Buchdruck trieb deren Verbreitung voran. Diese Veränderungen geben Anstoß und Grund für eine genauere Untersuchung des Zeitfensters von 1400 bis 1600. Da sich die Ausführungen mit einem – laut dem Verständnis der klassischen Periodisierung – epochenübergreifenden Zeitraum befassen, sei angemerkt, dass die sprachliche Verwendung der Begriffe ‚Spätmittelalter' und ‚Frühe Neuzeit' in der Arbeit zwar Platz findet, allerdings davon Abstand genommen wird, das Ende des Mittelters strikt mit dem Jahr 1500 anzunehmen und die Neuerungen in Geburtshilfe und Kommunikationstechnologie als Errungenschaften der Neuzeit zu betrachten.[1] Gerade für die Themen dieser Arbeit erscheint dies nicht sinnvoll, greifen doch deren bedeutende und ausschlaggebende Veränderungen auf eine lange Geschichte zurück, die eine derartige Entwicklung an der ‚Epochengrenze' überhaupt erst möglich machte.

---

1 Das entspricht auch der jüngeren Diskussion um ein ‚langes' Mittelalter, wie sie etwa Jacques Le Goff neuerlich prominent angeregt hat. Vgl. Jacques Le Goff: Geschichte ohne Epochen? Ein Essay. Aus dem Französischen von Klaus Jöken. Darmstadt: Philipp von Zabern 2016.

Die Frage, warum sich das obstetrische 16. Jahrhundert vom 15. Jahrhundert abhebt, ob und wenn ja, was sich hier explizit geändert hat, war ideenstiftend und ausschlaggebend für diese Arbeit. Ein Ziel der folgenden Ausführungen ist es demnach, diese Veränderungen hinsichtlich einer Professionalisierung der Geburtshilfe zu betrachten. Als roter Faden gilt dabei die Frage nach der Verteilung von Zuständigkeiten und dem beteiligten Personal bei Geburten des 15. und 16. Jahrhunderts. Ganz selbstverständlich reihen sich Ärztinnen und Ärzte im 21. Jahrhundert in die obige Aufzählung obstetrisch tätiger Personen ein; vorliegender Band diskutiert bereits für das Spätmittelalter und die Frühe Neuzeit die Beteiligung akademisch gebildeter Ärzte und handwerklich arbeitender Chirurgen innerhalb der Geburtshilfe. Dieser von der allgemeinen Forschungsmeinung stiefmütterlich behandelte Aspekt zeigt sich vor allem bei der Betrachtung von Hebammenliteratur, die im deutschsprachigen Raum ab dem 16. Jahrhundert gedruckt und breit rezipiert wurde.

Eines dieser neu entstandenen Lehrbücher erlangte große und vor allem anhaltende Berühmtheit: ‚*Der Swangern Frauwen vnd hebam(m)en Rosegarten*‘[2] von Eucharius Rösslin[3] aus dem Jahr 1513 wurde als erstes deutschsprachiges, gedrucktes Hebammenlehrbuch bis ins 18. Jahrhundert immer wieder rezipiert, in acht europäische Sprachen übersetzt und vielfach neu aufgelegt.[4] Das Lehrbuch beinhaltet mehrere Holzschnitte und wurde vom Autor dezidiert an Hebammen und schwangere Frauen adressiert. Dieses Unterweisungswerk, wie es von Rösslin beschrieben und beworben wurde, dient als Hauptquelle für diese Forschungsarbeit und eröffnet die Möglichkeit, unter anderem durch die Analyse von Gebrauchsspuren und Notizen in einzelnen Drucken, die oben genannten Umbrüche in der Obstetrik des 15. und 16. Jahrhunderts einer genaueren Untersuchung zu unterziehen. Am Beispiel eines Holzschnitts aus dem ‚Rosengarten‘ soll dies zu Beginn verdeutlicht werden.

---

2 Eucharius Rößlin: Der Swangern Frauwen vnd hebam(m)en Rosegarten. Straßburg: Flach 1513. [VD 16: R 2848; ÖNB Wien: 68.F.27]. URL: http://bit.ly/2MGzyw1 [25.09.2019]. Im Folgenden zitiert als: Rößlin, Rosengarten 1513 Straßburg. Das Privilegium stellt den Beginn der Quellenfoliierung dar. Der Titel des Lehrbuches verwendet den Begriff ‚Rosegarten‘, im Hinblick auf eine erleichterte Lesung wird der Kurztitel in Folge zu ‚Rosengarten‘ abgeändert.
3 Die herangezogenen Quellen und die ausgewählte Sekundärliteratur überliefern verschiedene Schreibweisen des Namens ‚Rösslin‘. Diese unterschiedlichen Schreibungen werden für die Zitation und wörtliche Anführungen unverändert übernommen, ansonsten wird folgende Orthographie verwendet: ‚Rösslin‘.
4 Vgl. Gundolf Keil: ‚Rößlin‘. In: Neue deutsche Biographie. Hrsg. v. Otto Stolberg-Wernigerode. Bd. 21. Berlin: Duncker & Humblot 2003, S. 753. URL: https://bit.ly/2ILwAoq [22.11.2019]. Im Folgenden zitiert als: Keil, Rößlin.

1.1 Ein Holzschnitt und seine Aussagekraft

Der am Cover dieser Arbeit abgebildete Holzschnitt aus dem ‚Rosengarten' impliziert in gewisser Weise die zentralen Thesen und Interessen dieser Studie. Einerseits illustriert er eine sitzende Hebamme, die, unterstützt von einer weiteren Frau, eine Untersuchung an einer Schwangeren vornimmt. Die Abbildung eines Gebärstuhls deutet darauf hin, dass die Geburt bereits im Gange ist und es sich nicht um eine Routinekontrolle der Frau handelt. Diese Darstellung kann stark vereinfacht und verkürzt als Verbildlichung der Aufgaben einer spätmittelalterlichen Hebamme und als Charakterisierung ihres Arbeitsumfelds betrachtet werden.

Andererseits zeigt der Holzschnitt aber auch vieles nicht; und zwar das tatsächliche Vorgehen, die ausführenden Handgriffe der Hebamme. Die Untersuchung der Frau erfolgt ohne ‚Sehen', ohne Begutachtung der weiblichen Geschlechtsorganen. Es findet lediglich deren Ertasten unter den langen Röcken der Frau statt. Solche Darstellungen und Berichte sind vor allem aus dem 18. und 19. Jahrhundert bekannt.[5] Durch die verstärkte ärztliche Beanspruchung der Geburtshilfe und einer gewissen Prüderic bzw. der Einhaltung von Regeln des Anstands und der ‚Moral' erfolgten gynäkologische Untersuchungen unter langen weißen Laken oder – wie im Holzschnitt des ‚Rosengartens' – unter den Röcken der Damen.[6] Dass im 15. und 16. Jahrhundert diese Praxis auch von Hebammen ausgeführt wurde, erscheint unwahrscheinlich, da an vielen Stellen im ‚Rosengarten' aber auch in anderen geburtshilflichen Werken des 15. und 16. Jahrhunderts eindeutig von Untersuchungen und Eingriffen berichtet wird, die das Sehen der Geschlechtsorgane erforderten. Außerdem wird das weibliche Schamgefühl der Gegenwart männlicher Mediziner zugeschrieben, nicht der Behandlung durch Hebammen. Solche Stellen finden sich auch im Text des ‚Rosengartens'.[7]

---

5 Vgl. dazu Ornella Moscucci: The science of woman. Gynaecology and gender in England, 1800–1929. Cambridge: Cambridge University Press 1990, S. 115; vgl. Robert Jütte: Ärzte, Heiler und Patienten. Medizinischer Alltag in der frühen Neuzeit. Zürich: Artemis & Winkler 1991, S. 114. Im Folgenden zitiert als: Jütte, Ärzte, Heiler und Patienten. Siehe dazu auch im Anhang, Kapitel 7.2.

6 Vgl. Jean-Claude Bologne: Nacktheit und Prüderie. Eine Geschichte des Schamgefühls. Weimar: Hermann Böhlaus Nachfolger 2001, S. 126–128; vgl. Robert Jütte: Der anstößige Körper. Anmerkungen zu einer Semiotik der Nacktheit. In: Gepeinigt, begehrt, vergessen. Symbolik und Sozialbezug des Körpers im späten Mittelalter und in der frühen Neuzeit. Hrsg. v. Klaus Schreiner und Norbert Schnitzler. München: Wilhelm Fink Verlag 1992, S. 118–119.

7 Vgl. bspw. Rößlin, Rosengarten 1513 Straßburg, fol. 25r. Der Soziologe Norbert Elias vertritt in seinem Werk ‚Über den Prozeß der Zivilisation' die Position, dass sich im Laufe des 16. Jahrhunderts das Schamgefühl sehr stark ausgeprägt habe und sich das in einer starken Körperfeindlichkeit gezeigt habe, aus der die präzise

Eine Untersuchung ohne ‚Sehen' wirkt demnach ungewöhnlich, vor allem da Rösslin den Anspruch hatte, den Hebammen – seinen Adressatinnen – mit seinen Ausführungen klare und praxisbezogene Hilfestellungen an die Hand zu geben. Verständlicher wird dieser paradox erscheinende Umstand, wenn die männlich-ärztliche Position innerhalb der Geburtshilfe miteinbezogen wird. Diese lässt sich, um dem Fazit bereits etwas vorauszugreifen, an dem Holzschnitt gut festmachen: Als Autor des ‚Rosengartens' gilt Rösslin auch als ideenstiftend für die von Martin Caldenbach und Erhard Schön umgesetzten Holzschnitte.[8] Es wird der ‚männliche Blick', das männliche Verständnis von einer obstetrischen oder gynäkologischen Untersuchung dargestellt. Aufgrund der Distanz zur aktiven, empirischen Geburtshilfe und dem Verbot der praktischen Medizin[9], besteht eine gewisse Verschleierung des Körperlichen. Nacktheit, bzw. das offene Thematisieren und Darstellen weiblicher Reproduktionsorgane wird erst mit Andreas Vesalius und der Drucklegung seiner ‚Fabrica' effektiv zum Thema.[10] Letztere ziert ein Titelholzschnitt, der die

---

Bedeckung des Leibes hervorgegangen wäre. Dementsprechend kann auch eine schambehaftete Arbeitsumgebung für Hebammen nicht gänzlich ausgeschlossen werden. Elias zitiert nach Sibylla Flügge: Hebammen und heilkundige Frauen. Recht und Rechtswirklichkeit im 15. und 16. Jahrhundert. Frankfurt a. M., Basel: Stroemfeld 1998, S. 329. Im Folgenden zitiert als: Flügge, Hebammen.

8 Mehr dazu im Kapitel 5.3.3: Holzschnitte: Weibliche Anatomie und Kindeslagen.
9 Wenn im (spät)mittelalterlichen Kontext von ‚Ärzten' die Rede ist, muss zwischen zwei Berufsgruppen differenziert werden: Studierte Ärzte und handwerklich arbeitende Chirurgen. Die endgültige Trennung zwischen Medizin und Chirurgie erfolgte im 12. und 13. Jahrhundert (Konzil von Tours, 1163 und IV. Laterankonzil, 1215) und führte dazu, dass Ärzte hauptsächlich eine Kontrollfunktion sowie Tätigkeiten ohne Kontakt mit Blut oder anderen Körperflüssigkeiten ausübten. Dazu zählte auch das Verbot, aktiv in der Geburtshilfe tätig zu werden. Die Erwähnung von *medici* in dieser Arbeit meint demnach studierte Ärzte, die keiner praktischen Ausübung ihres Berufs nachgingen, sondern sich mit der ‚inneren Medizin' auseinandersetzten; spätmittelalterliche Städte setzten diese als *physici*, Stadtärzte, ein. Dabei waren ihre hauptsächlichen Aufgaben die Überwachung und Kontrolle der praktizierenden Chirurgen, auch Wundärzte und Bader genannt. Diese waren für die tatsächlichen körperlichen Eingriffe, Operationen und die Versorgung von Wunden zuständig. Vgl. Britta-Juliane Kruse: Verborgene Heilkünste. Geschichte der Frauenmedizin im Spätmittelalter. Berlin, New York: de Gruyter 1996. (= Quellen und Forschungen zur Literatur- und Kulturgeschichte. 5.) S. 114–116. Im Folgenden zitiert als: Kruse, Verborgene Heilkünste; vgl. Wolfgang U. Eckart: Geschichte der Medizin. Fakten, Konzepte, Haltungen. 6., völlig neu bearbeitete Auflage. Heidelberg: Springer 2009, S. 71–72. Im Folgenden zitiert als: Eckart, Medizin.
10 Ein medizinisches Lehrbuch sticht aufgrund seiner anatomischen Darstellungen, unter anderem der Abbildung des weiblichen (schwangeren) Körpers, bereits vor dem Erscheinen der ‚Fabrica' hervor: ‚Fasciculus medicine', dem deutschen Arzt Johannes Kellner von Kirchheim zugeschrieben. Zitiert nach: Katharine

Sektion der Gebärmutter einer nackten Frau in einem anatomischen Theater, umringt von einer Vielzahl von Anatomen und Medizinern, zeigt.[11] Die Wissenschaftshistorikerin Katharine Park stellt in ihrem Buch ‚Secrets of Women' die These auf, dass im 16. Jahrhundert das Darstellen der weiblichen reproduzierenden Organe ein zentraler Schlüsselpunkt für die Anatomie und die männlichen Anatomen und Ärzte war, welche damit die „secrets of women" entschlüsseln und sich zugänglich machen wollten. Diese ‚Geheimnisse' beziehen sich vor allem auch auf die Vorgänge im Körper einer Frau während einer Schwangerschaft. Durch anatomische Sektionen wurde versucht, das für Männer unbekannte und – wie Park postuliert – Frauen und Hebammen vorbehaltene Wissen den Körpern zu ‚entlocken'.[12]

Der ‚Rosengarten' erschien nur 30 Jahre vor der ‚Fabrica', wie passt dieses eben erläuterte Interesse nun mit der expliziten Zurückhaltung in der Darstellung einer obstetrischen Untersuchung im ‚Rosengarten' zusammen? Dafür muss das Arbeitsverständnis akademisch gebildeter Ärzte des frühen 16. Jahrhunderts beachtet werden: Aufgrund ihrer nicht vorhandenen Rolle in der praktischen Geburtshilfe entspräche es nicht ihrem Stand und ihrer zugewiesenen Rolle, würde die tatsächliche Untersuchung, einhergehend mit einer (teilweisen) Nacktheit der Frau, abgebildet werden. Somit wird in gewisser Weise auch die Erwartungshaltung der LeserInnen gelenkt: Von einem angesehenen Stadtarzt wird nichts anderes, außer einer derartig zurückhaltenden Abbildung, erwartet. Zudem wird der Eindruck vermittelt, dass eine obstetrische Untersuchung nur durch distanziertes Ertasten erledigt und die körperliche und visuelle Dimension der Arbeit mit Gebärenden dabei außen vorgelassen werden könne. Über eine gewünschte erweiterte ärztliche Einflussnahme im Bereich der Geburtshilfe kann ebenfalls nachgedacht werden: Existiert in den Köpfen der RezipientInnen die Vorstellung einer Geburtshilfe, die auf engen physisch-visuellen Kontakt mit Frauen verzichtet, käme es zu einer besseren männlichen Akzeptanz in der Geburtshilfe als wenn die tatsächliche praktische Realität – inklusive weiblicher Blöße – abgebildet werden würde.

Demnach zeigt sich, dass die alleinige Reduktion des Holzschnittes auf die Abbildung eines Aufgabenbereichs von Hebammen des späten Mittelalters und der frühen Neuzeit nicht sinnvoll ist. Die Forschung zum ‚Rosengarten' hat sich bei der Bearbeitung des Holzschnittes hauptsächlich auf den

---

Park: Secrets of Women. Gender, Generation, and the Origins of Human Dissection. New York: Zone Books 2010, S. 27–33. Im Folgenden zitiert als: Park, Secrets of Women.

11 Vgl. Andreas Vesalius: De humani corporis fabrica libri septem. Basel: Johannes Oporius 1543. [BSB München: *037/2 Med 193*]. URL: http://bit.ly/2l0XjCS [25.09.2019]. Im Folgenden zitiert als: Vesalius, Fabrica 1543 Basel. Das Titelblatt stellt den Beginn der Quellenpaginierung dar.
12 Vgl. Park, Secrets of Women, S. 25–28.

abgebildeten Gebärstuhl konzentriert, der aufgrund seiner erstmaligen Visualisierung in einem Lehrbuch berechtigterweise auch diskutiert werden sollte. In dieser Abhandlung dient der Holzschnitt mit den aufgeworfenen Aspekten hingegen als Ausgangspunkt und Anregung für die zentralen Thesen und Fragestellungen. Letztere werden in zwei große Teilbereiche zusammengefasst:
I. Adressatinnen vs. ProfiteurInnen obstetrischer Literatur: Beinahe alle im 15. und 16. Jahrhundert entstandenen geburtshilflichen Lehrwerke sprechen Hebammen und/oder schwangere Frauen als ihre Adressatinnen an. Spannend ist allerdings, dass ausnahmslos alle diese Bücher von Männern, meist Chirurgen oder Ärzten, verfasst wurden. Hinter dieser ersten Diskrepanz steht das Verbot für Mediziner, in der aktiven Geburtshilfe tätig zu werden, trotzdem finden sich detaillierte Beschreibungen von Handgriffen, wie z.B. die Extraktion eines toten Kindes aus dem Mutterleib oder die Schilderung von wehenerleichternden Methoden. Die großen Fragen, die sich hier stellen, betreffen alle eine vermeintliche Beteiligung von Ärzten in der Geburtshilfe des Spätmittelalters. Dem steht allerdings die Forschungsmeinung gegenüber, Geburtshilfe sei bis weit in die Neuzeit eine reine Frauendomäne gewesen.[13] Zusätzlich besteht Unklarheit darüber, wer von der Geburtshilfe im Spätmittelalter in Kombination mit der neuartigen kommunikationstechnologischen Veränderung, dem Buchdruck, profitierte. Die im 15. und 16. Jahrhundert entstandenen Hebammenordnungen räumten Medizinern und Stadträten immer mehr Rechte sowie Kontrolle gegenüber den weiblichen Geburtshelferinnen ein, die schnelle Drucklegung von Büchern mit obstetrischem Inhalt führte dazu, dass das lange Zeit hauptsächlich den Hebammen vorbehaltene Wissen veröffentlicht und somit auch anderem medizinischen Personal bekannt wurde. Die Arbeit setzt sich demnach mit Divergenzen, Macht- und Konkurrenzverhältnissen zwischen Hebammen und Ärzten auseinander. Mithilfe der Bearbeitung zeitgenössischer Hebammenliteratur wird das homogene durch ein heterogenes Bild der spätmittelalterlichen und frühneuzeitlichen Geburtshilfe ersetzt. Außerdem erscheint im Kontext der Hebammenliteratur eine zusätzliche Gruppe von Rezipienten auf der Bildfläche, die von der Forschung bisher unberücksichtigt blieb: die Ehemänner schwangerer Frauen.

---

13 Vgl. Daniel Schäfer: ‚Geburtshilfe'. In: Enzyklopädie der Medizingeschichte. Hrsg. v. Werner E. Gerabek [u. a.]. Bd. 1. Berlin, New York: de Gruyter 2007, S. 463–464; vgl. Edward Shorter: Der weibliche Körper als Schicksal. Zur Sozialgeschichte der Frau. Aus dem Amerikanischen von Hainer Kober. München: Piper 1984, S. 53; vgl. Eckart, Medizin, S. 107–108. Der englische Autor Beryl Rowland formulierte diese Forschungsansicht in einer seiner Publikationen zudem folgendermaßen: „women's illnesses were women's business". Vgl. Beryl Rowland: Medieval Woman's Guide to Health: The First English Gynecological Handbook. London: Croom Helm 1981, S. 15.

Die Arbeit wirft die Frage auf, ob die Lehrbücher auch als ‚Informationslektüre' für werdende Eltern gedient haben könnten.

II. Rezeption und Praxisrelevanz des ‚Rosengartens': Die zweite große Diskrepanz, die in dieser Forschungsarbeit thematisiert wird und sich zum Teil mit eben genannten Punkten überschneidet, betrifft vorrangig die Aussage des Gynäkologen und Medizinhistorikers Reimar Hartge, der folgendes über den Absatz bzw. die Verwendungsgeschichte des Lehrbuchs im Kommentar zu seiner Faksimileausgabe des ‚Rosengartens' aus dem Jahr 2012 schrieb:

> „[...] nur Bibliotheken von internationaler Bedeutung können ein Original aufweisen. Die Ursache hierfür ist nicht zuletzt darin zu suchen, daß der Rosengarten ein ausgesprochenes Gebrauchsbuch war und von Hebammen und werdenden Müttern im Laufe der Generationen regelrecht zerlesen wurde."[14]

Am Beginn dieser Forschungsarbeit stellte sich relativ rasch die Frage, ob tatsächlich so viele Frauen den ‚Rosengarten' gelesen hatten oder vorgelesen bekamen bzw. ob sie ihn aufgrund ihrer Bildung überhaupt lesen konnten. Die Frage nach den AbnehmerInnen des Buches erfordert demnach eine besondere Auseinandersetzung, zuweilen Rösslin in seinem an die Herzogin von Braunschweig-Lüneburg verfassten Widmungsschreiben bittet, sie möge das Buch an schwangere Frauen und Hebammen ihres Herzogtums austeilen, um möglichst vielen Betroffenen Hilfe anbieten zu können. Neben der Diskussion zur grundsätzlichen Frage der Literalität von Frauen des 15. und 16. Jahrhunderts wird in dieser Arbeit auch überprüft, ob die Behauptung Hartges zutrifft, nur wenige Bibliotheken würden noch ein Original des Lehrbuchs vorweisen können. Demnach wird die Forschungslücke zur Bestandesgeschichte des ‚Rosengartens' bedient und ihrer Schließung Abhilfe geschaffen. Ebenso erfolgt eine kritische Auseinandersetzung mit der scheinbaren Zäsur innerhalb der Geburtshilfe des Spätmittelalters und der Frühen Neuzeit, die durch das Erscheinen des ‚Rosengartens' entstanden sein soll. Ein zentrales Ziel der Arbeit ist außerdem, die Praxistauglichkeit des Buches für schwangere Frauen und Geburtshelferinnen zu überprüfen.

1.2 Quellen und Aufbau der Arbeit

Der ‚Rosengarten' verbindet als Hauptquelle die Inhalte dieser Arbeit und ermöglicht beispielhaft und anschaulich die Diskussion obengenannter Diskrepanzen. Hierfür wurde die digitalisierte Erstausgabe der Nationalbibliothek

---

14 Reimar Hartge: Kommentar zu Roesslin's Rosengarten. In: Und ab geht die Flaschenpost... ‚Der Swangern Frauwen und Hebammen Rosengarten'. Faksimile mit Transkription und Kommentaren zum 500-jährigen Erscheinungsjubiläum. Hrsg. v. Reimar Hartge. Essen: Die blaue Eule 2012, S. 414. Im Folgenden zitiert als: Hartge, Kommentar. Die ursprüngliche Orthographie wurde beibehalten.

Wien (Signatur: *68.F.27*) verwendet. Wie bereits erwähnt, weist das Lehrbuch eine große Rezeptionsgeschichte auf, aufgrund der hohen Nachfrage kam es im 16. und 17. Jahrhundert zu zahlreichen Neuauflagen. Diese Nachdrucke sind für diese Arbeit ebenso von Interesse wie die Erstausgaben des ‚Rosengartens'. Deshalb schloss sich an die Auseinandersetzung mit den Inhalten der spätmittelalterlichen Quelle eine umfangreiche Recherche nach verbliebenen Exemplaren des Lehrbuchs an. Diese begrenzte sich allerdings nur auf die deutschen Drucke, Übersetzungen wurden nicht in die Recherche und nachfolgende Analyse miteinbezogen. Eine rein statistische Erhebung der verbliebenen Exemplare war nicht das Ziel der Recherche, stattdessen sollte das Potential dieser Quellen hinsichtlich neuer Erkenntnisse zu tatsächlichen NutzerInnen dieser Bücher nicht verloren gehen. Daher lag das Augenmerk der Analyse auf der Überprüfung der Werke nach Gebrauchsspuren und Provenienzen.

Die Praxisrelevanz des Lehrbuchs konnte vor allem aufgrund eines Exemplars klar untersucht werden: Im Laufe der Recherche fand sich eine Ausgabe aus dem Jahr 1529, die in der Bayerischen Staatsbibliothek (Signatur: *Res/A. obst. 104c.*) aufbewahrt wird und die mit vielen handschriftlichen Marginalien aus dem 16. Jahrhundert versehen ist.[15] Diese Notizen wurden ediert, ein erläuternder Sachkommentar fügt die z.T. überraschenden und neuen Erkenntnisse in den Kontext der bereits dargelegten Themen ein. Diese Notizen mit tatsächlichem Verwendungskontext stellen somit einen schönen Kontrast zu dem theoretischen Lehrbuch und gleichzeitig die zweite große Quelle dieser Arbeit dar. Zusätzlich diente die älteste überlieferte deutschsprachige Hebammenordnung der Stadt Regensburg aus dem Jahr 1452 als wichtige Primärquelle. Anhand dieser Abhandlung konnten Informationen hinsichtlich der Arbeitsumstände und der Arbeitsbeschreibung von spätmittelalterlichen und frühneuzeitlichen Hebammen gewonnen werden. Auch Ausschnitte anderer Hebammenordnungen und Hebammeneide sowie Rechts- und Gesetzestexte des 15. und 16. Jahrhunderts wurden zur profunden Behandlung der Rechtslage von Geburtshelferinnen in die Arbeit eingebunden. Um den ‚Rosengarten' nicht isoliert zu betrachten, fand eine Einbeziehung anderer Hebammenlehrbücher, die kurze Zeit nach Rösslin vermehrt erschienen, in die Diskussion rund um oben genannte Fragen statt. Eines sei dabei besonders hervorgehoben: Das ‚*Trostbüchlein*' von Jacob Rueff aus dem Jahr 1554.[16]

---

15 Eucharius Rößlin: Der schwangern frauwen und Hebam(m)en Rosengarten. Straßburg: Beck 1529. [VD 16: R 2855; BSB München: *Res/A. obst. 104c*]. URL: http://bit.ly/2ZwPbME [30.10.2019]. Im Folgenden zitiert als: Rößlin, Rosengarten 1529 Straßburg. Das erste Vorsatzblatt des Bandes stellt den Beginn der Quellenfoliierung dar.

16 Jacob Ruf: Ein scho(e)n lustig Trostbu(e)chle von den empfengnussen und geburten der menschen. Zürich: Christoffel Froschauer 1554. [VD 16: R 3575; BSB

Der Aufbau dieser Arbeit gliedert sich folgendermaßen: Anschließend an die Einleitung samt Vorstellung des aktuellen Forschungsstandes folgt eine prägnante, aber kurze Bestandsaufnahme zur Geschichte der Obstetrik im europäischen Raum. Der Rückblick auf die Antike sowie das Früh- und Hochmittelalter soll die Einbettung des Themas in einen größeren Kontext ermöglichen und das Verständnis der später diskutierten Reibungspunkte in der Geburtshilfe des Spätmittelalters und der Frühen Neuzeit erleichtern. Wesentlich ausführlicher wird das Aufkommen der ersten Hebammenordnungen im 15. Jahrhundert samt einhergehender Veränderungen und beginnender Professionalisierung des Berufsstandes der Hebammen geschildert. Da die Thematik der stattgefundenen Umbrüche anhand des ‚Rosengartens' aufgerollt und somit laufend auf das Lehrbuch referenziert wird, folgt eine genaue Vorstellung der Quelle samt anschließender Rezeptions- und Wirkungsgeschichte des Buches. Das vierte große Kapitel der Arbeit stellt die durchgeführte Recherche nach verbliebenen Ausgaben des ‚Rosengartens' vor. Dabei werden die Ergebnisse in einer Tabelle präsentiert und anschließend kommentiert. Dem schließt sich im fünften Kapitel, ebenfalls mit erläuterndem Sachkommentar, die erstellte Edition der handschriftlichen Notizen an. Diese beiden großen Abschnitte stellen den praktischen Teil dieser Forschungsarbeit dar und werden absichtlich vor das letzte, fünfte Kapitel gestellt, welches die spannenden Debatten zur sich verändernden Geburtshilfe im 15. und 16. Jahrhundert zusammenfasst und versucht, mithilfe der gewonnen Erkenntnisse aus Recherche und Edition offene Fragen und Diskrepanzen sinnvoll zu beantworten.

1.3 Forschungsstand

Die Forschungsinteressen dieser Arbeit stellen eine Verbindung zwischen mehreren großen Themenbereichen her: Geburtshilfe und Hebammen, Literalität, Buchdruck und Druckgraphik sowie geschlechterspezifische Veränderungen in medizinischen Berufen des 15. und 16. Jahrhunderts. Es wurden vor allem Nachschlagewerke und Publikationen des medizinhistorischen Fachbereichs herangezogen, aber auch theologische, germanistische, juristische und kunsthistorische Werke unterstützend verwendet. Die Schwierigkeit eines Themas, das sich mit vielen weiteren Forschungsbereichen überschneidet, ist das Nichtabweichen von den ursprünglichen Fragen, die beantwortet werden sollen.

München: *Res/4 A.obst. 21*]. URL: http://bit.ly/2MI1yQd [25.09.2019]. Im Folgenden zitiert als: Ruf, Trostbüchlein 1554 Zürich. Das Titelblatt stellt den Beginn der Foliierung dar. Herangezogene Quellen und Forschungsliteratur überliefern verschiedene Schreibweisen des Namens ‚Jacob Rueff'. Diese unterschiedlichen Schreibungen werden für die Zitation und wörtlichen Anführungen unverändert übernommen, ansonsten wird die eben angeführte Orthographie verwendet.

Deshalb waren einige thematisch ähnliche Forschungsarbeiten von besonders großem Nutzen für diese Publikation.

Als erstes sei eine Arbeit der Mediävistin und Kulturhistorikerin Britta-Juliane Kruse genannt, die sich mit noch unbearbeiteten frauenheilkundlich-geburtshilflichen Handschriften, im Speziellen mit obstetrischen Rezepten des Spätmittelalters, beschäftigt. Kruse kommentierte ihre dazu angefertigten Editionen und vermittelte neben Inhaltsstoffen und Anwendungen von Rezepten auch die Lebensumstände von spätmittelalterlichen Hebammen. Zusätzlich zu einer übersichtlichen Zusammenfassung antiker und frühmittelalterlicher geburtshilflicher Quellen hinterfragte sie außerdem die gängige Forschungsmeinung, die Obstetrik des Mittelalters sei alleinige Aufgabe und Arbeit von Frauen gewesen. Die ‚Verborgenen Heilkünste', erschienen im Jahre 1996, dienten demnach als permanentes Nachschlagewerk und Erstinformation für viele Themen.[17] Auch bei der Bearbeitung des ‚Rosengartens' konnte auf eine Publikation Kruses zurückgegriffen werden. Ihr 1994 verfasster Aufsatz zu den Entstehungsumständen des Hebammenlehrbuchs übermittelt hilfreiche Informationen hinsichtlich der von Rösslin herangezogenen Quellen für sein Werk und zeigt Überschneidungen mit anderen geburtshilflichen Schriften derselben Zeit auf. Die Verortung des ‚Rosengartens' innerhalb der im 16. Jahrhundert bestehenden und entstehenden Schriften zur Obstetrik wurde durch die Lektüre des Aufsatzes vereinfacht.[18]

Weitere wichtige Bezugsquellen für diese Arbeit waren diverse Aufsätze der amerikanischen Medizinhistorikerin Monica H. Green. Insgesamt flossen vier ihrer Aufsätze zu Themen der Frauenheilkunde des Mittelalters und der Frühen Neuzeit in die Arbeit ein: Im Jahr 2000 publizierte Green einen Text, der sich mit der Frage beschäftigt, ob und welche Bücher von Frauen im Mittelalter gelesen wurden; dazu untersuchte sie vor allem medizinische Literatur, die auf Provenienzen und Besitznachweise überprüft wurde. Sie stellte die Frage nach der vorhandenen Literalität möglicher RezipientInnen und ging den geschlechtsspezifischen Unterschieden im Kontext von Bucheigentum nach.[19] Thema der zweiten Publikation aus dem Jahr 1989 ist das Praktizieren von medizinisch versierten Frauen, meist Hebammen.

---

17 Kruse, Verborgene Heilkünste.
18 Britta-Juliane Kruse: Neufund einer handschriftlichen Vorstufe von Eucharius Rößlins Hebammenlehrbuch Der schwangeren Frauen und Hebammen Rosengarten und des Frauenbüchleins P.-Ortolfs. In: Sudhoffs Archiv 78 (1994), H. 2, S. 220–236. Im Folgenden zitiert als: Kruse, Neufund.
19 Monica H. Green: The Possibilities of Literacy and the Limits of Reading: Women and the Gendering of Medical Literacy. In: Women's Healthcare in the Medieval West. Texts and Contexts. Hrsg. v. Monica H. Green. Aldershot: Ashgate Publishing 2000. (= Variorum Collected Studies. 680.) S. 1–76. URL: https://bit.ly/2J5Qf1P [24.11.2019]. Im Folgenden zitiert als: Green, Possibilities.

Dazu rollte die Historikerin die Lebensbedingungen sowie die Arbeitsumstände von Geburtshelferinnen samt deren Konflikte mit der männlichen Konkurrenz auf. Dieser Aufsatz wurde durch die Einbindung (spät)mittelalterlicher frauenheilkundlicher Texte zusätzlich konkretisiert.[20] 2009 erschien ein Artikel, der sich explizit mit dem ‚Rosengarten' beschäftigt. Green nahm darin vielfach Bezug auf Kruse und erörterte die Quellen und Einflüsse, die zur Entstehung des Hebammenlehrbuchs beigetragen haben sollen. Zusätzlich wurden Vergleiche zwischen diesen Quellen und ähnlichen zeitgenössischen Werken angestellt.[21] Der vierte für diese Arbeit wichtige Artikel von Green wurde ins Deutsche übersetzt und stammt aus dem Jahr 1991. Darin beschäftigte sich die Medizinhistorikerin mit Illustrationen in mittelalterlichen geburtshilflichen und frauenheilkundlichen Handschriften. Auch der ‚Rosengarten' und dessen Quellen für seine Holzschnitte wurden behandelt.[22]

Neben Kruse und Green als Autorinnen wichtiger Sekundärliteratur ist auch die Historikerin Eva Labouvie zu erwähnen. Der Aufsatz ‚Frauenberuf ohne Vorbildung?' aus dem Jahr 2001 gibt einen guten Überblick über die Unterschiede von spätmittelalterlichen Hebammen am Land und in der Stadt.[23] Ihre Monographie zu den Hexenverfolgungen in der Frühen Neuzeit ermöglicht einen Einblick in das mit dem Hebammenwesen verknüpfte Thema.[24] Die ‚Encyclopedia of Witchcraft' diente bei der Bearbeitung des

---

20 Monica H. Green: Women's Medical Practice and Health Care in Medieval Europe. In: Signs. Journal of Women in Culture and Society 14 (1989), H. 2, S. 434–473. URL: https://bit.ly/2kmTnbC [24.11.2019]. Im Folgenden zitiert als: Green, Women's Medical Practice.
21 Monica H. Green: The Sources of Eucharius Rösslin's ‚Rosegarden for Pregnant Women and Midwives' (1513). In: Medical History 53 (2009), H. 2, S. 167–192. URL: http://bit.ly/2oN43pk [20.11.2019]. Im Folgenden zitiert als: Green, The Sources.
22 Monica H. Green: Gynäkologische und geburtshilfliche Illustrationen in mittelalterlichen Manuskripten. Sprechende Bilder halfen den Frauen. In: Die Waage 30 (1991), H. 4, S. 161–167. URL: https://bit.ly/2IKlHze [20.11.2019]. Im Folgenden zitiert als: Green, Illustrationen.
23 Eva Labouvie: Frauenberuf ohne Vorbildung? Hebammen in den Städten und auf dem Land. In: Von der Wehemutter zur Hebamme. Die Gründung von Hebammenschulen mit Blick auf ihren politischen Stellenwert und ihren praktischen Nutzen. Hrsg. v. Christine Loytved. Osnabrück: Universitätsverlag Rasch 2001. (= Frauengesundheit. 1.) S. 19–34. Im Folgenden zitiert als: Labouvie, Frauenberuf ohne Vorbildung.
24 Eva Labouvie: Zauberei und Hexenwerk. Ländlicher Hexenglaube in der frühen Neuzeit. Frankfurt a. M.: Fischer 1993. Im Folgenden zitiert als: Labouvie, Hexenwerk.

letztgenannten Themas als vorrangiges Nachschlagewerk und als informative Literatursammlung.[25] Die Enzyklopädie der Medizingeschichte diente zur Klärung wichtiger Fachbegriffe und als Informationsquelle für diverse medizinhistorische Themen und Persönlichkeiten.[26] Ein weiteres wertvolles Nachschlagewerk stellte Michael Gieseckes Buch zum Buchdruck in der Frühen Neuzeit dar. Besonders kommunikationstechnologische Veränderungen im Kontext des Arbeitsthemas ließen sich aufgrund der Lektüre gut festmachen.[27]

Bei der Bearbeitung der Hebammenordnungen und deren Rechtswirklichkeit waren vor allem Sibylla Flügge mit ihrem Aufsatz ‚Die gute Ordnung der Geburtshilfe'[28] sowie Dagmar Birkelbach, Christiane Eifert und Sabine Lueken mit ihrer ausführlichen Bearbeitung der Regensburger Hebammenordnung von 1452 besonders hilfreich.[29] Aufschlussreich war auch die Monographie ‚Secrets of Women' der amerikanischen Wissenschaftshistorikerin Katharine Park.[30] Die Autorin bietet entgegen der populären Forschungsmeinung Beispiele, die auf eine Existenz von akademisch gebildeten Ärzten in der Geburtshilfe des Spätmittelalters schließen lassen. Als einführende Literatur zum ‚Rosengarten' dienten vor allem der von Reimar Hartge verfasste Kommentar zu seiner Faksimileausgabe des Hebammenlehrbuchs[31] sowie

---

25 Encyclopedia of Witchcraft. The Western Tradition. Hrsg. v. Richard M. Golden. Santa Barbara: ABC-CLIO 2006.
26 Enzyklopädie Medizingeschichte. Hrsg. v. Werner E. Gerabek [u. a.]. Bd. 1–3. Berlin, New York: de Gruyter 2007.
27 Michael Giesecke: Der Buchdruck in der frühen Neuzeit. Eine historische Fallstudie über die Durchsetzung neuer Informations- und Kommunikationstechnologien. Frankfurt a. M.: Suhrkamp 1994. Im Folgenden zitiert als: Giesecke, Buchdruck.
28 Sibylla Flügge: Die gute Ordnung der Geburtshilfe. Recht und Realität am Beispiel des Hebammenrechts der Frühneuzeit. In: Frauen in der Geschichte des Rechts. Von der Frühen Neuzeit bis zur Gegenwart. Hrsg. v. Ute Gerhard. München: C. H. Beck 1997, S. 140–150. Im Folgenden zitiert als: Flügge, Die gute Ordnung der Geburtshilfe.
29 Dagmar Birkelbach, Christiane Eifert, Sabine Lueken: Zur Entwicklung des Hebammenwesens vom 14. bis zum 16. Jahrhundert am Beispiel der Regensburger Hebammenordnungen. In: Frauengeschichte. Dokumentation des 3. Historikerinnentreffens in Bielefeld, April 1981. Hrsg. v. Sozialwissenschaftliche Forschung und Praxis für Frauen. München: Verlag Frauenoffensive 1981. (= beiträge zur feministischen theorie und praxis. 5.) S. 83–98. Im Folgenden zitiert als: Birkelbach, Eifert, Lueken, Entwicklung des Hebammenwesens.
30 Park, Secrets of Women.
31 Hartge, Kommentar.

der beigefügte Aufsatz von Gustav Klein[32]; beide Abhandlungen erwiesen sich als nützlich, wenngleich auch einige mittlerweile überholte Forschungsmeinungen übermittelt werden.

---

32 Gustav Klein: Eucharius Rösslin's ‚Rosengarten'. In: Und ab geht die Flaschenpost… ‚Der Swangern Frauwen und Hebammen Rosengarten'. Faksimile mit Transkription und Kommentaren zum 500-jährigen Erscheinungsjubiläum. Hrsg. v. Reimar Hartge. Essen: Die blaue Eule 2012, S. 445–454. Im Folgenden zitiert als: Klein, Rosengarten.

2 Obstetrik im Spätmittelalter

> „Hebam(m)en meyn ich in sunderheit
> Die zu(o) dem ampt soln sein bereit
> Vnd darumb nement iren soldt
> Das sie die ding recht handlen wolt"[33]

2.1 Vorgeschichte: Historisches Erbe

Die Praktik der Geburtshilfe weist eine lange Geschichte auf, erste eindeutige Nachweise dazu stammen aus dem alten Ägypten.[34] Ab der griechisch-römischen Antike lässt sich die Obstetrik für die Geschichte Europas schließlich vielfach nachweisen. Epigraphische und vereinzelte schriftliche Quellen erinnern an Hebammen, die meist mit Ärztinnen gleichgestellt wurden. So beschrieb Seneca diese Frauen beispielsweise als „obstetrices, id est medicae"[35] und das Grabrelief einer Hebamme aus dem zweiten nachchristlichen Jahrhundert zeigt ihre Hilfestellung bei einer Geburt mit Gebärstuhl.[36] Antike Ärzte lieferten den Grundstein für die zunehmende Auseinandersetzung und Weiterentwicklung der Geburtshilfe im frühen und hohen Mittelalter. Ganz zu Beginn steht das ‚Corpus Hippocraticum'[37], das neben der berühmten Vier-Säfte-Lehre unter anderem auch Traktate über Frauenkrankheiten, Schwangerschaft und Geburt sowie die Natur des Kindes und der Frau enthält.[38]

---

33 Rößlin, Rosengarten 1513 Straßburg, fol. 4r.
34 Diese finden sich in altägyptischen Papyri aus dem 16. bis 12. Jahrhundert vor Christus. Inhaltlich sind diese Fundstücke allerdings noch älter, da es sich bei den Papyri um Abschriften aus dem 4. oder 3. Jahrtausend vor Christus handelt. Vgl. Felix Reinhard: Gynäkologie und Geburtshilfe der altägyptischen Papyri. In: Archiv für Geschichte der Medizin 9 (1916), H. 6, S. 315–316.
35 Vgl. Britta-Juliane Kruse: ‚Frauenheilkunde (Antike/Mittelalter)'. In: Enzyklopädie Medizingeschichte. Hrsg. v. Werner E. Gerabek [u. a.]. Bd. 1. Berlin, Boston: de Gruyter 2007, S. 423. Im Folgenden zitiert als: Kruse, Frauenheilkunde.
36 Vgl. Eckart, Medizin, S. 51.
37 Der ‚Corpus Hippocraticum' ist ein über 60 Schriften enthaltendes Sammelwerk des antiken griechischen Autors Hippokrates von Kos (*ca. 460 †ca. 360 v.Chr.). Die Autorenschaft konnte bisher für keine der Abhandlungen restlos geklärt werden. Vgl. Kay Peter Jankrift: Krankheit und Heilkunde im Mittelalter. Darmstadt: WBG 2003. (= Geschichte kompakt Mittelalter) S. 7–8. Im Folgenden zitiert als: Jankrift, Krankheit und Heilkunde.
38 Vgl. Michael Stein: Die Frau in den gynäkologischen Schriften des ‚Corpus Hippocraticum'. In: Reine Männersache? Frauen in Männerdomänen der antiken Welt. Hrsg. v. Maria H. Dettenhofer. München: dtv 1996, S. 71.

Galen baute als zweiter wichtiger antiker Arzt auf den Lehren von Hippokrates auf, schrieb einige Kommentare zu dessen Abhandlungen und soll unter anderem die Auftragsarbeit ‚*De uteri dissectione*‘, also ein Werk über die Anatomie der Gebärmutter, für eine Hebamme verfasst haben.[39] Als dritte wichtige Figur in der Geschichte der antiken Geburtshilfe gilt Soranus von Ephesus[40]. Von ihm stammt das berühmte griechische Traktat ‚*Gynaikeia*‘, welches im 6. Jahrhundert von dem frühmittelalterlichen Arzt Muscio (auch Mustio)[41] ins Lateinische (‚*Gynaecia*‘) übersetzt wurde und später als Vorlage für den ‚Rosengarten‘ fungierte.[42] Der Philologe Friedrich Reinhold Dietz entdeckte um 1800 zwei Handschriften aus dem 15. und 16. Jahrhundert, die Abschriften der gynäkologischen Abhandlungen des Soranus von Ephesus beinhalten. Mittels Handschriftenvergleich wurde bestätigt, dass es sich bei Muscios Werk größtenteils um die lateinische Übersetzung von Soranus griechischer ‚*Gynaikeia*‘ handelt.[43] Das viel rezipierte Werk des frühmittelalterlichen Arztes Muscio stellt somit eine Überlieferung alten griechischen Wissens dar.

Neben Muscio prägten auch mehrere arabischsprachige Ärzte das medizinische Frühmittelalter, als Bezugsautoren führt Rösslin im ‚Rosengarten‘

---

39 Vgl. Kruse, Frauenheilkunde, S. 425. Galenos von Pergamon (*129 †zwischen 199 und 216) war ein vorwiegend in Rom tätiger Arzt und Gelehrter. Vgl. Jankrift, Krankheit und Heilkunde, S. 8.
40 Soranus von Ephesus (*ca. 98 †138) war ein in Rom tätiger, antiker griechischer Arzt, der sich vor allem mit Schriften zur Frauenheilkunde auszeichnete. Sein Werk umfasst vier Bücher sowie einen kleinen gynäkologischen Katechismus, beide Publikationen weisen bereits Illustrationen auf. Außerdem erwähnte er als erster das gynäkologische Spekulum als Hilfsmittel bei der Behandlung von Frauenkrankheiten. Die Schriften Soranus' stellen einen großen Teil des antiken gynäkologischen Erbes dar. Vgl. Klein, Rosengarten, S. 449; vgl. Kruse, Frauenheilkunde, S. 424; vgl. Eckart, Medizin. S. 52.
41 In der Fachliteratur finden sich Unklarheiten über den Namen des Autors aus dem 6. Jahrhundert. Vielfach wird der Name ‚Moschion‘ als Verfasser der ‚*Gynaecia*‘ angegeben. Gustav Klein führt in seinem Kommentar zum ‚Rosengarten‘ dafür folgende Erklärung an: Die Ausführungen Muscios wurden von einem unbekannten Autor ins spätbyzantinische Griechisch rückübersetzt. Hierbei kam es zur fälschlichen Verwandlung des Namens von Muscio zu Moschion. Es ergaben sich große Unklarheiten über die Figur von Muscio/Moschion, da letzterer in einem der Werke von Soranus von Ephesus erwähnt wird. Es handelt sich dabei allerdings nicht um den Autor aus dem 6. Jahrhundert, sondern um einen Physiker, der zurzeit Soranus' lebte. Vgl. Klein, Rosengarten, S. 448.
42 Vgl. ebda, S. 449; vgl. Soranus of Ephesus: Gynecology. Translation and Reprint of Gynaecia. Hrsg. v. Nicholson J. Eastman [u. a.]. Baltimore: John Hopkins Press 1956, S. xlv.
43 Vgl. Hartge, Kommentar, S. 405.

Rhazes[44], Avicenna[45], Avenzoar[46] und Averroes[47] an. Diese vier Ärzte wirkten vom 10. bis zum 12. Jahrhundert und verfassten im lateinischen Mittelalter breit rezipierte Übersetzungen und Ergänzungen antiker medizinischer Schriften, die auch frauenheilkundliche Passagen enthalten.[48] Im Frühmittelalter waren es vor allem die Klöster, die antike, meist griechische Texte, darunter auch gynäkologische Abhandlungen, bewahrten und ins Lateinische übersetzten.[49] Die monastisch-medizinische Tradition des Hochmittelalters wurde vor allem auch von Hildegard von Bingen[50] geprägt, die in ihren beiden Werken ‚*Physica*' und ‚*Causae et curae*'[51] auch deutlich auf Menstruation, Zeugung, Schwangerschaft und Geburt eingeht. Die genauen, detaillierten Beschreibungen lassen die Forschung davon ausgehen, dass sie selbst auch in der praktischen Geburtshilfe tätig gewesen sein muss.[52] Diese monastische Medizin ging mit der Gründung der Medizinschule von Salerno sowie in weiterer Folge mit die Entstehung der ersten Universitäten in eine scholastische Praxis über. In Bezug auf die Geburtshilfe ist für diese Phase ein Traktat der Pseudo-Trotula hervorzuheben, das Abhandlungen zur Frauen- und Kinderheilkunde sowie

---

44 Muhammad ibn Zakarīyā Ar-Rāzī, lat. Rhazes (*865 †925) war persischer Arzt, Alchemist und Philosoph. Vgl. Barbara I. Tshisuaka: ‚Ar-Rāzī, Muhammad ibn Zakarīyā'. In: Enzyklopädie Medizingeschichte. Hrsg. v. Werner E. Gerabek [u. a]. Bd. 3. Berlin, Boston: de Gruyter 2007, S. 1217.
45 Ibn Sīnā, lat. Avicenna (*980 †1037) galt bis in die Frühe Neuzeit als eine der wichtigsten Autoritäten innerhalb der Medizin. Er war persischer Arzt, Naturwissenschaftler, Philosoph und Physiker. Vgl. Heinrich Schipperges: ‚Ibn Sīnā'. In: Enzyklopädie Medizingeschichte. Hrsg. v. Werner E. Gerabek [u. a]. Bd. 3. Berlin, Boston: de Gruyter 2007, S. 1334–1336.
46 Ibn Zuhr, lat. Avenzoar (*um 1092 †1162) war andalusischer Arzt und Chirurg. Er wird häufig zusammen mit Averroes und Avicenna erwähnt. Vgl. Friedrun R. Hau: ‚Ibn Zuhr'. In: Enzyklopädie Medizingeschichte. Hrsg. v. Werner E. Gerabek [u. a]. Bd. 3. Berlin, Boston: de Gruyter 2007, S. 1534.
47 Ibn Rušd, lat. Averroes (*1126 †1198) war arabischer Philosoph, Jurist und Arzt. Vgl. Friedrun R. Hau: ‚Ibn Rušd'. In: Enzyklopädie Medizingeschichte. Hrsg. v. Werner E. Gerabek [u. a]. Bd. 3. Berlin, Boston: de Gruyter 2007, S. 1276.
48 Vgl. Eckart, Medizin, S. 68; vgl. Kruse, Frauenheilkunde, S. 427.
49 Vgl. ebda.
50 Hildegard von Bingen (*1098 †1179) war Äbtissin des Benediktinerklosters Rupertsberg. Sie zählt zu den bedeutendsten Frauen des Hochmittelalters. Vgl. Eckart, Medizin, S. 71.
51 Die ursprüngliche, verlorengegangene handschriftliche Fassung der beiden Lehrwerke trägt im Gegensatz zu den stark vereinfachten Kurztiteln folgende Bezeichnung: ‚*Liber subtilitatum diversarum naturarum creaturarum*'; Deutsch: ‚Buch von dem innersten Wesen der verschiedenen Geschöpfte der Natur'. Vgl. Heinrich Schipperges: ‚Hildegard von Bingen'. In: Enzyklopädie Medizingeschichte. Hrsg. v. Werner E. Gerabek [u. a]. Bd. 2. Berlin, Boston: de Gruyter 2007, S. 595.
52 Vgl. Kruse, Frauenheilkunde, S. 427.

zur Obstetrik beinhaltet.⁵³ Als letztes wichtiges, großes obstetrisches und gynäkologisches Werk ist „*Secreta mulierum*", das fälschlicherweise Albertus Magnus zugesprochen wurde, zu nennen. Diese Schrift eines deutschen Autors aus dem späten 13. Jahrhundert beschäftigt sich mit der Zeugung, allen Entwicklungsstadien einer Schwangerschaft, der Geburt und den dabei möglicherweise entstehenden Verletzungen, der Menstruation und vielen weiteren gynäkologischen Themen; es ist in mehr als 100 lateinischen Abschriften überliefert und erfuhr eine ebenso große volkssprachige Rezeption.⁵⁴

Dieser kurze Überblick zu wichtigen Personen und Werken des obstetrischen Erbes aus Antike und Mittelalter soll den folgenden Ausführungen zu den Veränderungen des Hebammenwesens und der Geburtshilfe an der Schwelle vom Mittelalter zur Neuzeit als Vorinformation dienen. Die literarische Produktion des 15. und 16. Jahrhunderts zu obstetrischen Themen bezieht sich regelmäßig auf die antiken und mittelalterlichen AutorInnen⁵⁵, deren Autoritätsanspruch und medizinische Tradition bleiben bis zum Beginn der Renaissance und des Humanismus unkritisch bestehen.⁵⁶ Basierend auf den alten Aufzeichnungen wurden von Ärzten und medizinisch versierten

---

53 Trotula (auch Trota oder Trocta genannt) war eine süditalienische Ärztin des 12. Jahrhunderts, die an der Schule von Salerno ein Medizinstudium absolvierte, praktizierte, unterrichtete und auch einige heilkundliche Schriften verfasste. Im 13. Jahrhundert wurden drei große frauenheilkundliche Handschriften zu einem Komplex zusammengefasst und besagter Ärztin zugeschrieben. Forschungen in den 1980er Jahren widerlegten diese Zuschreibung und vermuten bei den Schriften drei unterschiedliche AutorInnen. Das dennoch nach der Ärztin von Salerno benannte Ensemble wurde vom 13. bis ins 16. Jahrhundert stark verbreitet und diente entstehenden gynäkologischen Schriften vielfach als Quelle. Vgl. Karin Maringgele: ‚Trotula'. In: Virus. Hrsg. v. Verein für Sozialgeschichte der Medizin. Münster: LIT Verlag 2004. (= Beiträge zur Sozialgeschichte der Medizin. 4.) S. 6–7. URL: https://bit.ly/2IGXAWl [12.12.2019]. Im Folgenden zitiert als: Maringgele, Trotula.
54 Vgl. Gundolf Keil: ‚Secreta mulierum'. In: Enzyklopädie Medizingeschichte. Hrsg. v. Werner E. Gerabek [u. a]. Bd. 3. Berlin, Boston: de Gruyter 2007, S. 1313–1314.
55 Vgl. Kruse, Verborgene Heilkünste, S. 12.
56 Vgl. Eckart, Medizin, S. 93. Auch in der Renaissance, mit der Wiederentdeckung der Anatomie und deren Möglichkeiten für die Medizin, blieben die antiken und frühmittelalterlichen Autoritäten bestehen. Sie traten neben das ‚eigene Sehen', neben die *autopsie*. Das alte Wissen wurde von den Anatomen und Medizinern weiterhin rezipiert, allerdings um ihr eigenes, neues Wissen erweitert. Kritik an den alten Autoritäten erfolgte vorerst nur verhalten. Ausführlicher dazu: Simone De Angelis: Paduaner Anatomie in Deutschland. Argumentationsweisen, Wissensansprüche und Autorität (1540–1660). In: Italien und Deutschland. Austauschbeziehungen in der gemeinsamen Gelehrtenkultur der Frühen Neuzeit. Hrsg. v. Emilio Bonfatti, Herbert Jaumann und Merio Scattola. Padua: unipress 2008, S. 28–40; hier vor allem S. 31–32. Im Folgenden zitiert als: De Angelis, Autorität.

Praktikern neue Traktate verfasst, die versuchten, die praktische Geburtshilfe miteinzubeziehen. Das theoretische (antike und frühmittelalterliche) Wissen von Ärzten hatte mit dem der praktisch arbeitenden Hebammen nicht viel gemeinsam. Erstere versuchten durch die Veröffentlichung sogenannter ‚Hebammenlehrbücher' dieses Wissen der alten Autoritäten in die praktische Geburtshilfe miteinzubinden. Für die Professionalisierung der Geburtshilfe kann dies als erster wichtiger Schritt angesehen werden. Der zweite war der Erlass von Hebammenordnungen, die dem Berufsstand klare Regeln vorgaben.

2.2 Professionalisierung der Geburtshilfe

§ 1 (1) Die Berufsbezeichnung Hebamme darf nur von Personen geführt werden, die auf Grund dieses Bundesgesetzes zur Ausübung des Hebammenberufes berechtigt sind. Sie gilt für weibliche und männliche Berufsangehörige.

§ 2 (1) Der Hebammenberuf umfasst die Betreuung, Beratung und Pflege der Schwangeren, Gebärenden und Wöchnerin, die Beistandsleistung bei der Geburt sowie die Mitwirkung bei der Mutterschafts- und Säuglingsfürsorge.

§ 3 (1) Jede Schwangere hat zur Geburt und Versorgung des Kindes eine Hebamme beizuziehen. (2) Ist die Beiziehung einer Hebamme bei der Geburt selbst nicht möglich, so hat die Wöchnerin jedenfalls zu ihrer weiteren Pflege und der Pflege des Säuglings unverzüglich eine Hebamme beizuziehen.[57]

Dieser Auszug aus dem österreichischen Hebammengesetz umreißt kurz und verständlich die Aufgaben und Pflichten einer modernen Hebamme. Schwangere Frauen haben während und nach der Geburt ein Anrecht auf sowie die Pflicht zur Beiziehung und Inanspruchnahme professioneller Hilfe durch eine ausgebildete Hebamme oder einen Geburtshelfer. Bei der weiteren Lektüre des Hebammengesetzes wird deutlich, dass das Berufsbild, die Rechte und Pflichten einer Hebamme klar und detailliert geregelt sind. In dieser Arbeit soll kein Vergleich zwischen der gegenwärtigen Situation und der des Spätmittelalters angestellt werden. Trotzdem ist anzumerken, dass bei der Gegenüberstellung der herausgegriffenen, aber auch zahlreicher, weiterer Paragraphen des österreichischen Hebammengesetzes mit der ältesten erhaltenen deutschsprachigen Hebammenordnung aus dem Jahr 1452 Parallelen zu finden sind.[58]

Mit dem Beginn der Reglementierung des Hebammenwesens im 15. Jahrhundert wurde der Grundstein für die heutige Berufsbeschreibung und das Tätigkeitsfeld von Hebammen gelegt. Die Hebammenordnung der Stadt

---

57 Österreichisches Bundesgesetz über den Hebammenberuf (Hebammengesetz – HebG). URL: http://bit.ly/2ob1lKm [29.04.2020].
58 Parallelen finden sich unter anderem in §4, §6 und §8.

Regensburg aus dem Jahr 1452 gilt als die älteste erhaltene ihrer Art.[59] Die Forschung geht von einer älteren Vorlage aus, die allerdings nicht mehr erhalten ist und die bei der Verfassung der Regensburger Ordnung mit eingewirkt haben soll.[60] Diese ältere Vorlage soll in und für die Stadt Nürnberg abgefasst worden sein; ein Zusammenhang mit dem ältesten überlieferten deutschsprachigen Hebammeneid aus dem Jahr 1417, ebenfalls aus Nürnberg, ist naheliegend:

> „Es soll ein jede hebamm ir trew geben vnnd darauff schweren das sie einer iglichen geberennden frauen, sy sey Reich oder arm zuo der sie gevordert werdet Inn Iren notten getreulich pflegen vnnd vor sey nach ir besten vernunpft vnnd verstanntnus vnnd zw welicher geberennden frauen sie zum ersten gevordert wirt, sy sey reich adir arme zuo der soll sie sich on widerrede fugen, vnnd das beste nach gelegenheit der sach mit Ir thun vnnd fürdern, vnnd darumb einen zimlichen beschaiden lone nehmen on alle geverde vnnd argelist."[61]

Dieser Eid verpflichtete Hebammen bereits zu den genannten Handlungen[62] und kann somit als eine Art ‚Vorstufe' für die rund 50 Jahre später aufkommenden Hebammenordnungen gesehen werden. Der Eid, der im späten Mittelalter eine gute Möglichkeit für die Einhaltung und Überprüfung verbindlicher Vorschriften, Rechte und Pflichten darstellte, wurde schlussendlich durch das Instrument der ‚Ordnungen', welche das „obrigkeitliche Selbstverständnis"[63] der Stadträte stärker in den Vordergrund rückten, abgelöst. Die Verbindungen und Ähnlichkeiten zwischen den Überlieferungen aus Nürnberg und Regensburg werden aufgrund der Beiziehung einer Nürnberger Hebamme bei der Verfassung der Hebammenordnung durch das Regensburger Magistrat angenommen.[64] Für die Mithilfe der Hebamme bei der Abfassung der Ordnung gibt es keinen Beleg, allerdings spricht die sorgfältige Aufzeichnung aller von 1442 bis 1806 in Nürnberg arbeitenden Hebammen dafür, dass die Stadt bereits vor Regensburg eine solche Ordnung besaß.[65]

---

59 Das Original der Ordnung existiert nicht mehr, eine offenbar zur selben Zeit entstandene Abschrift befindet sich im Bayerischen Hauptstaatsarchiv. Siehe dazu im Anhang, Kapitel 7.1.1 und 7.2.
60 Vgl. Kruse, Verborgene Heilkünste, S. 135.
61 Der Hebammeneid wird im Staatsarchiv Nürnberg aufbewahrt: Amts- und Standesbücher Nr. 100, fol. 283. Zitiert nach: Flügge, Die gute Ordnung der Geburtshilfe, S. 141.
62 Vgl. Flügge, Die gute Ordnung der Geburtshilfe, S. 140.
63 Ebda, S. 144.
64 Vgl. Martina Fahnemann: Die Entwicklung des Hebammenberufs zwischen 1870 und 1945: Ein Vergleich zwischen Bayern und Württemberg. Würzburg, Univ., Diss. 2006, S. 7. URL: https://bit.ly/2xbYaWN [27.10.2019]. Im Folgenden zitiert als: Fahnemann, Die Entwicklung des Hebammenberufs.
65 Vgl. Elseluise Haberling: Der Hebammenstand in Deutschland von seinen Anfängen bis zum Dreißigjährigen Krieg. Berlin: [o. A.] 1940. (= Beiträge zur Geschichte

Grundsätzlich ist anzumerken, dass die Ordnungen nur für ‚geschworene Hebammen'[66] der ausstellenden Städte eine Wirksamkeit hatten. Bei der Bearbeitung und Erörterung der Geburtshilfe des Spätmittelalters und der Frühen Neuzeit ist es notwendig, zwischen Geburten am Land und in der Stadt zu unterscheiden. Diese Forschungsarbeit bezieht sich vorrangig auf städtische Phänomene, Entwicklungen der Geburtshilfe in ländlichen Gebieten werden in Folge ausgeklammert. Im Allgemeinen sei allerdings angemerkt, dass die spätmittelalterliche Betreuung und Unterstützung von Schwangeren bei Geburten in ruralen Gegenden auf gegenseitiger Nachbarschafts- und Verwandtschaftshilfe sowie auf der Weitergabe von eigenen Erfahrungen an andere Frauen beruhte.[67] Bis ins 18. Jahrhundert konnten nur Frauen mit genügend eigener Erfahrung und Wissen über die Geburtshilfe zu ‚Dorfhebammen' gewählt werden.[68] Die zögerliche Einführung einer flächendeckenden fachlichen Ausbildung von Geburtshelferinnen am Land erfolgte erst im ausgehenden 18. und beginnenden 19. Jahrhundert. Die Kontrolle der

---

    des Hebammenstandes. 1.) S. 38. Im Folgenden zitiert als: Haberling, Der Hebammenstand.

66 Im Spätmittelalter gab es kein einheitliches Berufsbild für Hebammen, es kam zu einer Differenzierung: Geschworene und ungeschworene Hebammen arbeiteten neben- und in gewisser Weise auch gegeneinander. Geburtshelferinnen, die einen Eid vor dem Stadtrat geleitest hatten, zählten zu den geschworenen Hebammen, alle ‚eigenständig' arbeitenden Frauen wurden ungeschworene Hebammen genannt. Hebammen des Spätmittelalters waren mittleren oder fortgeschrittenen Alters, verheiratet oder verwitwet und bevorzugt mehrfache Mutter, sodass auf einen großen Erfahrungsschatz bezüglich Schwangerschaft und Geburt zurückgegriffen werden konnte. Neben ‚Hebamme' und dem lateinischen Begriff *obstetrix* existierten an der Wende vom 15. zum 16. Jahrhundert außerdem folgende Bezeichnungen: ‚weise Frau', ‚Hebemutter', ‚Wehemutter' sowie ‚Ammenfrau'. Vgl. Flügge, Die gute Ordnung der Geburtshilfe, S. 147; vgl. Labouvie, Frauenberuf ohne Vorbildung, S. 21; vgl. Mirja Virkkunen: Die Bezeichnungen für Hebamme in deutscher Wortgeographie nach Benennungsmotiven untersucht. Gießen: Schmitz 1957. (= Beiträge zur deutschen Philologie. 12.) S. 12, 30, 42, 58.

67 Vgl. Flügge, Die gute Ordnung der Geburtshilfe, S. 141–142; vgl. Labouvie, Frauenberuf ohne Vorbildung, S. 28–29.

68 Genügend Erfahrung für den Hebammenberuf erlangten die Frauen vor allem durch eigene Geburten und das Beobachten anderer Hebammen. Die Wahl einer neuen Geburtshelferin erfolgte in Anwesenheit des Dorfgeistlichen, Lehrers oder Schultheißes durch die verheirateten und verwitweten Frauen des Dorfes. Vgl. Eva Labouvie: Beistand in Kindesnöten. Hebammen und weibliche Kultur auf dem Land (1550–1910). Frankfurt a. M.: Campus Verlag 1999. (= Geschichte und Geschlechter. 29.) S. 33. Im Folgenden zitiert als: Labouvie, Beistand in Kindesnöten.

Hebammen und Ausübung von Autorität wurde von Ärzten oder den Ortsgeistlichen übernommen.[69]

Um auf die rechtliche Quelle aus dem 15. Jahrhundert zurückzukommen: Die Regensburger Hebammenordnung überliefert neben den für die Hebammen verbindlichen Rechten und Pflichten auch den wenig erfreulichen Grund für die Verfassung und Einsetzung des Schriftstückes:

„Zu der Quatemb(er) Vastten Im lii.° iare, hab(e)nt mein gnädig h(e)rn vom Rate fürgenom(en), den manngel vnd abganngk, den sy In ir(er) Stat an gut(e)n hebam(m)en hett(e)n, vnd wie daz von vnordnüng der hebamen, tzu tzeitt(e)n dy frawen v(er)warlost wurd(e)n"[70]

Da der städtische Rat von Regensburg ‚Mängel' und ‚Verwahrlosungen'[71] an schwangeren Frauen feststellte, wurde in Folge eine offizielle Regelung des Hebammenwesens in der Stadt erlassen. Medizinische Vorschriften und Richtlinien, an denen sich die Hebammen orientieren konnten, wurden dabei allerdings nicht in die Ordnung aufgenommen. Stattdessen wurde versucht, die Situation der Geburtshilfe in der Stadt Regensburg durch eine rechtliche Organisation zu verbessern.[72] Das ist insofern interessant, da für die Verfassung der Ordnung bewusst eine Hebamme hinzugezogen worden sein soll, das Dokument aber keine relevanten Vorschriften bezüglich des konkreten Handwerks aufweist. Die Rechtswissenschaftlerin Sibylla Flügge führt als weiteren wesentlichen Grund und Auslöser für den Erlass der Ordnung die Bußpredigten des Franziskanermönchs Johannes Capistranus[73] an, welcher 1452 für geraume Zeit in Regensburg missionierte. Seine Vorstellung, jedes Kind müsse lebendig auf die Welt geholt und sofort getauft werden, soll die Hebammenordnung nachweislich geprägt haben und sei in der Geburtshilfe als oberstes Ziel festgesetzt worden.[74]

Die im ausgehenden 15. und beginnenden 16. Jahrhundert in vielen größeren Städten des Heiligen Römischen Reichs entstandenen Hebammeneide und -ordnungen, die in Polizei-, Kirchen-, Stadt- oder Landesordnungen

---

69 Vgl. Labouvie, Beistand in Kindesnöten, S. 33.
70 Regensburger Hebammenordnung von 1452. Bayerisches Hauptstaatsarchiv, Gemeiners Nachlass 6, fol. 218r.
71 Damit wird ausgedrückt, dass die schwangeren Frauen während Geburt und Wochenbett ohne den Beistand und die Begleitung einer Hebamme blieben.
72 Vgl. Birkelbach, Eifert, Lueken, Entwicklung des Hebammenwesens, S. 87.
73 *1386 †1456. Capistranus war Wanderprediger, Inquisitor, Antisemit sowie Berater mehrerer Päpste. Er wurde 1690 heiliggesprochen. Vgl. Das Jahrbuch der Heiligen. Große Gestalten für jeden Tag. Leben und Legenden. Zuständigkeiten, Attribute und Erkennungsmerkmale. Hrsg. v. Andreas Rode. München: Kösel 2008, S. 755–757 [s. v. Johannes von Capestrano].
74 Vgl. Flügge, Die gute Ordnung der Geburtshilfe, S. 145.

verankert wurden[75], ermöglichen einen Einblick in die Berufspraxis von Hebammen und zeichnen ein Bild der Geburtshilfe dieser Zeit. Obwohl sich das Hebammenrecht teilweise regional unterschiedlich entwickelte[76], wurden bestimmte Diskussionen gebietsübergreifend geführt. Am Beispiel der Ordnung von Regensburg waren in der Mitte des 15. Jahrhundert besonders zwei Missstände anzunehmen. Erstens hat es den Anschein, dass sich viele arme Familien keine Hebamme leisten konnten und zweitens sollen viele Geburtshelferinnen ihre Tätigkeit bei reicheren Frauen bevorzugt und die Arbeit nach den Verdienstmöglichkeiten ausgerichtet haben.[77] Diese Rückschlüsse ergeben sich aufgrund der Passagen in der Verordnung, die keine Bevorzugung von reichen Schwangeren erlaubten und jeder gebärenden Frau eine Hebamme zusichern sollten.[78]

Mit der Verfassung dieser Ordnungen geht eine Professionalisierung des Berufsstandes der Hebammen einher.[79] Obwohl es bereits vor der ersten Ordnung vereinzelt Hebammen gab, die ‚vereidigt' in einer Stadt ihre Tätigkeiten ausübten und dafür auch entlohnt wurden[80], erfolgte erst mit den Hebammenordnungen eine endgültige Etablierung des Berufs und eine Regelung der Rechte und Pflichten von Hebammen.[81] Diese Ordnungen fungierten neben der Beschreibung des Berufsbildes sowie der Festlegung von Kompetenzen auch als Kontrollorgane für die Städte, mit deren Hilfe die Hebammen und die Geburtshilfe überwacht werden konnten.[82] Eventuelle

---

75 Vgl. Labouvie, Frauenberuf ohne Vorbildung, S. 21. Die Württembergische Hebammenordnung aus dem Jahr 1480, überliefert im Crailsheimer Kirchenbuch, enthält bereits die Beschreibung einer Kaiserschnittoperation. Weitere Hebammenordnungen wurden beispielsweise in Nürnberg (1486), Ulm (1491), Heilbronn (Ende 15. Jahrhundert), Freiburg (1510), Konstanz (1525) und Straßburg (1556) abgefasst. Im Stadtarchiv der bayerischen Stadt Amberg ist im ‚Ayd- und Gesetzpuech' für den Zeitraum von 1456–1464 ein Hebammeneid überliefert, dessen Inhalt Ähnlichkeiten mit den Hebammenordnungen aufweist. Vgl. Britta-Juliane Kruse: „Die Arznei ist Goldes wert". Mittelalterliche Frauenrezepte. Berlin, New York: de Gruyter 1999, S. 120, 175. Im Folgenden zitiert als: Kruse, Die Arznei ist Goldes wert.
76 Vgl. Flügge, Die gute Ordnung der Geburtshilfe, S. 142.
77 Vgl. Birkelbach, Eifert, Lueken, Entwicklung des Hebammenwesens, S. 86–87.
78 Vgl. Regensburger Hebammenordnung von 1452. Bayerisches Hauptstaatsarchiv, Gemeiners Nachlass 6, fol. 218r-218v.
79 Vgl. Birkelbach, Eifert, Lueken, Entwicklung des Hebammenwesens, S. 86.
80 Beispielsweise die Vereidigung einer Hebamme in der Stadt Konstanz im Jahr 1379 oder die oben erwähnten Nürnberger Hebammen, die bereits in Aufzeichnungen ab 1442 zu finden sind. Vgl. Kruse, Verborgene Heilkünste, S. 133; vgl. Haberling, Der Hebammenstand, S. 38.
81 Vgl. Birkelbach, Eifert, Lueken, Entwicklung des Hebammenwesens, S. 86.
82 Vgl. Labouvie, Frauenberuf ohne Vorbildung, S. 22.

Fehler bei einer missglückten Geburt, die mit dem Tod von Mutter und/oder Kind endete, wurden so aufzudecken versucht. Diese kontrollierenden Aufgaben und Befugnisse, die in der Regensburger Ordnung noch den ‚Ehrbaren Frauen' überlassen wurden[83], gingen mit Beginn des 16. Jahrhunderts in die Hände von Ärzten über.[84] Die ‚Ehrbaren Frauen' übten im Spätmittelalter eine kontrollierende Funktion gegenüber den arbeitenden Hebammen aus. In schwierigen Situationen, beispielsweise bei einer Totgeburt oder dem Tod einer schwangeren Frau, war es die Aufgabe der ‚Ehrbaren Frauen', dem Stadtrat ein Gutachten zu den Vorgängen vorzulegen, um die Schuldfrage klären zu können. Im Laufe des 15. Jahrhunderts änderten sich ihre Zuständigkeitsbereiche, die ‚Obfrauen' aus dem Patriziat mussten gewisse Aufgaben an Stadträte und Ärzte abgeben.[85]

Die Hebammenordnungen wurden in den Jahrzehnten und Jahrhunderten nach deren Verfassung teilweise verändert und erweitert. Am Beispiel der Stadt Regensburg lassen sich die Weiterentwicklungen der Bestimmungen für Hebammen gut zeigen. Bereits 1477 erfolgte eine erste Reformierung der Ordnung[86], beinahe hundert Jahre nach der Veröffentlichung der ersten Fassung wurde das Schriftstück neu aufgesetzt und erweitert: 1552 erließ der Rat von Regensburg die Hebammenordnung im dreifachen Umfang im Vergleich zur ersten Version. 1555 folgte eine bereits gedruckte Fassung, nun im fünffachen Umfang. Die Gliederung der jüngeren Versionen der Ordnung blieb auch in den späteren Ausführungen im Großen und Ganzen dieselbe, allerdings wurden, vermutlich aufgrund des Umfangs, Unterüberschriften eingefügt. Einzelne Passagen von 1452 sind in den späteren Ordnungen nicht mehr oder stark abgeändert zu finden. Auffällig sind die medizinischen Bestimmungen, die in den Versionen von 1552 und 1555 einen großen Teil des Inhalts ausmachen. In diesem Zusammenhang ist auch der Kompetenzverlust der Hebammen gegenüber den Stadtärzten zu erkennen, der in den Hebammenordnungen anderer Städte noch konkreter und ausführlicher zu beobachten ist.[87]

---

83 Vgl. Regensburger Hebammenordnung von 1452. Bayerisches Hauptstaatsarchiv, Gemeiners Nachlass 6, fol. 219r.
84 Vgl. Labouvie, Frauenberuf ohne Vorbildung, S. 22.
85 Vgl. Kruse, Verborgene Heilkünste, S. 136; vgl. Flügge, Die gute Ordnung der Geburtshilfe, S. 145.
86 Vgl. Marion Stadlober-Degwerth: (Un)Heimliche Niederkunften. Geburtshilfe zwischen Hebammenkunst und medizinischer Wissenschaft. Köln, Weimar, Wien: Böhlau 2008, S. 31.
87 Vgl. Birkelbach, Eifert, Lueken, Entwicklung des Hebammenwesens, S. 87–89. Jütte spricht im Allgemeinen von einem Verdrängungswettbewerb unter medizinischem Personal, der sich aufgrund des vielfältigen Angebots für PatientInnen in der Frühen Neuzeit und der Umbrüche in Gesellschaft, Wissenschaft und Medizin etablierte und zu einer sogenannten „Professionalisierung" verschiedenster

2.3 Profession Hebamme: Berufsbeschreibung und Aufgabenfeld

„Die Grundprinzipien des Hebammenrechts, nämlich die Verpflichtung der Hebammen zu immerwährender Verfügbarkeit, zu größter Sorgfalt und Bescheidenheit, ziehen sich wie ein roter Faden durch alle Hebammengesetze."[88] Flügge beschreibt in dieser Ausführung treffend die Erwartungen, die an eine städtische Hebamme des Spätmittelalters herangetragen wurden. Wie bereits die Hebammenordnung von Regensburg zeigt, musste eine geschworene Hebamme immer für mögliche Geburten zur Verfügung stehen; diese Verpflichtung galt allen römisch-katholischen Frauen gegenüber. Explizit wird erwähnt, dass die Ordnung bei jüdischen Schwangeren keine Gültigkeit besaß. Da jüdische Hebammen im deutschsprachigen Raum grundsätzlich ab dem 13. Jahrhundert nachweisbar sind[89], ist auch für das spätmittelalterliche und frühneuzeitliche Regensburg durchaus ein Nebeneinander von jüdischen und christlichen Hebammen vorstellbar und wahrscheinlich.[90]

Die vereidigten Hebammen einer Stadt unterlagen strengen Auflagen, die von den Stadträten erlassen wurden. Durch den geleisteten Eid wurden sie zur Arbeit in einer bestimmten Stadt verpflichtet, sie konnten keine Geburten ablehnen und, wie das Beispiel der Stadt Basel zeigt, meist auch keine zusätzlichen Frauen außerhalb der Stadt betreuen. So wurde versucht, die erfahrenen Frauen an eine Stadt zu binden, oftmals mit Hilfe von verlockenden Versprechungen hinsichtlich höherer Entlohnung und Befreiung von allgemeinen Bürgerpflichten.[91] Eine Beschwerdeschrift der Baseler Hebammen von 1496 zeigt auch die Problematik hinsichtlich der Konkurrenz zwischen vereidigten Geburtshelferinnen einer Stadt und ungeschworenen Hebammen, die ohne Pflichten gegenüber den Ratsherren in und außerhalb der Städte arbeiten konnten. Außerdem lässt der Ausschnitt der Beschwerde erkennen,

---

Berufsspaten und zur Festlegung klarer Kompetenzen letzterer führte. Vgl. Jütte, Ärzte, Heiler und Patienten, S. 10.
88 Flügge, Die gute Ordnung der Geburtshilfe, S. 141.
89 Vgl. Kruse, Die Arznei ist Goldes wert, S. 124. Auf jüdischen Grabsteinen wurde die Berufsbezeichnung ‚Hebamme' gefunden. Da es sich hierbei um die einzige Nennung von Frauenberufen auf jüdischen Grabinschriften des Hochmittelalters handelt, kann von einem hohen Ansehen der Frauen und somit auch ihres Berufes ausgegangen werden. Vgl. Theodore Kwasman: Die jüdischen Grabsteine in Rothenburg ob der Tauber. In: Trumah. Zeitschrift der Hochschule für Jüdische Studien Heidelberg (1987), H. 1, S. 115f.
90 1519 wurde die jüdische Gemeinschaft allerdings aus Regensburg vertrieben und deren Synagoge zerstört. Vgl. Matthias Freitag: Kleine Regensburger Stadtgeschichte. Stark gekürzte Online-Version der Regensburger Stadt-Homepage. URL: https://bit.ly/2GNeXir [03.12.2019].
91 Vgl. Flügge, Die gute Ordnung der Geburtshilfe, S. 143.

dass die Versprechungen hinsichtlich höherer Bezahlung oftmals nicht eingehalten wurden:

„Wir hebammen beklagen uns, [...] dass man ander hebamme herin nimpt, die uns schaden duand, dan wir sind dia, dia do müssen gespanne stan tag und nacht und das guotwillig, so wo die fremden nit duond. [...] da man hat uns zuogeseit do man uns hat angenome, was wir mangel haben, das wil man uns ersetzen völlig, und den lon besseren, und das ist noch nit geschehen, diss beklagen wir uns."[92]

Die permanente Verfügbarkeit, an die sich geschworene Hebammen halten mussten, zeigt sich auch in dem Passus der Regensburger Ordnung, der die Freizeit und den Urlaub von Hebammen regelte. Aufgrund des geleisteten Eids konnten die Geburtshelferinnen nicht selbst entscheiden, wann sie die Stadt verließen und wann nicht. Ebenso wie in vielen anderen Belangen waren sie hier abhängig von den ‚Ehrbaren Frauen', welche die Entscheidungen bezüglich Urlaub und Reisen der Hebammen trafen. In den jüngeren Versionen der Regensburger Ordnung verloren sie allerdings diese Hoheitsgewalt, die Hebammen mussten sich nun im Fall einer gewünschten Beurlaubung an den Stadtrat wenden. Die Frauenforscherinnen Dagmar Birkelbach, Christiane Eifert und Sabine Lueken führen als Erklärung für diese Bestimmung eine stärkere Bindung der Hebammen an die Stadt an.[93]

Der in den Ordnungen angeführte Lohn wurde in den einzelnen Städten unterschiedlich ermittelt und vergütet. Ohne auf die verschiedenen Arten der Entlohnung und deren Errechnung einzugehen, soll verdeutlicht werden, dass die Hebammen im Vergleich zu ihren ‚Kollegen', den Chirurgen, deutlich weniger verdienten, da Männer für ähnliche Arbeit auch im Spätmittelalter grundsätzlich besser bezahlt wurden als berufstätige Frauen.[94] Oft erhielten Hebammen und deren Familien aber zusätzliche Sonderberechtigungen und genossen Vorteile wie die Befreiung von Steuern, Versorgung mit Heizmaterial oder die Freistellung vom Wachdienst für die Ehemänner der Hebammen.[95] Bei Streitigkeiten zwischen Hebammen und deren Kundinnen konnten die Geburtshelferinnen meist auch auf den Rechtsbeistand der Stadt zählen.[96]

Neben dem Lohn, den die Hebammen von den Städten erhielten, bezahlten die Gebärenden ihren Helferinnen einen zusätzlichen Betrag. Dieser konnte sehr unterschiedlich ausfallen. Laut der Medizinhistorikerin Elseluise

---

92 Die Beschwerde wird in Basel aufbewahrt: Staatsarchiv Basel, Sanitätsakten G6. Zitiert nach Flügge, Die gute Ordnung der Geburtshilfe, S. 143.
93 Vgl. Birkelbach, Eifert, Lueken, Entwicklung des Hebammenwesens, S. 87.
94 Vgl. Kruse, Die Arznei ist Goldes wert, S. 118–119.
95 Vgl. Erika Uitz: Die Frau in der mittelalterlichen Stadt. Durchgesehene Ausgabe. Freiburg: Herder 1992, S. 104.
96 Vgl. Flügge, Die gute Ordnung der Geburtshilfe, S. 143.

Haberling dienten vor allem die von den Kundinnen bewohnten Häuser als Berechnungsgrundlage.[97] Konnte eine Frau aufgrund von Armut die Hebamme nicht bezahlen, ersetzten die ‚Ehrbaren Frauen' diesen Betrag, so schrieb es die Regensburger Ordnung von 1452 vor. Bereits hundert Jahre später kam in Fällen der Bedürftigkeit die Stadt für die Bezahlung der Hebammen auf.[98] Diese Regelung der doppelten Bezahlung, einerseits durch die Kundinnen der Hebammen und andererseits durch die Stadt als ‚Arbeitgeber', setzte sich in allen großen urbanen, deutschsprachigen Räumen durch.[99]

Die Hebammen wurden in der Ordnung von Regensburg auch verpflichtet, den Wunsch der Gebärenden nach mehreren Hebammen zu akzeptieren und den Lohn mit den zusätzlich beigezogenen Helferinnen zu teilen.[100] Wenn bei der Entbindung Schwierigkeiten auftraten, die Geburt sehr lange dauerte oder plötzliche persönliche Beschwerden bei den Hebammen auftraten, mussten diese ebenfalls weitere Kolleginnen hinzuziehen, im Notfall auch gegen den Willen der Gebärenden.[101] In den jüngeren Versionen der Regensburger Hebammenordnung aus den Jahren 1552 und 1555 war die angesprochene Lohnteilung unter allen anwesenden Hebammen bereits nicht mehr vorgesehen. Die Verpflichtung zur Beiziehung weiterer Hebammen bei Komplikationen wurde stattdessen unter Strafandrohung befohlen. Daraus lässt sich schließen, dass die Maßnahmen von 1452, den Lohn mit mehreren Geburtshelferinnen teilen zu müssen, zu einer verstärkten alleinigen Ausübung der Tätigkeiten geführt hatten, da die Hebammen einen Verlust oder die Schmälerung ihres Lohnes fürchteten. Waren im Falle einer schweren Geburt keine weiteren Hebammen verfügbar, mussten die ‚Ehrbaren Frauen' das Geschehen aufmerksam verfolgen, um eine mögliche Vernachlässigung von Schwangeren ausschließen oder bezeugen zu können.[102] Durch diesen Passus der Regensburger Hebammenordnung wird auch die bereits angesprochene Kontrolle der Geburtshelferinnen ersichtlich.

Nicht nur die vereidigten Hebammen wurden überwacht, auch sie selbst mussten aufgrund ihres Eides Kontrollfunktionen gegenüber ihren

---

97 Vgl. Haberling, Der Hebammenstand, S. 33.
98 In der Version von 1552 wird die ‚gemeine Stadtkammer', 1555 das Almosenamt als zuständige Institution für solche Fälle angegeben. Birkelbach, Eifert und Lueken stellen in ihrem Aufsatz die Vermutung an, dass die ‚Ehrbaren Frauen' sich möglicherweise auch bereits 1452 ihre Ausgaben aus der Staatskasse rückerstatten lassen konnten. Vgl. Birkelbach, Eifert, Lueken, Entwicklung des Hebammenwesens, S. 87–88.
99 Vgl. Kruse, Verborgene Heilkünste, S. 134.
100 Vgl. Regensburger Hebammenordnung von 1452. Bayerisches Hauptstaatsarchiv, Gemeiners Nachlass 6, fol. 218v.
101 Vgl. ebda, fol. 219r.
102 Vgl. Birkelbach, Eifert, Lueken, Entwicklung des Hebammenwesens, S. 85–87.

ungeschworenen Kolleginnen übernehmen. Zu den Aufgaben städtischer Geburtshelferinnen gehörte also auch die Meldung und das Anzeigen unerlaubt in den Städten arbeitender, nicht vereidigter Hebammen. Die ‚Ehrbaren Frauen' mussten diese Frauen anschließend auf ihr Wissen und ihre Tauglichkeit für den Beruf prüfen, um sie statt einer Bestrafung gegebenenfalls vor dem Stadtrat vereidigen zu können.[103] Diese Kontrollpflicht bescheinigt den Wandel, den das Hebammenwesen im 15. und 16. Jahrhundert durchlaufen hat. Durch die zu diesem Zeitpunkt zögerlich beginnende Formierung eines eigenen Berufsstandes arbeiteten geschworene und ungeschworene Hebammen nebeneinander. Die Städte versuchten, diese Dualität zu unterbinden oder zu minimieren, indem sie besagten kontrollierenden Passus in die Ordnungen aufnahmen.[104]

Vereidigte Geburtshelferinnen hatten neben der Meldepflicht der ‚freiberuflich' arbeitenden Hebammen auch die Pflicht, uneheliche Schwangerschaften, Abtreibungen, Verletzungen der Jungfräulichkeit bzw. vorehelichen Geschlechtsverkehr zu melden. Das Wissen über die Anatomie der weiblichen Reproduktionsorgane, das spätmittelalterliche Hebammen aufgrund ihrer Berufsausübung besaßen, wurde auch für Zeugenaussagen vor Gericht genutzt. Befragungen von Hebammen erfolgten beispielsweise bei Verdacht auf einen absichtlich herbeigeführten Abort, Kindestod oder bei Anzeichen für eines der oben angeführten ‚Delikte'.[105] Auch bei der Geburt behinderter Kinder unterlagen die Hebammen einer Meldepflicht gegenüber den Stadtärzten oder den zuständigen Geistlichen der Stadt.[106] Zusätzlich gehörte es zu den Aufgaben vereidigter Hebammen, im Falle unehelicher Schwangerschaften die Namen der Kindesväter von der Gebärenden zu erfragen und diese unverzüglich und noch vor der Taufe der Kinder den Priestern zu melden.[107] Diese Informationen wurden anschließend den ‚Sendgerichten'[108] vorgelegt,

---

103 Vgl. Birkelbach, Eifert, Lueken, Entwicklung des Hebammenwesens, S. 85.
104 Vgl. ebda, S. 86.
105 Vgl. Kruse, Die Arznei ist Goldes wert, S. 121.
106 Vgl. Haberling, Der Hebammenstand, S. 55.
107 Diese Vorschrift ist in der Freiburger Hebammenordnung von 1510 überliefert. Vgl. Kruse, Verborgene Heilkünste, S. 138.
108 Das Sendgericht ist eine frühmittelalterliche Weiterentwicklung der bischöflichen Visitationen und stellt somit ein bischöfliches Gericht dar. Das kirchenrechtliche Sammelwerk des Abtes Regino von Prüm (*ungeklärt †915) ‚Libri duo de synodalibus causis et disciplinis ecclesiasticis' (‚Über das Sendgericht und über kirchliche Vorschriften, in zwei Büchern') diente den Sendgerichten als rechtliches ‚Handbüchlein'. Der Praxischarakter des Buches wird vor allem aufgrund der von Prüm aufgelisteten Fragen an Kleriker und Laien, die bei der Visitation einer Gemeinde gestellt werden sollten, ersichtlich. Vgl. Das Sendhandbuch des Regino von Prüm. Unter Benutzung der Edition von F. W. H. Wasserschleben. Hrsg. und

Profession Hebamme: Berufsbeschreibung und Aufgabenfeld 37

vor denen sich die Mütter unehelicher Kinder schlussendlich verantworten mussten.[109]

Diese Vorschrift verdeutlicht die Rolle der Kirche bzw. der örtlichen Geistlichkeit im Diskurs von Geburtshilfe und Hebammenreglementierung. Nicht nur uneheliche Kinder waren von Interesse für die städtischen Pfarreien, auch Abtreibungen oder der Verdacht auf vorsätzlichen Kindesmord musste von den Hebammen an die zuständigen Geistlichen der Städte gemeldet werden. Vor der Entstehung der Hebammenordnungen im 15. und 16. Jahrhundert waren die Hebammen meist städtischen Pfarreien und ihren zuständigen Geistlichen verpflichtet, zum Teil auch vereidigt.[110] Sie standen „damit in besonderer Weise und maßgeblich in kirchlichen Diensten: als Wahrerinnen des Lebens, der Notsakramente und des sittlich-moralischen Kodexes."[111] Dieser Moralkodex sollte vor allem bei „Verbrechen gegen das Leben und die Ehe"[112] Abhilfe bringen. Auf die Praxis bezogen bedeutete das für die Hebammen: Eheleute, Mütter und Wöchnerinnen zu einem christlichen Lebenswandel anzuspornen, das Leben von schwangeren Frauen und deren Kindern zu erhalten, heimliche Schwangerschaften zu melden und wenn nötig, die Nottaufe und/oder Notbeichte mit Absolution zu spenden.[113] Da ab dem 13. Jahrhundert dem Seelenheil des (ungeborenen) Kindes oberste Priorität zugesprochen wurde[114], rückten diese religiösen Handlungen ebenfalls in den Aufgabenbereich der Hebammen. Die konkrete Vorschrift zur Nottaufe von sterbenden Kindern im Falle von Kopfgeburten wurde 1310 am Reformkonzil in Trier erlassen:[115]

übersetzt v. Wilfried Hartmann. Darmstadt: WBG 2004. (= Ausgewählte Quellen zur deutschen Geschichte des Mittelalters. FSGA. 42.) S. 3–5.
109 Vgl. Birkelbach, Eifert, Lueken, Entwicklung des Hebammenwesens, S. 94.
110 Vgl. Labouvie, Frauenberuf ohne Vorbildung, S. 20.
111 Ebda.
112 Birkelbach, Eifert, Lueken, Entwicklung des Hebammenwesens, S. 94.
113 Vgl. Labouvie, Frauenberuf ohne Vorbildung, S. 20.
114 Dokumentiert in den Provinzialstatuten des Erzbistums Mainz (1233) und der Trierer Synodalsynode (1277). Vgl. Kruse, Verborgene Heilkünste, S. 138.
115 Vgl. Kruse, Die Arznei ist Goldes wert, S. 121. In der zeitgenössischen Vorstellung konnte das Seelenheil nur erreicht werden, wenn der in Erbsünde geborene Mensch vor seinem Tod die Taufe empfangen hatte. Für totgeborene Kinder, die nicht mehr getauft werden konnten, existierte seit dem 13. Jahrhundert die Vorstellung des *limbus puerorum*. Dabei handelte es sich um eine Art Vorhölle bzw. einen äußeren Kreis der Hölle, der als Aufenthaltsort für die Seelen ungetaufter Kinder galt. Dieser Zustand konnte nicht, wie im Vergleich zum interimistischen Fegefeuer, durch eigenes Zutun oder Gebete von Hinterbliebenen, zum Guten aufgelöst werden. Die ungetauft verstorbenen Kinder waren im *limbus puerorum* von der Gottesschau für immer ausgeschlossen. Vgl. Leo Scheffczyk: ‚Limbus'. In: Lexikon für Theologie und Kirche. Hrsg. v. Walter Kasper. Bd. 6. Freiburg: Herder 1997, S. 936–937.

„Wenn eine Frau während des Gebärens stirbt und das Kind noch im Mutterleib ist, so muss man diesen sogleich öffnen und das Kind, falls es noch lebt, taufen. Ist es schon tot, so ist es außerhalb des Gottesackers zu begraben. Kann man annehmen, dass das Kind im Mutterlieb schon gestorben sei, so ist letzterer nicht zu öffnen, sondern die Mutter mit dem Kinde im Gottesacker zu beerdigen. Wenn eine Frau nicht gebären kann und das Kind nur den Kopf aus dem Mutterleib hervorstreckt, so muss die Hebamme Wasser darüber gießen mit den Worten – Ich taufe Dich im Namen […] – und das Kind ist getauft. Ebenso ist es zu halten, wenn das Kind zwar nicht den Kopf, aber sonst einen größeren Teil des Leibes aus dem Mutterschoß hervorstreckt. Zeigt es aber nur einen Fuß oder nur eine Hand, so darf es nicht getauft werden. Streckt das Kind nur den Kopf oder eine sonstige größere Partie hervor, so dass man sein Geschlecht nicht erkennen kann, so hat die Hebamme zu sprechen: ‚Creatura Dei, ego te baptizo […]'"[116]

Bezüglich der Beisetzung toter Kinder durch Hebammen übermitteln die Quellen unterschiedliche Vorschriften: Laut Haberling habe die Bestattung ungetaufter Totgeborener ebenfalls zu den Aufgaben von Hebammen gehört, diese hätten die Kinder alleine in nicht geweihter Erde beigesetzt.[117] Die Regensburger Hebammenordnung droht den Geburtshelferinnen mit harten Strafen, sollten sie die Kinder – tot oder lebendig wird nicht näher ausgeführt – vor der Beerdigung nicht von den Körpern ihrer Mütter trennen: „Vnd wo füran ain hebam(m) oder mer, solich hilff ainem kynnde enttzieht, dasselbig v(er)warlosen sol an der hebam(m)en leiben vnd gut(e)n gestrafft werd(e)n on alle gnad".[118] Der obige Ausschnitt des Trierer Reformkonzils überliefert wiederum das exakte Gegenteil. Archäologische Befunde verweisen außerdem auf die im Trierer Reformkonzil beschriebene Praktik: Für das Spätmittelalter und die Frühe Neuzeit wurden auch immer wieder weibliche Überreste mit kindlichen Skeletten auf Höhe der Bauchgegend gefunden.[119]

Um das Seelenheil der Kinder im höchsten Maß gewährleisten zu können, entwickelte sich im Laufe des Spätmittelalters ein eigenes Instrument für die Nottaufe. Die bis zum Ende der Neuzeit verwendete ‚Taufspritze' tauchte erstmals 1480 in Südtirol auf. Auf Anordnung des Brixner Bischofs sollte die Nottaufe von Hebammen mit einer silbernen, mit Weihwasser gefüllten Spritze

---

116 Zitiert nach: Volker Lehmann: Der Kayserliche Schnitt. Die Geschichte einer Operation. Mit 106 Abbildungen und 2 Tabellen. Stuttgart: Schattauer 2006, S. 24. Im Folgenden zitiert als: Lehmann, Der Kayserliche Schnitt.
117 Vgl. Haberling, Der Hebammenstand, S. 55.
118 Regensburger Hebammenordnung von 1452. Bayerisches Hauptstaatsarchiv, Gemeiners Nachlass 6, fol. 219r.
119 Vgl. Romedio Schmitz-Esser: Der Leichnam im Mittelalter. Einbalsamierung, Verbrennung und die kulturelle Konstruktion des toten Körpers. Ostfildern: Jan Thorbecke Verlag 2014. (= Mittelalter Forschungen. 48.) S. 486.

im Körper der Frau durchgeführt werden.[120] In der knappen Beschreibung der Rechte und Pflichten von Hebammen in der Regensburger Hebammenordnung von 1452 fehlen überraschenderweise die zu erwartenden Passagen zur Nottaufe und den kirchlichen Sakramenten. Erst in der jüngeren Version von 1552 wird die Nottaufe wörtlich erwähnt und beschrieben.[121] Diese Ausschnitte der Quelle eigenen sich allerdings nur begrenzt für den Vergleich mit Erwähnungen der Nottaufe in anderen Ordnungen, da die Stadt Regensburg 1542 offiziell zum Protestantismus konvertierte und sich die veränderten religiösen Vorstellungen auch auf die Hebammenordnung auswirkten.[122]

Ebenfalls keine Erwähnung findet die (Not)taufe in der ‚*Obstetricium ordinacio*', einem kurzen medizinischen Text aus dem Jahr 1480, der neben weiteren geburtshilflichen Anleitungen auch die richtige Durchführung eines

---

120 Vgl. Kruse, Verborgene Heilkünste, S. 138.
121 Vgl. Birkelbach, Eifert, Lueken, Entwicklung des Hebammenwesens, S. 88. Die Regensburger Hebammenordnung spricht nicht direkt von einer Nottaufe, sondern erwähnt sie implizit, indem den Hebammen die Pflicht zum Kaiserschnitt an einer toten Frau auferlegt wurde, um die Seele des Kindes retten zu können; das meint indirekt die Nottaufe: „So sol ain yede hebam welhe dapey ist, daz kynt tzustünd on wid(er)sprech(e)n ledig(e)n vnd der sele mit dem snyt tzehilff kom(m)en". Regensburger Hebammenordnung von 1452. Bayerisches Hauptstaatsarchiv, Gemeiners Nachlass 6, fol. 219r.
122 Katholiken und Reformierte waren sich bei den Vorstellungen zum Seelenheil und der Bestattung von ungetauft verstorbenen Kindern sowie bei der Art der Durchführung von Nottaufen uneinig. Der im katholischen Glauben verankerte Aufenthaltsort für ungetauft verstorbene Kinder, der *limbus puerorum*, wurde von den Reformatoren abgelehnt. Stattdessen existierte die Überzeugung, dass Kinder von Gott auch ohne Taufe erlöst werden können. Trotzdem durfte darunter nicht das Bestreben, Kinder taufen zu lassen und für ihr Seelenheil zu beten, leiden. Die Bestattung ungetauft verstorbener Kinder erfolgte innerhalb des Friedhofs an den üblichen Stellen für Kindergräber. Nottaufen wurden vor allem von den Calvinisten untersagt; trotz dieser Vorschriften gab es innerhalb des evangelischen Glaubens unterschiedliche Ansichten hinsichtlich des Umgangs mit ungetauften Kindern. Daher wurden die neuen Richtlinien nicht überall einheitlich umgesetzt und es ist folglich nicht überraschend, dass auch die jüngeren Versionen der Regensburger Ordnung Passagen zur Nottaufe überliefern. Vgl. Marion Kobelt-Groch: Selig ohne Taufe? Gedruckte lutherische Leichenpredigten für ungetauft verstorbene Kinder des 16. und 17. Jahrhunderts. In: Tod und Jenseits in der Schriftkultur der Frühen Neuzeit. Hrsg. v. Marion Kobelt-Groch und Cornelia Niekus Moore. Wiesbaden: Otto Harrassowitz 2008. (= Wolfenbütteler Forschungen. 119.) S. 67–77. Zu den Auswirkungen der Reformation auf das Alltagsleben und verschiedene religiöse Praktiken siehe auch Robert W. Scribner: Religion und Kultur in Deutschland 1400–1800. Hrsg. v. Lyndal Roper. Aus dem Amerikanischen von Wolfgang Kaiser. Göttingen: Vandenhoeck & Ruprecht 2002. (= Veröffentlichungen des Max-Planck-Instituts für Geschichte. 175.) S. 303ff.

Kaiserschnitts beinhaltet. Die für das Ende des 15. Jahrhunderts einzigartige, dermaßen detailgetreue Beschreibung einer *sectio*[123] wurde im Crailsheimer Pfarrbuch, einem Medium für katholische geistliche Gebrauchsliteratur, überliefert.[124] Vor allem aufgrund fehlender religiöser Anordnungen liegt für den Medizinhistoriker Daniel Schäfer die Annahme nahe, dass der Autor des Textes ursprünglich kein Geistlicher war. Da die Ausführungen viele obstetrische Details enthalten, vermutet er, dass es sich hierbei um das Wissen und den Erfahrungsschatz einer Hebamme handelt, welche die Inhalte mit der Hilfe eines Gelehrten (Arztes?) abfassen ließ.[125]

> „Bisweilen werden Schwangere infolge schlimmer Zufälle zur Zeit der Geburt so geschwächt, daß ihnen nicht mehr zu helfen ist … Einige sterben, und indem sie ihren nahen Tod spüren, bitten sie darum, daß das Kind durch Schnitt entbunden werde. In einem solchen Fall muß eine geschickte Hebamme auf einer Seite einschneiden, rechts jedoch nicht, weil das Herz bei Männern links, bei Frauen rechts gelegen ist. Und sie soll von unten in der Höhe des Schambeines eine gute Handbreit nach oben schneiden, und mit ihrer eingeölten Hand vorsichtig die Därme beiseite schieben. Sie soll die Kranke auf den Rücken legen lassen, so daß der Kopf so weit nach unten geneigt ist und sie sich mit der Gebärmutter befassen kann. Dann wird die Frau auf die eröffnete Seite geneigt, wie [die Hebammen] gut wissen, und sie befreien das Kind von der Nachgeburt etc. – Falls die Frau noch nicht tot ist und Lebenszeichen zeigt, wird sie wieder vorsichtig auf den Rücken gelegt, und man führt drei oder vier Ligaturen der Wunde mittels Nadel und seidenen oder dünnen Faden aus und legt darüber ein großes Pflaster von drei Eiern und grobem Hanf, dem (falls erhältlich) ein Pulver von Bolus armenicus hinzugefügt wird. Und das Pflaster wird über die Wunde gebunden, und der Kranken werde eine angemessene Portion besten Weines gegeben. Und wenn sie bis dahin überlebt hat und sie zur Besinnung kommt, so gibt man ihr, wenn nicht ein Trank von Radix consolidus major, das ist Schwarzwurz, so doch in Wein gekochtes Polium montanum, und mit Gottes

---

123 *Sectio caesarea* ist der lateinische Begriff für Kaiserschnitt. Die Herkunft des Begriffs wurde lange Zeit fälschlicherweise der Sage um Caesars Geburt zugeschrieben. Er soll nach dem Tod seiner Mutter mittels Schnittentbindung auf die Welt geholt worden sein. Diverse Quellen belegen allerdings ein um Jahre späteres Sterbedatum seiner Mutter, daher ist die Herkunft des Begriffs wohl eher auf die Phrase *a caeso uteri*, ‚aus dem Bauch geschnitten', zurückzuführen. Daraus habe sich ‚Caesar' abgeleitet und zur Entstehung der Sage rund um die Geburt des Kaisers geführt. Vgl. Lehmann, Der Kayserliche Schnitt, S. 3.
124 Crailsheim ist eine Stadt im Nordosten von Baden-Württemberg. Die Überlieferung wird auch als Württembergische Hebammenordnung bezeichnet. Vgl. Daniel Schäfer: Geburt aus dem Tod. Der Kaiserschnitt an Verstorbenen in der abendländischen Kultur. Hürtgenwald: Guido Pressler Verlag 1999. (= Schriften zur Wissenschaftsgeschichte. 20.) S. 39–40. Im Folgenden zitiert als: Schäfer, Geburt aus dem Tod.
125 Vgl. ebda.

Gunst wird sie gesund werden. – Ferner, wenn die Mutter frühzeitig stirbt, soll das Kind in bombax, das ist Baumwolle, gelegt werden, daß nicht die Wolle seinen Mund berührt, und man gibt ihm Tropfen von der Milch einer anderen Stillenden oder einer Ziege und täglich drei Tröpfchen Würzwein, und der ‚Goldfinger' [Ringfinger, Sauger?] soll ihm eingeführt werden, und so geschehe es. An das Saugen gewöhnt, wird ihm als kleine Beikost zunächst Kraftmehl gegeben, und durch den Ringfinger soll es sich an den Verzehr des Kraftmehls gewöhnen, und so kann das Kind gerettet werden, und seine Mutter soll der Barmherzigkeit Gottes mit Benediktionen anvertraut werden. Ein solches Kind wird mit Beinamen prescisus genannt."[126]

Da der Text in lateinischer Sprache abgefasst wurde, lassen sich Rückschlüsse auf die RezipientInnen des Textes ziehen. Das ‚*Obstetricium ordinacio*' entstand ungefähr zur selben Zeit wie die ersten Hebammenordnungen, die allesamt keine Beschreibungen eines Kaiserschnitts beinhalten, dieses Wissen wurde bislang mündlich tradiert. Eine schriftliche (lateinische) Abfassung spricht für eine Weitergabe des Wissens durch und an Ärzte und Kleriker, deren kontrollierende Funktionen sich mit Aufkommen der Hebammenordnungen verstärkten. Durch den Einblick in die Praxis von Hebammen wurde ihnen eine effektivere Überprüfung der Geburtshilfe ermöglicht.[127] Unbedingt anzumerken ist die Tatsache, dass es sich bei diesem Text um eine *sectio* an einer noch lebenden Frau handelte, deren Überlebenschancen bei richtiger Pflege nicht gering waren. In den Hebammenordnungen des 15. und 16. Jahrhunderts werden Kaiserschnitte nur an bereits verstorbenen Frauen erlaubt[128], in der Regensburger Ordnung von 1552 ist letztere Vorschrift mit besonderem Nachdruck überliefert.[129]

Trotz der Regelungen und Ordnungen existieren schriftliche Quellen, Abbildungen und Mythenerzählungen, die bereits im Mittelalter Schnittentbindungen an lebenden Frauen bezeugen.[130] Diese geschichtlichen Zeugnisse

---

126 Zitiert nach: Schäfer, Geburt aus dem Tod, S. 38–39. Schäfer übersetzte die Hebammenanweisung ins Deutsche, als Grundlage diente ihm die lateinische Abschrift von Walther Pfeilsticker aus dem Jahr 1928 sowie eine Teilübersetzung von Elseluise Haberling aus dem Jahr 1936. Die Anmerkungen in eckigen Klammern stammen von Schäfer, dessen Rechtschreibung wurde nicht der modernen Orthographie angeglichen.
127 Vgl. ebda, S. 40.
128 Ein Kaiserschnitt an einer toten Frau wird als *sectio in mortua* bezeichnet.
129 Die Annahme, dass vor Abfassung der jüngeren Versionen der Regensburger Ordnung immer wieder Schnittentbindungen an noch lebenden Frauen durchgeführt wurden, um eine größere Überlebensrate der Kinder zu erlangen, liegt daher nahe.
130 Einer der bekanntesten Fälle für das Spätmittelalter stammt aus dem Jahr 1500. Jacob Nuefer, ein Kastrator, soll mit der Genehmigung seiner Frau eine *sectio* vorgenommen, das Kind lebend auf die Welt geholt und die Wunde anschließend „nach Art eines Tierarztes" wieder zugenäht haben. Später wurde diese Schnittentbindung als historischer Meilenstein in der Geschichte des Kaiserschnitts

zeigen ein differenziertes Bild der Geburtshilfe und des mittelalterlichen Alltags von Hebammen: Auf der einen Seite mussten sich die Geburtshelferinnen an die Vorschriften halten, auf der anderen Seite standen die Frauen immer wieder vor großen Entscheidungen, die Leben oder Tod betrafen. Da auch die Todesfeststellung von Mutter und Kind den Hebammen oblag, könnte es in den als nervenaufreibend anzunehmenden Situationen oft zu Unsicherheit oder Nachlässigkeit gekommen sein.[131] Daher muss die Frage gestellt werden, ob sich Hebammen im Vorfeld einer *sectio* auch vor den Repressalien durch Kirche und/oder Stadträte zu schützen versuchten. Die ‚*Obstetricium ordinacio*' überliefert den Wunsch der Mutter nach einer Schnittentbindung, um das Leben des Kindes zu retten. Diese „Einverständniserklärung"[132] zeigt einerseits ein aufopferndes Handeln der Mutter, sie könnte der durchführenden Hebamme aber andererseits auch als Schutz und Absicherung vor den Folgen des riskanten Eingriffs gedient haben. Nicht in den Hebammenordnungen vermerkt, aber trotzdem zu den Aufgaben von Geburtshelferinnen gehörend war die Untersuchung von Prostituierten, hauptsächlich um Seuchen und sich großflächig ausbreitenden Geschlechtskrankheiten vorzubeugen.[133] Hebammen wurden in der spätmittelalterlichen Gesellschaft nicht nur von (schwangeren) Frauen zu Hilfe gerufen, sie versorgten bis zum Verbot im 16. Jahrhundert auch die Bevölkerung mit selbstständig hergestellten Arzneimitteln.[134]

Ein wesentlicher Faktor der ‚Professionalisierung' des Hebammenberufes war – wie bereits erwähnt – das Erscheinen mehrerer Bücher zur Geburtshilfe, zur weiblichen Gesundheit und zur Belehrung von Hebammen und schwangerer Frauen. Diese Lehrwerke, z.B. das ‚*Frauenbüchlein*' (1495) von Pseudo-Ortolf, diverse Schriften von Walther Hermann Ryff oder das in der Einleitung erwähnte ‚*Trostbüchlein*' (1554) von Jacob Rueff, stellten neben den Hebammenordnungen eine Innovation des 15. und 16. Jahrhunderts dar. ‚*Der Swangern Frauwen vnd hebam(m)en Rosegarten*' erlangte besonders

---

festgesetzt. Vgl. Schäfer, Geburt aus dem Tod, S. 53–54. Das direkte Zitat stammt ebenfalls von Schäfer. Wyman bringt weitere Beispiele für den italienischen, englischen und französischen Raum: Vgl. A. L. Wyman: The Surgeoness. The Female Practitioner of Surgery 1400–1800. In: Medical History 28 (1984), S. 24–27. URL: https://bit.ly/2s7iJyx [29.01.2020].

131 Vgl. Schäfer, Geburt aus dem Tod, S. 53.
132 Ebda.
133 Vgl. Kruse, Verborgene Heilkünste, S. 139.
134 Die Nürnberger Medizinalordnung aus dem Jahr 1592 verbietet Hebammen das Verabreichen selbst hergestellter Arzneimittel an Säuglinge, schwangere Frauen und Wöchnerinnen. Benötigte Substanzen und Heilmittel durften von den Geburtshelferinnen ab sofort nur mehr aus der Apotheke bezogen werden. Vgl. Kruse, Die Arznei ist Goldes wert, S. 123.

große Berühmtheit, ihm wird eine nachhaltige Veränderung der Geburtshilfe des späten Mittelalters und der Frühen Neuzeit nachgesagt. Das folgende Kapitel stellt die Quelle vor und bietet zudem einen guten Einblick in medizinische, anatomische, kulturelle, religiöse und geschlechtertypische Vorstellungen des 15. und 16. Jahrhunderts.

3 ‚Der Swangern Frauwen vnd hebam(m)en Rosegarten'

> „Darumb diß bu(e)chlin ist genant
> Der frawen Roßgarten wol erkant
> Darin(n) irkreüter / breche(n) / graben
> Die leib / sel / vnd leben haben"[135]

3.1 Inhalt

Das Lehrbuch beginnt mit einem Privilegium Kaiser Maximilians I. an den Autor Eucharius Rösslin sowie der Widmungsvorrede an die Herzogin von Braunschweig-Lüneburg, gefolgt von einer gedichteten Ermahnung an Hebammen und schwangere Frauen. Anschließend verweist der Autor in einer kurzen Vorrede auf seine Intention mit dem Buch und erwähnt einige antike und frühmittelalterliche Autoren, die ihm als Quellen zur Verfügung standen. Damit endet die Einleitung des Buches. Ein an die Vorrede anschließendes Inhaltsverzeichnis mit der Auflistung von zwölf Kapiteln gibt Auskunft über die Themen des Buches.

Rösslin beginnt sein Lehrwerk mit einem Kapitel zu den „dreye(n) felin"[136], also den drei Eihäuten, die den Embryo in der Gebärmutter umgeben sollen. Er erklärt deren Namen und ihren unterschiedlichen Nutzen, bevor er im zweiten Kapitel auf die Unterschiede von natürlichen und unnatürlichen Geburten eingeht. Früh- und Spätgeburten zählt er beispielsweise zu letzterer Kategorie. Dieses Kapitel geht einher mit der anschließenden Thematik: Das (frühzeitige) Erkennen einer „hart geburt"[137]. Es findet sich die Feststellung, Knaben seinen einfacher zu entbinden als Mädchen, sowie die Behauptung, die Geburt sei hart, wenn „die fraw blo(e)d ist / vnd kra(n)cker complexion / oder kalter natur / zu(o) jung / zu(o) alt / zu(o) feißt / zu(o) dürr / zu(o) mager / die vor nitt kinder gehebt hatt / vnnd forchtsam vnnd vnlydlich ist"[138]. Außerdem wird in diesem dritten Kapitel die Geburt eines Kindes „mit zweye(n) heuptern"[139] aus dem Jahr 1512 geschildert. Auch Totgeburten und Kindeslagen, die nicht der ‚natürlichen' Position entsprechen, zählen zu schwierigen Geburten. Die Präferierung der Kopflage des Kindes wiederholt

---

135 Rößlin, Rosengarten 1513 Straßburg, fol. 5r.
136 Ebda, fol. 7r.
137 Ebda, fol. 9r.
138 Ebda.
139 Ebda, fol. 9v.

sich im Lehrbuch mehrmals, bereits im zweiten Kapitel wird der Schilderung zusätzlich ein erklärender Holzschnitt beigefügt und ihre Bevorzugung mithilfe eines Verweises auf Albertus Magnus und Avicenna legitimiert.

Das vierte Kapitel beinhaltet Vorschriften für schwangere Frauen, die während der letzten Schwangerschaftswochen und der Geburt eingehalten werden sollten. Hierbei handelt es sich um praktische Dinge wie z.B. das Verbot, schwere körperliche Arbeit zu erledigen oder Krankheiten und Beeinträchtigungen im Genitalbereich wie Geschwüre oder Feigwarzen rechtzeitig vor der Geburt behandeln zu lassen. Außerdem tauchen die ersten Rezepte, die zur Behandlung verschiedenster Beschwerden und zur Förderung der Geburt angewandt werden sollten, auf. Die Abbildung eines Gebärstuhls samt kurzer Beschreibung der Handhabung ist ebenfalls Teil des Kapitels. Darauf folgen insgesamt 16 Abbildungen von verschiedensten Kindeslagen im Mutterleib, denen alle eine kurze Beschreibung der geburtshilflich notwendigen Handgriffe beiseitegestellt werden. Kapitel 5 besteht hauptsächlich aus Arznei- und Hilfsmitteln, die eine Geburt erleichtern und fördern sollen. Es ist beispielsweise die Rede von Pillen, die selbst hergestellt und oral eingenommen werden, von Beräucherungen der Geschlechtsteile mit Taubenmist oder Habichtkot oder von Pflastern, die Schwangeren auf den Bauch zu legen sind.

„Das sechst Capitel sagt: wie man das büschelin / das ist die nachgeburt / von einer frawen bringe(n) soll / ob es nit selbs mit der geburt kom(m)e(n) wolt"[140]. Das spätmittelalterliche Verständnis für die Folgen einer Nichtablösung der Nachgeburt war die ‚Erstickung' der Gebärmutter, da sich durch die Zersetzung giftige Dämpfe im Bauchraum der Frau bilden würden. Daher waren die Hebammen angehalten, alles daran zu setzen, die gesamte Nachgeburt hervorzubringen. Versucht wurde dies, indem die Frau zum Niesen angeregt wurde, ihre Geschlechtsteile mit „dingen / die vbel stincken vnd riechen"[141], wie z.B. angesengten Menschenhaaren, verbrannten Pfauenfedern oder Eselshufen, beräuchert wurden oder die Plazenta an der Nabelschnur aus der Gebärmutter herauszuziehen versucht wurde. Kapitel sieben beschäftigt sich mit Komplikationen, die während und nach einer Geburt auftreten können. Zuerst werden Symptome wie Fieber, ein geblähter oder geschwollener Bauch oder unnormale Bewegungen der Gebärmutter aufgezählt, bevor ausgiebig über die Förderung und Anregung des Wochenflusses berichtet wird. In diesem Kontext findet sich ein spannender Absatz, der überliefert, die Frauen sollten sich für ihre Blutungen und den Wochenfluss nicht vor Ärzten schämen, sondern ihnen offen von ihren Beschwerden berichten, sodass diese daraus lernen könnten, was der Norm entspricht oder sich abnormal verhält. Wörtlich heißt es hier: „Welcher artzet vß seinem fragen / vnd vß irer antwurt

---

140 Rößlin, Rosengarten 1513 Straßburg, fol. 20v.
141 Ebda, fol. 21v.

wol mag vnderricht werde(n) / vo(n) was vrsach wegen ir solicher vberiger fluß kom(m)en sie / de(r) nach er ir wol rhate(n) kann"[142]. Solche und ähnliche Hinweise auf die Einbeziehung von Ärzten und Apothekern wiederholen sich im Laufe des Buches immer wieder. Das zeigt sich ebenfalls bei der Thematisierung des Dammrisses und dessen Behandlung im siebten Kapitel. Es werden verschiedene Rezepte geschildert und zwei Möglichkeiten zur Versorgung der Wunde präsentiert: Das Nähen mit einem Seidenfaden und das Auflegen von speziellen Pflastern. In diesem Kontext wird außerdem in einem Nebensatz erwähnt, dass Wundärzten diese Praktiken bestens bekannt sein dürften.[143]

Die Kapitel acht und neun befassen sich mit den weniger erfreulichen „zu(o)fallen"[144], Komplikationen und Notfällen, die während einer Schwangerschaft und Geburt auftreten können. Auf den Tod des Fötus im Laufe der neun Monate oder während der Entbindung samt daraus resultierender Gefahren für die Mutter wird dabei besonders eingegangen. Spannend ist, dass dieses Kapitel besonders viele Verweise auf antike und frühmittelalterliche Autoren beinhaltet und dass eine große Bandbreite von Risiken für einen Abort geschildert wird. Rösslin zählt neben Krankheiten, Schlägen oder Stürzen auch übermäßigen Hunger, Kälte und Hitze, unkeusche Lebensführung, Zornesausbrüche, Verängstigung und das Tanzen bei Festen zu den Faktoren, die eine Fehlgeburt auslösen könnten. Im Anschluss an diese Aufzählung werden Symptome für den Tod des Kindes im Mutterleib genannt. Rösslin zeigt außerdem zwei Möglichkeiten für die Trennung von Mutter und totem Kind auf: Erstens die Anwendung von wehenfördernden Arzneien, sollte das nichts bewirken, zweitens die Zerstückelung des Kindes im Mutterleib. Im Falle des Todes der Mutter während einer dieser Prozeduren wird auch eine *sectio* empfohlen.

„Das x. Capitel sagt wie man das Neüwgeborn kindt handlen / bewaren vnd behu(e)ten soll / auch wie man sein pflegen soll"[145]. Ein Großteil des Kapitels beschäftigt sich mit dem richtigen Abtrennen der Nabelschnur nach der Geburt. Hierbei wird vor allem auf Avicenna und „etlich doctores"[146] verwiesen, die das in ihren Schriften bereits gut beschrieben hätten. Auffallend sind die abergläubisch anmutenden Passagen: Die Farbe und Konsistenz des Nabelfortsatzes soll demnach Auskunft über die nächste Geburt der Frau sowie das Geschlecht des zukünftigen Kindes geben. An diese sehr ausführliche Schilderung folgen zahlreiche Pflegehinweise für ein Neugeborenes, die

---

142 Rößlin, Rosengarten 1513 Straßburg, fol. 25r.
143 Vgl. ebda, fol. 28r.
144 Ebda.
145 Ebda, fol. 36r.
146 Ebda, fol. 36v.

unter anderem das Baden, die richtige Temperierung und den richtigen Schlafplatz beinhalten.

Das elfte Kapitel handelt vom Stillen; zuerst werden die Vorteile der Muttermilch aufgezählt und erklärt, wie häufig gestillt werden sollte. Anschließend wird auf die „seigam(m)"[147], wörtlich übersetzt ‚Säugamme', eingegangen. Ein solcher Ersatz sollte nur herangezogen werden, wenn die Mutter aus gesundheitlichen oder anderen Gründen selbst nicht stillen kann oder will. Diese ‚Milchammen' müssten bestimmte Eigenschaften aufweisen, um als Stillersatz in Frage zu kommen. Rösslin ist der Ansicht, dass sich Verhaltens- und Persönlichkeitseigenschaften auf die Qualität der Milch auswirken könnten. Er schreibt beispielsweise: „Daru(m)b soll man neigerin vn(d) dum(b) frawe(n) nit lassen kind seige(n)"[148]. Von den Ammen wird erwartet, dass sie keusch leben, nicht zu dick und dünn sind, eine schöne Haut haben, muskulös sind und nicht traurig oder wütend werden. Anschließend wird auf Probleme wie Milcharmut oder den ausbleibenden Milcheinschuss eingegangen. Hier finden sich erneut ungewöhnliche Rezepte, z.B. das Trinken von Bier, welches mit einem Pulver aus gedörrten Regenwürmern versetzt wird, das Ansetzen von Blutegeln oder Schröpfköpfen unterhalb der Brust oder das Auftragen einer zubereiteten Packung aus Weihrauch, Mastix und Pech.

Im letzten Kapitel werden lexikonartig zahlreiche Kinderkrankheiten, deren Ursachen und Bekämpfung aufgezählt, allerdings räumt Rösslin bereits zu Beginn ein, dass es sich nur um eine grobe Übersicht handle, da auch diese Thematik schon von vielen antiken und älteren Autoren ausführlich behandelt worden sei. Der Inhalt des Buches wird mit einem Glossar abgeschlossen, das eine Gegenüberstellung lateinischer und deutscher Fachbegriffe sowie Pflanzennamen beinhaltet:

> „Item hie in disem cleinen büchlin stand vil latynischer wo(e)rter / vnd darumb das man das selbig latyn / nit zu(o) gu(o)rtem tütsch bringe(n) mag / das es den frawen verstendig sy / Sollent sy zu(o)flucht habe(n) / zu(o) den doctores vnnd apoteckern / die werden inen gnu(o)gsamen bescheid über yedes geben"[149].

In der Erstausgabe des ‚Rosengartens' von 1513 schließt an den letzten Glossareintrag ein lateinisches Kolophon an, in den späteren Buchversionen werden diese jeweils in deutscher Sprache abgedruckt. Das Hebammenlehrbuch von Rösslin beinhaltet insgesamt 19 Holzschnitte, welche die verschiedenen Kindeslagen im Uterus der Frau sowie einen Gebärstuhl abbilden und sich vor allem im ersten Drittel des Buches befinden. Die ganzseitigen Titel- und Widmungsholzschnitte sowie die Abbildung einer hochschwangeren Frau,

---

147 Rößlin, Rosengarten 1513 Straßburg, fol. 38r.
148 Ebda.
149 Ebda, fol. 51r.

die von einer Hebamme auf einem Gebärstuhl untersucht wird, fallen je nach Drucker und Druckort des ‚Rosengartens' unterschiedlich aus.

3.2 Werkgeschichte und Autor

Das als das erste gedruckte deutschsprachige Hebammenlehrbuch in die Geschichte der Geburtshilfe eingegangene Lehrwerk wurde von Eucharius Rösslin dem Älteren Anfang des 16. Jahrhunderts kompiliert und in Folge mehrfach aufgelegt, sodass sich der ‚Rosengarten' in kurzer Zeit im deutschsprachigen Raum, aber auch darüber hinaus, rasch verbreitete. Bis ins 18. Jahrhundert zählte es zu den wichtigsten Werken der Geburtshilfe, Neuauflagen und Rückgriffe auf Rösslins Ausführungen in neueren Lehrwerken bezeugen das.[150]

Eucharius Rösslin wurde um 1470 in der Nähe von Freiburg im Breisgau geboren, seine Ausbildung bestand aus den *septem artes liberales* sowie einem Medizinstudium. Von 1493 bis 1498 war er als Apotheker in Freiburg tätig, 1504 wurde er allerdings aufgrund eines gewaltsamen Streits mit einem Stadtschreiber der Stadt verwiesen. Daraufhin nahm Rösslin als Nachfolger von Johann Wonnecke von Kaub[151] die Stelle des Stadtarztes von Frankfurt am Main an; dieser Arbeit konnte er bis zu seinem Tod im Jahre 1526 nachgehen. Da er zwischenzeitlich (1511–1517) aus dem reichsstädtischen Dienst ausschied, arbeitete Rösslin 1513 auch als Stadtarzt von Worms.[152] In seiner Zeit als Stadtarzt von Frankfurt behandelte er unter anderem auch Katharina von Sachsen, Herzogin von Braunschweig-Lüneburg[153], welche ihn, nach eigenen Angaben, für sein späteres Werk ermutigt und angeregt haben soll. Der Erstdruck von ‚*Der Swangern Frauwen vnd hebam(m)en Rosegarten*'

---

150 Vgl. Hartge, Kommentar, S. 419.
151 Auch: Johannes von Cuba. Er ist der Autor des ‚*Ortus sanitatis, auf teutsch ein gart der gesuntheit*', eines der ersten gedruckten Kräuterbücher in deutscher Sprache. Vgl. Johannes von Cuba: Und nennen diß Buch zu latin Ortus sanitatis: auf teutsch ein Gart der Gesundheit. Mainz: Peter Schöffer 1485. [BSB München: 2 Inc. c.a. 1600]. URL: https://bit.ly/2IMMvTP [15.10.2019].
152 Vgl. Keil, Rößlin, S. 752; vgl. Robert Jütte: ‚Rößlin, Eucharius d. Ä.'. In: Ärzte Lexikon. Von der Antike bis zur Gegenwart. 2. Auflage. Hrsg. v. Wolfgang U. Eckart und Christoph Gradmann. Berlin [u. a.]: Springer 2001, S. 271.
153 *1468 †1524. Katharina von Sachsen war die Witwe von Erzherzog Sigmund von Österreich. Nach dessen Tod 1496 heiratete sie Herzog Erich von Braunschweig-Lüneburg. Vgl. Heinz Hye: ‚Katharina von Sachsen'. In: Die Habsburger. Ein biographisches Lexikon. Hrsg. v. Brigitte Hamann. Wien, München: Amalthea 2001, S. 235; vgl. Margarete Köfler und Silvia Caramelle: Die beiden Frauen des Erzherzog Sigmund von Österreich-Tirol. Innsbruck: Universitätsverlag Wagner 1982. (= Schlern-Schriften. 269.) S. 184–186.

erschien im Februar oder März 1513 bei dem Drucker Martin Flach in Straßburg.[154]

Eucharius Rösslin gilt in der Wissenschaftsgeschichte als der ‚Hebammenlehrer Europas', der ‚Rosengarten' als Meilenstein in der Geschichte der Geburtshilfe.[155] Gundolf Keil äußerte bereits 1990 in einem Artikel, dass der ‚Rosengarten' möglicherweise aus einer handschriftlichen Vorstufe hervorgegangen sei, ging dieser Vermutung allerdings nicht nach. Erst durch die Forschungen von Britta-Juliane Kruse, vier Jahre nach Keils Artikel, konnte eine ältere handschriftliche Textfassung nachgewiesen werden.[156] Mit der auf das Jahr 1494 datierten Handschrift, die im *Codex med. 801* der Staats- und Universitätsbibliothek Hamburg überliefert ist, ergeben sich neue Interpretationsmöglichkeiten zur Entstehungsgeschichte des ‚Rosengartens'. Bei diesem Codex handelt es sich um eine 430-seitige Sammelhandschrift medizinischer Texte, in der, auf rund 120 Seiten, Inhalte des ‚Rosengartens' überliefert sind.[157] Eine von Kruse durchgeführte Textanalyse zeigte auf, dass der Schreiber dieser Handschrift ebenfalls auf eine Vorlage zurückgegriffen und die (wahrscheinlich) ursprüngliche und erste Fassung des ‚Rosengartens' bereits zur Studienzeit Rösslins entstanden sein musste. Kruse hinterfragte und bezweifelte in ihren Ausführungen die Autorenschaft Rösslins: Es sei fraglich, ob Eucharius Rösslin bereits in seiner Studienzeit, wenngleich er auch auf antike und andere Autoren zurückgriff, ein solch umfangreiches Werk eigenhändig erstellt haben könnte.[158]

Ein Detail des Codex gibt allerdings Aufschluss darüber, dass sich die gesamte Sammelhandschrift zur Zeit ihrer Verfassung im Besitz der Familie Rösslin befand: Der Eintrag am hinteren Buchdeckel des Codex „Hic liber pertinet ad Constantinum Roeslin"[159] bezeugt das. Um welche Person es sich bei Konstantin Rösslin handelte, blieb bisher ungeklärt; Kruse stellte allerdings die Hypothese auf, dass es sich um den Vater von Eucharius Rösslin und den möglichen Verfasser des ‚Rosengartens' handeln könnte.[160] In ihren Recherchen zu der handschriftlichen Vorlage des Lehrbuchs konnte Kruse auch nachweisen, dass der Codex später im Besitz des gleichnamigen Sohnes von Eucharius Rösslin war: In der Handschrift sind zwei namentliche Eintragungen von Eucharius Rösslin dem Jüngeren[161], beide aus dem Jahr 1526,

---

154 In der Widmungvorrede wird das genaue Datum angegeben: 20. Februar 1513. Vgl. Rößlin, Rosengarten 1513 Straßburg, fol. 3r, 55v.
155 Vgl. Hartge, Kommentar, S. 414.
156 Vgl. Kurse, Neufund, S. 220–236.
157 Vgl. ebda, S. 227–228.
158 Vgl. ebda, S. 234.
159 Ebda, S. 228.
160 Vgl. ebda, S. 234.
161 Als Sohn von Eucharius Rösslin dem Älteren folgte er nach dessen Tod auf den Posten des Stadtarztes von Frankfurt am Main und wurde selbst Autor diverser

zu finden. Daraus kann geschlossen werden, dass er den Codex nach dem Tod seines Vaters geerbt hatte.[162] Die Annahme, dass Rösslin der Ältere zu Lebzeiten ebenfalls Eigentümer der Handschrift war und sie als Vorlage für das Hebammenlehrbuch heranzog, liegt daher nahe. Die Quelle überliefert zusätzlich noch zwei weitere Provenienzen, beide weisen aber darauf hin, dass die späteren Inhaber den Codex erst nach Vater und Sohn Rösslin in Besitz genommen haben können.[163]

Der Autor der handschriftlichen Vorlage des ‚Rosengartens' beruft sich in der Vorrede auf seine Quellen: Die antiken Autoren Galen und Hippokrates sowie die arabischen Ärzte Rhazes, Avicenna und Averroës.[164] Trotz der ausführlichen Verweise werden die Hauptquellen für den ‚Rosengarten' interessanterweise nicht erwähnt. Die Inhalte des Werks lehnen sich nachweislich an das bereits erwähnte Traktat ‚Gynaecia' des frühmittelalterlichen Arztes Muscio an, anzunehmen ist die Verwendung der Heidelberger Kopie von 1304.[165] Für den späteren ‚Rosengarten' wurden zusätzlich zeitgenössische Werke, wie das ‚Kinderbüchlein' von Bartholomäus Metlinger[166], das sich im 12. Kapitel der Druckversion des ‚Rosengartens' beinahe identisch wiederfindet, herangezogen.[167] Neben Muscio/Soranus und Metlinger floss noch ein

---

medizinischer und heilkundlicher Bücher. Er übersetzte 1532 den ‚Rosengarten' ins Lateinische: ‚De partu hominis'. Vgl. Keil, Rößlin, S. 753.

162 Eucharius Rösslin der Ältere starb am 23. September 1526, der erste Eintrag seines Sohnes ist auf den Monat November 1526 datiert. Vgl. Kruse, Neufund, S. 235.

163 Der erste Besitzereintrag außerhalb der Familie Rösslin (Johann Weßen) ist auf den 15. April 1549 datiert, ca. ein Jahr nach dem Tod von Eucharius Rösslin dem Jüngeren. Die zweite Provenienz findet sich auf der ersten Seite des Codex: Hier wurde der Name Conrad von Uffenbach vermerkt, welcher gegen Ende des 17./Anfang des 18. Jahrhundert in den Besitz der Sammelhandschrift gekommen sein dürfte. In dessen Bibliothek wurde der Codex schließlich auch gefunden. Vgl. Kruse, Neufund, S. 228, 235.

164 Vgl. ebda, S. 230. Rösslin übernimmt diese Aufzählung in seinem ‚Rosengarten'. Vgl. Rößlin, Rosengarten 1513 Straßburg, fol. 5v. Die Einbeziehung der antiken Autoren in die Vorworte der verschiedenen Druckversionen des ‚Rosengartens' wird unterschiedlich gehandhabt. Beispielsweise werden in der Erstausgabe von Martin Flach (1513) neben den oben genannten Personen noch die Ärzte Abumeron und Avenzoar hinzugefügt. Die 1515 bei dem Drucker Heinrich Gran erschienene Auflage führt hingegen nur Galen, Rhazes, Avicenna und Averroës an.

165 Vgl. Hartge, Kommentar, S. 412; vgl. Klein, Rosengarten, S. 449.

166 Der Arzt Bartholomäus Metlinger veröffentlichte 1473 das ‚Kinderbüchlein', das Kinderkrankheiten, erzieherische Fragen und die Pflege von Säuglingen und Kleinkindern behandelt. Spätere Buchausgaben benannten den Titel des Werks irreführenderweise in ‚Ein regiment der jungen kinder' um. Vgl. Gundolf Keil: ‚Metlinger, Bartholomäus'. In: Enzyklopädie der Medizingeschichte. Hrsg. v. Werner E. Gerabek [u. a.]. Bd. 2. Berlin, New York: de Gruyter 2007, S. 981–982.

167 Vgl. Kruse, Neufund, S. 220.

dritter Autor in den ‚Rosengarten' mit ein. Der Rückgriff auf Teile des ‚Frauenbüchleins'[168] von Pseudo-Ortolf[169] ist allerdings nur in der Druckversion des ‚Rosengartens' nachzuweisen. Rösslin holte sich aus dem gynäkologisch-obstetrischen Werk vor allem Anregungen zu dem zusätzlich als Holzschnitt abgebildeten Gebärstuhl.[170] Die handschriftliche Vorlage erwähnt die Handhabung dieses Hilfsmittels während einer Geburt mit keinem Wort[171]; so wird die Überarbeitung des ‚Rosengarten' durch Rösslin an dieser Stelle beispielhaft sichtbar. Neben der Einbeziehung des Gebärstuhls fügte Rösslin in der Druckausgabe von 1513 noch die Widmung an die Herzogin von Braunschweig-Lüneburg, die gedichtete Ermahnung an Hebammen und schwangere Frauen, die Holzschnitte sowie das Glossar am Ende des Buches hinzu. Der Rest des Inhalts ist, wenige Abweichungen ausgenommen, mit der handschriftlichen Vorlage identisch.[172]

Der vollständige Name des Lehrbuchs lautet ‚Der Swangern Frauwen vnd hebam(m)en Rosegarten'. In der Forschung werden verschiedene Theorien diskutiert, weshalb Rösslin die Bezeichnung ‚Rosengarten' als Titel gewählt haben könnte. Hartge sieht darin einerseits den Namen Rösslins („Röslein"[173]) verewigt, andererseits wirft er die Hypothese auf, die Bezeichnung könnte auch als Metapher zu verstehen sein: Die Rosen und die damit einhergehenden Dornen sollten die vorherrschenden Zustände in der Geburtshilfe ausdrücken.[174] Auch die Gebrüder Grimm setzten sich mit dem Wort

---

168 Das ‚Frauenbüchlein' erschien bereits 1495 als Druck, 20 Jahre vor dem ‚Rosengarten'. Trotzdem wird letzterem die Bezeichnung des ersten gedruckten Hebammenlehrbuchs zugeschrieben, da sich Pseudo-Ortolfs Publikation, im Vergleich zu der Druckfassung des ‚Rosengartens', nicht direkt an Geburtshelferinnen und Hebammen richtet. Außerdem bezeugt eine handschriftliche Textfassung des ‚Frauenbüchleins' in der ÖNB Wien (Handschrift 2967), dass das Werk bereits vor 1495 entstanden ist und ebenso wie die Inhalte des ‚Rosengartens' nicht für die Drucklegung verfasst wurden. Vgl. Kruse, Verborgene Heilkünste, S. 10.
169 Da das ‚Frauenbüchlein' fälschlicherweise dem mittelalterlichen Arzt Ortolf von Baierland (auch Ortolf von Würzburg) zugeschrieben wurde und der tatsächliche Autor nicht bekannt ist, wird der Verfasser Pseudo-Ortolf genannt. Ortolf von Baierland verfasste Ende des 13./Anfang des 14. Jahrhunderts das ‚Arzneibuch', welches ebenfalls frauenheilkundliche Passagen enthält. Vgl. ebda, S. 4, 10.
170 Vgl. Keil, Rößlin, S. 753; vgl. Ortrun Riha: Ortolfus pseudepigraphus. In: „ein teutsch puech machen". Untersuchungen zur landessprachlichen Vermittlung medizinischen Wissens. Ortolf-Studien 1. Hrsg. v. Gundolf Keil. Wiesbaden: Dr. Ludwig Reichert Verlag 1993. (= Wissensliteratur im Mittelalter. 11.) S. 98.
171 Vgl. Kruse, Neufund, S. 231–232. Interessanterweise kommt der Gebärstuhl in Muscios ‚Gynaecia' bereits vor, findet in der handschriftlichen Vorstufe des ‚Rosengartens' allerdings keine Berücksichtigung. Vgl. Green, The Sources, S. 18.
172 Vgl. Kruse, Neufund, S. 229.
173 Hartge, Kommentar, S. 413.
174 Vgl. ebda.

auseinander und kamen zum Schluss, dass ‚Rosengarten' als Sammelbegriff für Bücher, Gedichts- oder Novellensammlungen, deren einzelne Bestandteile ‚Rosen' darstellen, zu verstehen sei. Die Blumen, d. h. die Inhalte des Werks, sollen der Freude und dem ‚Vergnügen' der RezipientInnen dienen.[175] Aus der Volksliedforschung zum 15. und 16. Jahrhundert ist bekannt, dass die Begriffe ‚Rose' und ‚Rosengarten' einerseits zur Bezeichnung der weiblichen Geschlechtsorgane verwendet wurden, andererseits um die Jungfräulichkeit von Mädchen und Frauen zu stilisieren; das ‚Brechen von Rosen', wie es auch Rösslin beschreibt, bedeutete im Kontext der Volkslieder vielfach die Entjungferung der Frau.[176] Die Bezeichnung ‚Rose' fand sich im (Spät)mittelater auch im Umfeld von Bordellen; beispielsweise deuteten Straßenbezeichnungen wie ‚Rosenstraße' oder ‚Rosengasse' auf solche Etablissements hin.[177] Auch die Phrase ‚to pluck a rose' verwies euphemistisch auf den Verkehr mit einer Prostituierten.[178] Rösslin selbst erwähnt die Namensgebung in seiner lyrischen Ermahnung an Hebammen und schwangere Frauen folgendermaßen:

> „Darumb diß bu(e)chlin ist genant / Der frawen Roßgarten wol erkant / Darin(n) irkreüter / breche(n) / graben / Die leib / sel / vnd leben haben / Solich rosen die ir handt geno(m)men / Für gottes angesicht werden ko(m)men / Darum ir sollen haben acht / Grosse sorg vnd vyl betracht / Das ir die rosen brechent ab. Das got ein gefallen hab darab"[179]

Rösslins Rosen repräsentieren demnach assoziativ Kräuter, die den Frauen in ihrer Schwangerschaft und bei der Geburt behilflich sein sollen. Dabei steht, wie in der gesamten Ermahnung, die Zufriedenstellung Gottes bzw. die Abwendung von Unheil und Sünde, vor allem im Hinblick auf das Wohl des Kindes, im Vordergrund. Im übertragenen Sinn können die Blumen allerdings wiederum als Inhalte des Lehrbuchs und deren Wert für Schwangere und Geburtshelferinnen ausgelegt werden. Neben diesem ‚Hauptzweck' des Lehrbuchs könnte Rösslin aber auch – wie oben erläutert – metaphorisch auf den ‚achtsamen' Umgang mit der Jungfräulichkeit von Frauen hingewiesen haben.

---

175 Vgl. Deutsches Wörterbuch von Jacob Grimm und Wilhelm Grimm. Wörterbuchnetz. Kompetenzzentrum für elektronische Erschließungs- und Publikationsverfahren in den Geisteswissenschaften an der Universität Trier. Online. 2019. URL: https://bit.ly/2J8dbOc [28.12.2019]. Stichwort: Rosengarten.
176 Vgl. Marianne Rumpf: Rosen oder Leprosen im Volkslied. Eine Motivuntersuchung aus medizinhistorischer Sicht. In: Jahrbuch für Volksliedforschung 30 (1985), S. 20–22.
177 Vgl. Michael M. Hammer: Gemeine Dirnen und gute Fräulein. Frauenhäuser im spätmittelalterlichen Österreich. Berlin [u. a.]: Peter Lang 2019. (= Beihefte zur Mediaevistik. 25.) S. 106.
178 Vgl. Jeffrey Richards: Sex, dissidence and damnation. Minority groups in the Middle Ages. London, New York: Routledge 1990, S. 116.
179 Rößlin, Rosengarten 1513 Straßburg, fol. 5r-5v.

3.3 Verbreitung und Rezeption

Eucharius Rösslin erhielt für die Drucklegung des ‚Rosengartens' ein kaiserliches Privilegium, ausgestellt von der Hofkanzlei Kaiser Maximilians I.[180], datiert auf den 24. September 1512, fünf Monate vor Erscheinen der Erstausgabe.[181] Durch dieses Schreiben sollten Nachahmer abgeschreckt werden, das Buch nachzudrucken. Solche Privilegien waren bis ins 19. Jahrhundert einziger rechtlicher Schutz gegenüber widerrechtlich erstellten Kopien und Nachdrucken des eigenen geistigen Eigentums. Allerdings ist hinzuzufügen, dass diese ‚Schutzbriefe' von Kaiser oder Obrigkeit selten auch den gewünschten Effekt erbrachten, da die tatsächliche strafrechtliche Verfolgung von Plagiatoren in den Aufgabenbereich der Territorialherrscher fiel und somit von deren Absichten und Interessen abhängig war.[182] So soll es zum Beispiel im Falle des ‚Rosengartens' noch im Erscheinungsjahr zu zwei deutschsprachigen Raubdrucken gekommen sein.[183]

Heute sind etwa 100 verschiedene Ausgaben des ‚Rosengartens' in 17 unterschiedlichen Druckversionen bekannt.[184] Bis 1603 wurde Rösslins Lehrbuch immer wieder nachgedruckt und übersetzt. Bereits 1516 kam es zu einer niederländischen Übersetzung[185], von der insgesamt 28 Ausgaben erschienen sind.[186] Eucharius Rösslin der Jüngere begann 1526 damit, Inhalte des ‚Rosengartens' in seinem ‚Ehestands Arzneybuch' zu veröffentlichen.[187] 1532 folgte die lateinische Übersetzung der Schrift seines Vaters unter dem Namen ‚De

---

180 *1459 †1519. Maximilian I. wurde 1486 zum römisch-deutschen König und 1508 zum römisch-deutschen Kaiser gekrönt. Vgl. Hermann Wiesflecker: ‚Maximilian I., Kaiser'. In: Neue deutsche Biographie. Hrsg. v. Otto Stolberg-Wernigerode. Bd. 16. Berlin: Duncker & Humblot 1990, S. 458–471. URL: https://bit.ly/2IJJ8gc [16.10.2019].
181 Das Privilegium ist nur in den Druckauflagen der Erstausgabe aus dem Jahr 1513 sowie in den Auflagen der Jahre 1515 und 1518 zu finden. In den jüngeren Versionen wurde das Privilegium nicht mehr mit abgedruckt.
182 Außerdem erfolgte die Ausstellung eines kaiserlichen Privilegiums nicht ohne eine Gegenleistung: Die Verleger, die von den Schutzbriefen am meisten profitierten, mussten den Ausstellenden ein oder mehrere Freiexemplare zukommen lassen, die geforderte Anzahl variierte dabei stark. Vgl. Marion Janzin und Joachim Günter: Das Buch vom Buch. 5000 Jahre Buchgeschichte. 3., überarbeitete und erweiterte Auflage. Hannover: Schlütersche 2014, S. 167–168. Im Folgenden zitiert als: Janzin, Günter, Buch.
183 Vgl. Hartge, Kommentar, S. 414.
184 Vgl. Keil, Rößlin, S. 753.
185 Vgl. Joachim Telle: ‚Rößlin d. Ä.' In: Killy Literaturlexikon. Autoren und Werke des deutschsprachigen Literaturraums. Hrsg. v. Wilhelm Kühlmann. Bd. 9. Berlin, Boston: De Gruyter 2010, S. 701.
186 Vgl. Klein, Rosengarten, S. 452.
187 Vgl. Keil, Rößlin, S. 753.

partu hominis', welche anschließend als Vorlage für Übertragungen in weitere Sprachen genutzt wurde. So entstand beispielsweise 1536 eine französische und 1540 eine englische Übersetzung, letztere mit dem Titel ‚*The Byrth of Mankynde*'.[188] Der ‚Rosengarten' wurde auch von anderen Autoren mit nur leicht abgeänderten Inhalten plagiiert. Im deutschsprachigen Gebiet sind hier vor allem das Lehrbuch von Walter Hermann Ryff ‚*Frawen Rosengarten*' (1545) und das ‚*Hebammenbuchlin*' (1562) von Adam Lonitzer zu nennen, die beide größtenteils die Inhalte des ‚Rosengartens' für ihre Bücher nutzten.[189]

---

[188] Vgl. Green, Sources, S. 168; vgl. Walter Martin Manzke: Remedia pro infantibus: Arzneiliche Kindertherapie im 15. und 16. Jahrhundert, dargestellt anhand ausgewählter Krankheiten. Marburg, Univ., Diss.-Arb. 2008, S. 48. URL: http://bit.ly/2ZyGP3a [16.10.2019].

[189] Vgl. ebda.

4 Der ‚Rosengarten' im Gebrauch

> „Die hebam(m) ir kunst hie thu(o)t finden
> Was man handlen soll mit kinden
> Hab ich in geben ein verstandt
> Den sie in disem bu(e)chlin handt" [190]

4.1 Eine Analyse erhaltener Exemplare

Die Recherche nach erhaltenen Exemplaren des ‚Rosengartens' stellt einen Schwerpunkt dieser Forschungsarbeit dar; ihre Ergebnisse ermöglichen neue Ansätze zur Beantwortung von Fragen zur Praxistauglichkeit und der Verwendung von Hebammenlehrbüchern im Spätmittelalter und der Frühen Neuzeit. Außerdem bieten die Resultate der Forschung eine aktuelle Bestandsübersicht zu den verbliebenen Ausgaben des ‚Rosengartens'; begünstigt hat dies auch die Verwendung des Digitalisierungsprojekts VD 16. Die Suche nach überdauerten Bänden schränkte sich auf den deutschsprachigen Raum sowie auf die deutschsprachigen Ausgaben des Werks ein. Dazu wurden sämtliche Online-Kataloge der großen Universitäts-, Landes- und Staatsbibliotheken durchsucht. Nicht berücksichtigt wurden kleinere Bücherbestände ohne Online-Kataloge, private und kirchliche Bibliotheken. Ebenfalls nicht in die Recherche eingeflossen sind Faksimileausgaben des ‚Rosengartens'; zufällige deutschsprachige Funde aus französischen und britischen Bibliotheken wurden allerdings in die nachstehende Tabelle mitaufgenommen. Letztere kann keinen Anspruch auf Vollständigkeit erheben, aber sie bietet eine Grundlage für ein mögliches, größeres Forschungsprojekt zum Thema. Insgesamt wurden 46 Bände in 23 verschiedenen Bibliotheken gefunden; ca. 35% der Bücher sind als Digitalisate zugänglich, der Rest der Werke lagert in den Sondersammlungen der einzelnen Bibliotheken.

An dieser Stelle möchte ich allen MitarbeiterInnen untenstehender Universitäten und Bibliotheken einen herzlichen Dank aussprechen, die bei der Suche und Bearbeitung der einzelnen Werke vielfach eine große Hilfe waren. Aufgrund erster kurzer Beschreibungen einzelner nicht digitalisierter Bände durch Archiv- und Bibliothekspersonal konnte ich einschätzen, ob eine persönliche Begutachtung vor Ort von Nöten ist oder nicht. Daraus

---

190 Rößlin, Rosengarten 1513 Straßburg, fol. 4v.

resultierte unter anderem eine fünftägige Forschungsreise in drei deutsche Bibliotheken[191], die meiner Untersuchung neue Intensität und Aussagekraft verlieh. Einige wenige nicht digitalisierte Bände konnten nicht persönlich begutachtet werden, allerdings wurden mir freundlicherweise von einigen aussagekräftigen Seiten verschiedener Exemplare Digitalisate angefertigt oder detaillierte Beschreibungen übermittelt, sodass trotz fehlender eigener Einsichtnahme valide Aussagen zu nachstehenden Analysepunkten getroffen werden konnten.

Alle begutachteten Ausgaben – digital und analog – wurden vorrangig auf folgende Aspekte untersucht: Gebrauchsspuren, handschriftliche Notizen und Provenienzen. Die teilweise leicht voneinander abweichenden Titel der Exemplare werden in der Tabelle buchstabengetreu angeführt. Die Abkürzungen *D* und *ND* zeigen auf, ob es sich bei den Ausgaben um digitalisierte Bände handelt oder nicht. Die vollständigen Quellenangaben der Exemplare befinden sich im Quellenverzeichnis dieses Bandes; der Übersichtlichkeit halber wird in dieser Tabelle auf deren Angabe verzichtet. Besitzvermerke und Gebrauchsspuren werden in der Tabelle nur knapp angesprochen, dafür aber in der anschließenden Analyse ausführlich kommentiert.

Vor Darstellung der Rechercheergebnisse sei noch angemerkt, dass der Medizinhistoriker Gustav Klein bereits Anfang des 20. Jahrhunderts eine ähnliche Untersuchung durgeführt hat. Im Aufsatz ‚Zur Bio- und Bibliographie Rösslins und seines Rosengartens' listete er noch vorhandene Exemplare des ‚Rosengartens' auf; allerdings verfolgte er mit seiner Recherche vor allem das Ziel, die noch existierenden Übersetzungen des Lehrbuchs ausfindig zu machen.[192]

---

191 Herzog August Bibliothek (HAB) Wolfenbüttel, Friedrich-Alexander-Universität (FAU) Nürnberg, Universitätsbibliothek Tübingen.
192 Vgl. Gustav Klein: Zur Bio- und Bibliographie Rösslins und seines Rosengartens. In: Archiv für Geschichte der Medizin 3 (1909), H. 4/5, S. 304–334.

Tabelle 1: *Erhaltene Exemplare des ‚Rosengartens'*

Bibliothek	Signatur, D/ND	Titel und Druck, Erscheinungsjahr	Provenienzen, Gebrauchsspuren, handschriftliche Notizen, Besonderheiten
Staats- und Stadtbibliothek (SUSTB) Augsburg	Med 3745 D	Der Schwangeren frawe(n) vnd Hebammen Rosengarte Augsburg: Heinrich Steiner 1. Oktober 1529	Der Band weist kolorierte Holzschnitte sowie einen doppelten Holzschnitt, der eine Hebamme bei ihrer Arbeit vor einem Gebärstuhl zeigt, auf. Der vordere und hintere Buchdeckel ist inwendig mit lateinischen Liederbuchseiten beklebt. Das Exemplar wurde 1965 von der Staats- und Stadtbibliothek Augsburg bei einer Auktion als alter Halbpergamentband erworben.
Staatsbibliothek zu Berlin (SBB)	Jh 1925 D	Der Swangern frawen vnd Hebammen Rosegarten Köln: Arnd von Aich 1518	Der Originaleinband des Buches ist nicht mehr erhalten. Das Exemplar weist einen Buchstempel mit folgender Beschriftung auf: „EX Biblioth. Regio Berolinensi". Es kommen keine Notizen im Werk vor, allerdings findet sich eine Zeigehand an jeder Stelle, die von der Extrahierung eines toten Kindes aus dem Mutterleib berichtet. Das Kolophon fehlt.
	Jh 1529		Erscheinungsjahr 1529. Laut Bibliothekskatalog wurde das Buch kriegsbedingt verlagert. Derzeitiger Standort: Rossijskaja Gosudarstvennaja Biblioteka Moskva.
	Jh 1926/10	Erscheinungsjahr 1522. Kriegsverlust.	
	Jh 1528	Erscheinungsjahr 1528. Kriegsverlust.	
	Jh 1530	Erscheinungsjahr 1530. Kriegsverlust.	
Universitäts- und Landesbibliothek (ULB) Bonn	Rd 172/2 ND	Der Swangern Frauwen und hebam(m)en Rosegarten Straßburg: Martin Flach 1513	Bei dem Exemplar handelt es sich um eine Erstausgabe, welche 1875 aus der Bibliothek des Bonner Mediziners Michael Joseph Nettekoven erworben wurde und in weiterer Folge einen neuen Bibliothekseinband erhalten hat. Der Band weist deutliche Abnutzungsspuren wie Schmutz, Wasserflecken etc. auf. Handschriftliche Eintragungen finden sich, bis auf die mit Bleistift vermerkte Zahl 821 am Titelblatt, nicht.

Bibliothek	Signatur, D/ND	Titel und Druck, Erscheinungsjahr	Provenienzen, Gebrauchsspuren, handschriftliche Notizen, Besonderheiten
Staats- und Universitätsbibliothek (SUUB) Bremen	99.a.3987 ND	Der Schwanngeren vnd Hebammen Rosengarte Augsburg: Heinrich Steiner 1529	Neun Seiten des Bandes weisen kurze Randbemerkungen auf. Es existiert außerdem eine Widmung aus dem Jahr 1806 von Johann Friedrich Blumenbach an Prof. Osiander.
Cambridge University Library	F152.c.1.9. ND	Der Schwanngeren frawen und Hebammen Rosegartten Augsburg: Heinrich Steiner 1528	Diese Ausgabe des ‚Rosengartens' weist keine Gebrauchsspuren, Notizen oder Provenienzen auf, kam in den 1990er Jahren in den Besitz der Bibliothek und ist mit einem Vellum-Einband versehen.
Sächsische Landesbibliothek – Staats- und Universitätsbibliothek (SLUB) Dresden	Obstetr.37.m. D	Der schwangeren frawen und Hebam(m)en Rosegarten Straßburg: Martin Flach 1522	Der vordere und rückseitige Buchdeckel des Exemplars ist mit lateinischen Buchseiten beklebt/verstärkt. Zwei Seiten des Buches sind nicht komplett erhalten, Teile der Blätter wurden ausgerissen (eine dieser Seiten gehört zum Kapitel mit den Kindeslagenabbildungen). Letzteres weist außerdem sehr starke Abnutzungserscheinungen auf, manche Seiten wurden bereits repariert. Einige Flüssigkeitsflecken und Fingerabdrücke sind erkennbar. Zusätzlich existieren eine kurze Notiz und eine Unterstreichung im Text zu harten Geburten.

Bibliothek	Signatur, D/ND	Titel und Druck, Erscheinungsjahr	Provenienzen, Gebrauchsspuren, handschriftliche Notizen, Besonderheiten
Universitätsbibliothek (UB) Erlangen-Nürnberg	H61/4 TREW.T 993 ND	Der Frawen Rosengarten Augsburg: Heinrich Steiner 1532	Da das Titelblatt fehlt, wurde auch der Titel im Katalog der Bibliothek nicht wortgetreu übernommen. Der Band ist unvollständig und beginnt erst mit der Vorrede Rösslins, d.h. die Widmung und die lyrische Ermahnung an Hebammen und schwangere Frauen fehlen. Ein früherer Wasserschaden ist deutlich erkennbar, zudem sind die Seiten z.T. stark abgenutzt, am Rand eingerissen, ausgefranst, fleckig und abgegriffen. Einige wenige Fingerabdrücke sind vorhanden, außerdem sind mehrere Seiten am Rand leicht angesengt. Der Band weist keine handschriftlichen Notizen auf, das Exlibris „K.U.B.E" zeigt die Zugehörigkeit des Bandes zur ‚Königlichen Universitätsbibliothek zu Erlangen' auf. Aufgrund der Signatur kann das Exemplar der Bibliothek Trew zugeordnet werden.
	H61/4 TREW.T 146 ND	Der schwangeren Frawen und Hebamen Rosegarten Straßburg: Martin Flach 1522	Der Band wurde bereits restauriert, trotzdem sind die Gebrauchsspuren (fleckige, dünne, abgegriffene Seiten) deutlich zu erkennen. Das Exemplar besitzt nicht mehr den originalen Einband, außerdem fehlt die Titelseite des Buches. Spuren eines Wasserschadens sind ersichtlich. Der Band weist handschriftliche Marginalien und Unterstreichungen im Text auf. Diese wurden mit einer Ausnahme in roter Tinte vorgenommen. Die einzige schwarze handschriftliche Anmerkung stammt zudem von einer anderen Schreiberhand. Generell handelt es sich bei den Notizen um inhaltliche Schlagwörter, die am Rand des Textes als Anhaltspunkte niedergeschrieben wurden. Es finden sich auch häufig Klammern und eine ‚Nota Bene'-Kennzeichnung am Textrand. Aufgrund der Signatur kann der Band der Bibliothek Trew zugeordnet werden.

Bibliothek	Signatur, D/ND	Titel und Druck, Erscheinungsjahr	Provenienzen, Gebrauchsspuren, handschriftliche Notizen, Besonderheiten
	H61/4 TREW.N 115/117 *ND*	Der swangern Frawen und Hebammen Roßgarten Das Monogramm „H G" im Titelholzschnitt verweist auf den Drucker Heinrich Gran aus Hagenau. 1513	Bei dem Band handelt es sich um eine Erstausgabe, die den ersten Teil eines Sammelbandes darstellt. Der Originaleinband mit zwei Eisenschnallen ist erhalten, es handelt sich um einen mit Blumenmuster verzierten Ledereinband. Das Titelblatt und die Illustrationen sind koloriert; bemerkenswert ist, dass die Ausgabe einen anderen Titelholzschnitt wie alle anderen untersuchten Bände besitzt. Die Seiten des Exemplars sind abgegriffen, außerdem sind Spuren eines früheren Wasserschadens ersichtlich. Vor allem der vordere Teil des Buches wurde stärker in Mitleidenschaft gezogen. Auf der Innenseite des vorderen Buchdeckels ist ein Exlibris eingeklebt, das auf den Besitz des Buches durch Christoph Jacob Trew hinweist. Auf der Rückseite des Titelblattes findet sich ebenfalls eine dazu passende Abkürzung: „T C J". Auch die Signatur ordnet den Band der Bibliothek Trew zu.
	H61/4 TREW.Q 441 *ND*	Der Swangern Frauwen vnd hebam(m)en Rosegarten Straßburg: Martin Flach 1513	Diese Erstausgabe wurde bereits restauriert und weist nicht mehr den originalen Einband auf. Im Buch sind deutliche Abnutzungsspuren (fleckige und eingerissene Seiten, Eselsohren, Fingerabdrücke) sowie zahlreiche unleserliche handschriftliche Marginalien und Unterstreichungen im Text, mehrere Klammern am Textrand und Unterstreichungen im Text zu finden. Die (lateinischen?) Notizen wurden mit schwarzer Tinte und in sehr kleiner Schrift verfasst, sodass sie nicht entziffert werden konnten. Das Exlibris „K.U.B.E" zeigt die Zugehörigkeit des Bandes zur ‚Königlichen Universitätsbibliothek zu Erlangen' auf. Aufgrund der Signatur kann der Band der Bibliothek Trew zugeordnet werden.

Eine Analyse erhaltener Exemplare 63

Bibliothek	Signatur, D/ND	Titel und Druck, Erscheinungsjahr	Provenienzen, Gebrauchsspuren, handschriftliche Notizen, Besonderheiten
Niedersächsische Staats- und Universitätsbibliothek (SUB) Göttingen	8 MED Chir III, 61118 *D*	Der Schwanngeren frawen vnd Hebammen Rosegartten Augsburg: Heinrich Steiner 6. August 1528	Der Originaleinband der Ausgabe ist nicht mehr erhalten. Der Band weist einige wenige verronnene Randnotizen und Unterstreichungen auf. Exlibrisstempel: „EX BIBLIOTHECA REGIA ACAD. GEORGIÆ AUG."
Universitäts- und Landesbibliothek Sachsen-Anhalt (ULB) Halle	Um 1043 *D*	DEr Schwanngeren frawen vnd hebammen Rosengarten Augsburg: Heinrich Steiner 3. Februar 1529	Der Bucheinband des Exemplars ist sehr abgenutzt, außerdem sind einige Flüssigkeitsflecken vorhanden. Der innere Buchdeckel, der handschriftliche Notizen aufweist, wurde mit dem Exlibris „Liber Bibliothecæ Academicæ Halensi a Christoph. Ernest. Conone, Med. Doct. & Practico Berolinensi, Testamento Donatvs. 1729" überklebt, sodass diese nicht mehr erkennbar sind. Unter dem Holzschnitt, der eine Hebamme bei ihrer Arbeit vor einem Gebärstuhl zeigt und der doppelt vorhanden ist, findet sich außerdem ein Buchstempel mit folgender Aufschrift: „KŒN. PR. FR. UNIVERS. ZV HALLE".
Gottfried Wilhelm Leibnitz Bliobiothek (Niedersächsische Landesbibliothek) Hannover Reimar Hartge Archiv	Noviss. 450 U 634 *ND*	Der Swangern frawen vnd Hebammen Rosegarten Straßburg: Martin Flach 1513	Bei diesem Band handelt es sich um eine Erstausgabe. Das Titelblatt weist eine handschriftliche, deutschsprachige Provenienz auf: „de Hervart Frau(e) in Hohenburg".
Universitätsbibliothek (UB) Leipzig	Libri. sep. 5475 *D*	Der Swangern frawen vnd Hebammen Rosegarten Köln: Arnd von Aich 1518	Der Originaleinband des Exemplars ist nicht mehr vorhanden. Ein Wasserschaden ist erkennbar, außerdem sind drei kurze handschriftliche Notizen am Rand des Textes zu finden. Ansonsten finden sich keine Gebrauchsspuren. Das Kolophon fehlt. Das Buch weist zweimal folgenden Buchstempel auf: „BIBL. VNIVERS. LIPS." und zeigt damit den Besitz durch die Universitätsbibliothek Leipzig an.

Bibliothek	Signatur, D/ND	Titel und Druck, Erscheinungsjahr	Provenienzen, Gebrauchsspuren, handschriftliche Notizen, Besonderheiten
	Gbh.204 D	Der Schwanngeren frawen vnd Hebammen Rosegartten Augsburg: Heinrich Steiner 6. August 1528	Der Originaleinband des Buches ist nicht mehr erhalten. Es sind einige wenige Flecken erkennbar, ansonsten gibt es keine Gebrauchsspuren.
	Gbh.204-b D	Der Schwangerenn frawen vnd Hebammen Rosengarte Augsburg: Heinrich Steiner 1541	Der Originaleinband der Ausgabe ist nicht mehr erhalten. Vom deutsch-lateinischen Lexikon am Ende des Buches ist nur die erste Seite erhalten, der Rest fehlt, ebenso das Kolophon.
The British Library London	07581.de.34 ND	Der Swangern frawen und Hebammen Rosegarten Straßburg: Martin Flach 1513	Diese Ausgabe des ‚Rosengartens' weist keine Gebrauchsspuren, Notizen oder Provenienzen auf.
	C.31.c.40 ND	Der Swangern frawen und Hebammen Rosegarten Straßburg: Johann Prüss [1512] 1513	Der Band weist einige handschriftliche Notizen und Unterstreichungen auf. Diese Beifügungen beziehen sich alle auf den Text und sind in lateinischer Sprache abgefasst. Zudem handelt es sich um eine kolorierte Ausgabe des ‚Rosengartens'. Auf einem losen Vorsatzblatt befindet sich eine längliche, deutschsprachige, bibliographische Notiz, die sich über 15 Zeilen erstreckt. Die Handschrift deutet auf eine Abfassung im 19. Jahrhundert hin.

Eine Analyse erhaltener Exemplare 65

Bibliothek	Signatur, D/ND	Titel und Druck, Erscheinungsjahr	Provenienzen, Gebrauchsspuren, handschriftliche Notizen, Besonderheiten
Bayerische Staatsbibliothek (BSB) München	Rar. 1511 *D*	Der Swangern frawen vnd hebamme(n) roszgarte(n) Das Monogramm „H G" im Titelholzschnitt verweist auf den Drucker Heinrich Gran aus Hagenau. 1515	Der Originaleinband der Ausgabe ist nicht mehr erhalten. Am Titelholzschnitt dieser Ausgabe findet sich ein aufgeklebtes Exlibris mit folgender Aufschrift: „Domus S. S. Adelhaidis et Caietani". Der Eintrag verweist auf das Theatinerkloster St. Kajetan in München. Am 3. November 1801 erfolgte ein Büchertransport aus dem Kloster in die Hofbibliothek München, der Band miteingeschlossen. Das Kolophon am Ende des Buches fehlt, allerdings wurde ein Buchstempel mit der Aufschrift „BIBLIOTHECA REGIA MONACENSIS", der lateinischen Bezeichnung für die Bayerische Staatsbibliothek, angebracht.
	Res/A. obst. 103q *D*	Der Schwanngeren frawen vnd Hebammen Rosegarten Augsburg: Heinrich Steiner 19. November 1528	Der Originaleinband der Ausgabe ist nicht mehr erhalten. Das Exemplar führt den Holzschnitt, der eine Hebamme bei ihrer Arbeit vor einem Gebärstuhl zeigt, doppelt an, außerdem existiert ein handschriftlicher Eintrag auf einem Vorsatzblatt: „Ex. Bibl: Horner[.]". 1993 wurde der Band mit Mitteln der Volkswagen-Stiftung für die Sammlung ‚Deutsche Drucke' der BSB angekauft.
	Res/A. obst. 104c *D*	Der schwangern frauwen vnd Hebam(m)en Rosengarten Straßburg, am Holzmarkt: Balthasar Beck 1529	Das Buch ist gespickt mit handschriftlichen, deutschsprachigen Notizen und Rezepten.[a] Auf einem Vorsatzblatt findet sich ein handschriftlicher Eintrag: „Ritter, 2026. Norman, 1843 decrit. I ed(itio) latine de 1544". Der Band wurde 2013 mit Mitteln der Carl Friedrich von Siemens Stiftung für die Sammlung ‚Deutsche Drucke' aus einem englischen Antiquariat angekauft. Der Originaleinband ist erhalten.

[a] Die Marginalien des Bandes wurden für diese Arbeit ediert, kommentiert und ins Neuhochdeutsche übersetzt. Siehe dazu die Kapitel 4.2.2. bis 4.2.4.

Bibliothek	Signatur, D/ND	Titel und Druck, Erscheinungsjahr	Provenienzen, Gebrauchsspuren, handschriftliche Notizen, Besonderheiten
	Rar. 1502#Beibd.9 D	DEr Schwangerenn frawen vnd Hebammen Rosengarte Augsburg: Heinrich Steiner 6. Juli 1530	Die Ausgabe des ‚Rosengartens' besitzt kolorierte Holzschnitte und führt den Holzschnitt, der eine Hebamme bei ihrer Arbeit vor einem Gebärstuhl zeigt, doppelt an. Der Band befindet sich seit Mitte des 19. Jahrhunderts im Besitz der BSB.
	4 A.obst. 18	Die Ausgabe des Lehrbuchs ging verloren, es sind nur noch die Signatur und das Erscheinungsjahr (1537) überliefert.	
	A.obst. 17d	Die Ausgabe des Lehrbuchs ging verloren, es sind nur noch die Signatur und das Erscheinungsjahr (1513) überliefert.	
Bibliothèque nationale de France (BNF) Paris	RES 4-TE121-1 ND	Der swangern Frauwen und Hebammen Rosegarten Straßburg: Martin Flach 1513	Der Band enthält einige farbige Gravuren und Rubrikationen. Das Titelblatt weist zwei handschriftliche Notizen auf, die darauf hinweisen, dass es sich um ein Buch von Eucharius Rösslin handelt und dass es zu dem Lehrbuch eine lateinische Übersetzung gibt. Das Buch muss laut Exlibris-Stempel vor Beginn des 18. Jahrhunderts in die königliche Bibliothek aufgenommen worden sein.
	RES P-T-82 ND	Der schwanngeren Frawen und Hebammen Rosegarten Augsburg: Heinrich Steiner 1537	Die Ausgabe des ‚Rosengartens' weist keine Gebrauchsspuren, Notizen oder Provenienzen auf.

Bibliothek	Signatur, D/ND	Titel und Druck, Erscheinungsjahr	Provenienzen, Gebrauchsspuren, handschriftliche Notizen, Besonderheiten
Universitätsbibliothek (UB) Salzburg	I 62261 ND	Der Schwangerenn frawen und Hebammen Rosengarte Augsburg: Heinrich Steiner 1541	Das Exemplar ist Teil eines Sammelbandes, stammt aus der Bibliothek der Salzburger Fürsterzbischöfe und kam nach deren Auflösung in den Bestand der Universitätsbibliothek Salzburg. Der ganze Band weist erhebliche Gebrauchsspuren auf (Stockflecken am äußeren Blattrand, Tintenflecken und Eselsohren, ein Flüssigkeitsschaden im hinteren Teil des Buches). Handschriftliche Notizen finden sich keine, allerdings gibt es auf fol. 101v eine Zeigehand, die auf den nebenstehenden, unterstrichenen Satz hinweist: „Also das der selben frawenn gemächt auß ainander gangen und sich lassen zertrännen und weytterm. Und insonder in frawn die klainer und enge gemächt sind."
Württembergische Landesbibliothek (WLB) Stuttgart	HBF 2481 ND	Der Schwangeren frawen und Hebammen Rosengarten Augsburg: Heinrich Steiner 1529	Diese Ausgabe befindet sich in einem schlechten Erhaltungszustand und weist viele fleckige Seiten auf. Das Titelblatt und der Holzschnitt, der eine Hebamme bei ihrer Arbeit vor einem Gebärstuhl zeigt, sind Kopien einer anderen Ausgabe. Das Exemplar kam über einen antiquarischen Kauf im Jahr 1966 in den Besitz der WLB.

Bibliothek	Signatur, D/ND	Titel und Druck, Erscheinungsjahr	Provenienzen, Gebrauchsspuren, handschriftliche Notizen, Besonderheiten
Universitätsbibliothek (UB) Tübingen	Jg 13 a.4 ND	Der schwangern Frauwen und Hebammen Rosengarten Straßburg; Kein Drucker oder Verlag vermerkt, anzunehmen ist Balthasar Beck. 1529	Die Ausgabe des ‚Rosengartens' wurde einer Buchblockbeschneidung unterzogen und weist nicht mehr den originalen Einband auf. Die Seiten des Buches sind fleckig und abgegriffen, vor allem am unteren rechten und linken Rand der Seiten, hervorgerufen durch häufiges Umblättern. Vereinzelt finden sich Fingerabdrücke und farbige Flecken. Zudem sind viele Unterstreichungen und kleine Markierungen am Rand des Textes vorhanden, meist in Form von Klammern, Zeigehänden oder kleinen Asterisken. Die im ganzen Band vermerkten handschriftlichen Notizen wurden bis auf eine Ausnahme alle in lateinischer Sprache verfasst und beziehen sich auf den nebenstehenden Inhalt. Die einzige deutschsprachige Notiz befindet sich auf fol. 10v neben dem Holzschnitt, der die siamesischen Zwillinge darstellt und lautet folgendermaßen: „Zu(o) Ertingen ist es gebore(n) worden Anno 1512". Am rechten oberen Rand des Vorsatzblattes findet sich der Namensvermerk „Dr. Autenrieth".

Bibliothek	Signatur, D/ND	Titel und Druck, Erscheinungsjahr	Provenienzen, Gebrauchsspuren, handschriftliche Notizen, Besonderheiten
	Jg 13.4 ND	Der swangern Frauwen und Hebammen Rosegarten Straßburg: Kein Drucker oder Verlag vermerkt, anzunehmen ist Martin Flach. [1508] 1513	Bei diesem Band handelt es sich um eine Erstausgabe. Am Titelbild wurde fälschlicherweise „Argent(ine). 1508" vermerkt. Da der ‚Rosengarten' erst 1513 erschienen ist, stimmt diese Datierung nicht. Weiters wurde am Titelblatt die Abkürzung „J.K.T." festgehalten. Die Ausgabe besitzt nicht mehr den Originaleinband und wurde einer Buchblockbeschneidung unterzogen. Daher sind manche der auf ca. zehn Seiten vermerkten handschriftlichen Notizen abgeschnitten. Soweit erkennbar, wurden diese Beifügungen von zwei verschiedenen Schreiberhänden hinterlassen. Sie sind nur mehr teilweise entzifferbar und wurden in deutscher Sprache verfasst. Neben den Notizen befinden sich im ganzen Band Unterstreichungen, Randmarkierungen, Flüssigkeitsflecken und Abnutzungsspuren durch häufiges Umblättern.
	Jg. 13 b.4 ND	Der schwanngeren frawen und Hebammen Rosegartten Augsburg: Heinrich Steiner 6. August 1528	Der Band besitzt nicht mehr den originalen Einband und wurde ebenfalls einer Buchblockbeschneidung unterzogen. Auf der Innenseite des Buchdeckels wurde folgender Vermerk eingeklebt: „‚ Geschenk aus der Bibliothek Ludwig Uhlands 1871". Die Seiten der Ausgabe sind stark abgegriffen, fleckig und sehr dünn, zum Teil bereits löchrig bzw. ausgefranst. Der Holzschnitt, der eine Hebamme bei ihrer Arbeit vor einem Gebärstuhl zeigt, stellt die einzige kolorierte Abbildung dieses Exemplars dar. Das Gewand der Hebamme wurde rosa eingefärbt und die Farbe hat sich auf die vorderen und nachfolgenden Seiten durchgedruckt.

Bibliothek	Signatur, D/ND	Titel und Druck, Erscheinungsjahr	Provenienzen, Gebrauchsspuren, handschriftliche Notizen, Besonderheiten
Österreichische Nationalbibliothek (ÖNB) Wien	68.F.27 D	Der Swangern Frauwen vnd hebam(m)en Rosegarten Straßburg; Flach 1513	Bei dem Exemplar handelt es sich um eine Erstausgabe mit lateinischem Kolophon, doppeltem Widmungsholzschnitt und einem einseitigen, lateinischen, handschriftlichen Eintrag am Ende des Buches: Der Inhalt desselben weist Bischof Johannes Fabri als den Besitzer des Buches aus. Der Originalleineband der Ausgabe ist nicht mehr erhalten.
	70.F.55 D	Der Schwanngeren frawen vnd Hebammen Rosegartten Augsburg: Heinrich Steiner 6. August 1528	Der Originalleineband des Exemplars ist nicht mehr erhalten. Die Besonderheit dieser Ausgabe stellen die kolorierten Holzschnitte dar. Im Mittelteil des Buches finden sich einige färbige Flecken, die als Gebrauchsspuren zu werten sind.
	70.G.54 D	Der Schwangerenn frawen vnd Hebammen Rosengarte Augsburg: Heinrich Steiner 30. April 1541	Der Originalleineband der Ausgabe ist nicht mehr erhalten. Der Holzschnitt, der eine Hebamme bei ihrer Arbeit vor einem Gebärstuhl zeigt, wird doppelt angeführt. Die letzten 15 Seiten des Buches sind rötlich verfärbt, allerdings finden sich keine Notizen oder Gebrauchsspuren.
Universitätsbibliothek (UB) Wien	I-250437 ND	Der Schwangerenn Frawen und Hebammen Rosengarten Augsburg: Heinrich Steiner 1537	Auf einem Vorsatzblatt der Ausgabe findet sich folgende Notiz: „Adlig. est. Zuchtschul, Der bösen Weiber [a.l. ca. 1537]". Hier wird Bezug genommen auf die anonym erschienenen Nachahmungen von Dialogen, die Erasmus von Rotterdam zugesprochen werden und die sich als Ehe- bzw. Haushaltsschriften ausweisen lassen.[b] Unter dem Holzschnitt, der eine Hebamme bei ihrer Arbeit vor einem Gebärstuhl zeigt, findet sich eine handschriftliche Notiz, die älter als die Anmerkung am Vorsatzblatt zu sein scheint: „Georg Weiß gehörig".

[b] Vgl. Walter Behrendt: Lehr-, Wehr- und Nährstand. Haustafelliteratur und Dreiständelehre im 16. Jahrhundert. Berlin, Univ., Diss.-Arb. 2009, S. 103.

Bibliothek	Signatur, D/ ND	Titel und Druck, Erscheinungsjahr	Provenienzen, Gebrauchsspuren, handschriftliche Notizen, Besonderheiten
Josephinische Bibliothek Medizinische Universität Wien	JB 3.845 ND	Der Schwangerem frawen und Hebammen Rosengarten Augsburg: Heinrich Steiner 1532	Das Exemplar weist starke Abnutzungserscheinungen und viele Annotationen auf. Letztere sind aufgrund einer Buchblockbeschneidung im Rahmen einer Neubindung nur noch teilweise erhalten. Zusätzlich gibt es einige Unterstreichungen im Text.
Herzog August Bibliothek (HAB) Wolfenbüttel	M: Mx 359 (4) ND	Der s[wangern] frawen [und Hebam]men Ro[sengarten] Straßburg: Kein Drucker oder Verlag vermerkt, anzunehmen ist Martin Flach. 1513	Bei dem Exemplar handelt es sich um eine Erstausgabe, die als vierter und letzter Bestandteil in einen Sammelband aufgenommen wurde. Dieser Sammelband besteht aus medizinischen Büchern, die alle (nach 1530) gemeinsam gebunden wurden. Die Ausgabe des „Rosengartens" ist sehr stark abgenutzt und konnte nur aufgrund der Hilfsbereitschaft der BibliotheksmitarbeiterInnen in der Restauration der HAB begutachtet werden. Grundsätzlich ist diese Ausgabe derzeit nicht zugänglich, da der vordere Deckel stark durchlöchert ist, Kanten stark eingerissen und stellenweise abgebrochen sind. Der Rücken und der hintere Buchdeckel fehlen ganz. Viele Seiten weisen Schimmelflecken auf, sind stark abgenutzt, ausgerissen, fehlen oder sind sehr wellig und fleckig (Wasserschäden). Von mehreren Seiten wurden Teile abgerissen und gingen verloren. Ab Mitte des fünften Kapitels fehlt der restliche Teil des Buches. Auf der Rückseite des fragmentarisch erhaltenen Titelblatts befindet sich ein Schriftzug, von dem allerdings nur noch ein Wort erhalten ist, das nicht entziffert werden konnte. Über dem Holzschnitt, der die Hebamme bei ihrer Arbeit vor dem Gebärstuhl zeigt, finden sich ebenfalls Überreste einer unklaren handschriftlichen Notiz: „[…] a ferobem" oder „[…] a ferabem". Auch der Buchdeckel weist eine handschriftliche Eintragung von ein paar wenigen Wörtern auf, die aber nicht entziffert werden konnten. Der Band wurde erst nach dem Tod von Herzog August in den Bestand aufgenommen.

Bibliothek	Signatur, D/ND	Titel und Druck, Erscheinungsjahr	Provenienzen, Gebrauchsspuren, handschriftliche Notizen, Besonderheiten
	A: 25.1 Med. ND	Der swangern Frauwen und Hebammen Rosegarten Straßburg: Martin Flach 1513	Es handelt sich um eine Erstausgabe im Originaleinband, welcher zwei kleine Brandflecken aufweist und eine der beiden Eisenschnallen, die das Buch verschließen, bereits verloren hat. Viele der Seitenränder sind abgegriffen, verschmutzt und leicht eingerissen, zusätzlich sind Spuren eines Wasserschadens ersichtlich. Es werden zahlreiche handschriftliche Einträge überliefert, dabei handelt es sich zum größten Teil um Notizen oder Korrekturen zum Text. Auch einige Unterstreichungen sind vorhanden. Das Buch wurde am 15. Juni 1626 von Herzog August persönlich in den Bücherradkatalog der Bibliothek aufgenommen, daher kann angenommen werden, dass das Buch kurz zuvor von ihm erworben wurde.
	A: 43.16 Phys. (4) ND	Der Swangern frawen vnd Hebammen Rosegarten Köln: Arndt von Aich 1518	Die Ausgabe des ‚Rosengartens' stellt den vierten Teil eines Sammelbands mit vorrangig Arznei- und Hausbüchern dar. Am Ende der gedruckten Werke schließt sich ein kleiner handschriftlicher Teil an. Der originale Bucheinband wurde mit einem neueren überklebt, allerdings bröckelt dieser an einigen Stellen ab und gibt den darunterliegenden Buchdeckel frei, der handschriftlich beschrieben ist. Das Exemplar des ‚Rosengartens' weist keine Notizen oder Gebrauchsspuren auf.

Bibliothek	Signatur, D/ND	Titel und Druck, Erscheinungsjahr	Provenienzen, Gebrauchsspuren, handschriftliche Notizen, Besonderheiten
	H: QuH 75.8 (3) ND	Der schwangeren frawen vnd Hebam(m)en Rosegarten Straßburg: Martin Flach 1522	Auch diese Ausgabe ist Teil eines medizinischen Sammelbands im schlechten Zustand. Der Buchrücken ist nur mehr teilweise erhalten, vorderer und hinterer Buchdeckel lassen bereits an einigen Stellen das Holz durchschauen. Die zwei Eisenschnallen, die das Buch verschließen sollten, sind bereits abgefallen. Auf der Buchdeckel-Innenseite findet sich ein Zitat von Ovid sowie die Jahreszahl 1616. Auch die handschriftliche Namensabkürzung „H. S. S." ist vermerkt. Zudem sind noch zwei weitere verwischte und daher unleserliche Eintragungen zu erkennen. Das Titelblatt des ‚Rosengartens' fehlt, außerdem sind viele der Seiten eingerissen und abgegriffen, außerdem weisen sie vielfach verschmutze Ränder auf. Auffällig an diesem Werk ist, dass alle Erwähnungen von antiken Autoren im Text des ‚Rosengartens' unterstrichen wurden. Zudem erfolgte die Anmerkung von lateinischen inhaltlichen Schlagwörtern – passend zu den Inhalten des ‚Rosengartens' – jeweils am Rand des Textes. Neben einem Satz zu Anzeichen eines schnellen Todes der Frau bei der Geburt wurde ein ‚Nota Bene'-Zeichen angebracht. Auf den Seiten der Kindeslagenabbildungen findet sich ein roter Fleck, der entweder auf Blut oder Farbe hindeutet.

Bibliothek	Signatur, D/ND	Titel und Druck, Erscheinungsjahr	Provenienzen, Gebrauchsspuren, handschriftliche Notizen, Besonderheiten
Stadtbibliothek Worms	-Mag- W Verf 15 D	Der Swangern Frauwen vnd heba(m)en Rosegarten Straßburg: Martin Flach 1513	Bei diesem Exemplar handelt es sich um eine Erstausgabe, der Originaleinband ist allerdings nicht mehr erhalten. Der Band weist sehr viele Notizen, die von unterschiedlichen Schreiberhänden stammen und unterschiedlich alt zu sein scheinen, auf. Die Ausgabe wurde von dem deutschen Arzt und Medizinhistoriker Dr. Johann Hermann Baas bearbeitet, er schrieb fehlende Seiten ab und hinterließ Anmerkungen. Zu Ehren Rösslins stiftete er das Buch der Paulus Bibliothek der Stadt Worms (heutige Stadtbibliothek), seine Namensvermerke finden sich mehrmals im Buch.
Zentralbibliothek (ZB) Zürich	6.UG ZZ57 ND	Der schwanngeren Frauen und Hebammen Rosengarten Augsburg: Heinrich Steiner 1528	Das Exemplar beinhaltet am Rand des Textes wenige unleserliche handschriftliche Notizen in roter und schwarzer Tinte sowie eine Zeigehand. Aufgrund unterschiedlicher Schreiberhände sind verschiedene VerfasserInnen der Notizen anzunehmen.

Die Recherche nach noch existierenden Ausgaben des ‚Rosengartens' brachte interessante Ergebnisse, vor allem im Hinblick auf Provenienzen und Gebrauchsspuren, zutage. Von den insgesamt 46 untersuchten Exemplaren erweckt etwas mehr als der Hälfte der Bände einen z.T. sehr stark verwendeten Eindruck. Einige dieser Bände wurden auch bereits einer Reparatur oder Teilrestaurierung unterzogen. Der desolate Zustand mancher Bücher ist am deutlichsten bei einem Exemplar der Herzog August Bibliothek Wolfenbüttel (Signatur: *M: Mx 359 (4)*) zu erkennen; diese Ausgabe befand sich zum Zeitpunkt meiner Forschungsreise gerade in der Restauration. Ein Großteil der Bücher erhielt im Laufe der Jahrhunderte auch einen neuen Einband. Viele der Bücher weisen Flecken, färbige Spuren (Körperflüssigkeiten?), stark abgenutzte Papierseiten und Buchumschläge sowie auch einige gut erkennbare Fingerabdrücke auf. Spannend ist, dass in fast allen Büchern mit Abnützungserscheinungen die Kapitel mit den Kindeslagenabbildungen am stärksten beschädigt sind. Erkennbar ist das aufgrund eingerissener oder fehlender Seiten, Verfärbungen am unteren rechten Rand der Blätter, verursacht durch häufiges Umblättern, sowie durch das verstärkte Auftauchen von handschriftlichen Notizen.

Im Hinblick auf handschriftliche Markierungen, Vermerke, Unterstreichungen und Berechnungen sind neben der Ausgabe der Bayerischen Staatsbibliothek (Signatur: *Res/A.obst.104c*), die im nächsten Kapitel näher beleuchtet wird, auch 18 der anderen Exemplare mit mehr oder weniger vielen Notizen versehen. Davon beinhalten drei Exemplare eine sogenannte ‚Zeigehand': Die handschriftlichen Zeichnungen einer kleinen Hand mit ausgestrecktem Zeigefinger am Blattrand dienten dazu, auf eine gewisse Stelle im Text zu verweisen. Zwei weitere Exemplare weisen am Rand des Textes ‚Nota Bene'-Zeichen auf, meistens wurden die betreffenden Sätze oder Absätze auch zusätzlich unterstrichen. Werden die Inhalte dieser ausgewiesenen Stellen näher betrachtet, fällt auf, dass es dabei immer um dasselbe Thema geht: schwere Geburten bzw. die Austreibung von Totgeburten. Es hat demnach den Anschein, dass besagte Inhalte besonders das Interesse der RezipientInnen weckten und deren Relevanz hoch war. Fünf der bearbeiteten Exemplare machen aufgrund der vielen Notizen, der Gebrauchsspuren und des ‚abgegriffenen Zustands' den Eindruck, als hätten sie tatsächlich als Lehrbücher in der Praxis gedient.

Für diese Arbeit besonders spannend sind die teilweise vorhandenen Provenienzen. Die Ergebnisse dieser Analyse hinsichtlich der Besitznachweise sind nur ein Auszug und nicht für die Gesamtheit der gedruckten Ausgaben des ‚Rosengartens' repräsentativ. Trotzdem sprechen die Resultate der Untersuchung eine eindeutige Sprache: Nur die Ausgabe der Gottfried Wilhelm Leibnitz Bibliothek in Hannover (Signatur: *Noviss. 450 U 634*) weist eine eindeutige weibliche Besitzzuschreibung auf: „de Hervart Frau(e) in

Hohenburg". Hans Georg Herwart war Besitzer der Hohenburg in Bayern[193]; einer seiner zwei Frauen wurde das Buch zugesprochen.[194] Obwohl nicht klar hervorgeht, welche der beiden Frauen die Besitzerin des Buches war, zeigt der handschriftliche Vermerk immerhin eine eindeutige Adressierung an eine Frau auf.

Die Suche nach männlichen bzw. ärztlichen Besitznachweisen war im Vergleich zu den weiblichen umso ertragreicher: In der Ausgabe der Universitätsbibliothek Wien (Signatur: *I-250437*) findet sich unter dem Holzschnitt, der eine Hebamme bei der Arbeit mit einer Frau auf dem Gebärstuhl zeigt, eine laut dem Schriftbild aus dem 16. Jahrhundert stammende Notiz mit folgendem Wortlaut: „Georg Weiß gehörig". Es befinden sich keine näheren Angaben zu der Person und ebenso keine weiteren aussagekräftigen Notizen im Buch, daher informiert diese Provenienz lediglich darüber, dass der Band in männlichem Besitz gewesen sein muss. Das Vorsatzblatt der Erstausgabe der Stadtbibliothek Worms (Signatur: *-Mag- W Verf 15*) überliefert folgenden Hinweis: „Von Herrn Dr. J. H. Baas der Paulus-Bibliothek d. Stadt Worms gestiftet zu Ehren Röszlins Worms 24.II.1895." Der deutsche Arzt[195] bearbeitete das Buch, indem er sehr viele Anmerkungen hinterließ und die fehlenden ersten Seiten handschriftlich ergänzte. Es finden sich auch eigenhändige Zeichnungen des Arztes: Eine für das 19. Jahrhundert zeitgemäße Darstellung des Fötus in der Gebärmutter, die Abbildung einer richtigen Naht nach einer Dammverletzung und die Kopie des Titelblattes einer anderen Ausgabe des ‚Rosengartens' (1528). Ein Großteil der Anmerkungen ist allerdings älter, dem Schriftbild entsprechend aus dem 16. Jahrhundert. Dabei handelt es sich vielfach um einfache Verweise auf andere Stellen im Buch, aber auch um inhaltliche Beifügungen am linken und rechten Rand des Textes. Diese Notizen sind nur mehr bedingt leserlich, außerdem gibt es keine Hinweise auf frühere Besitzer.

Auch eine weitere Ausgabe aus dem Besitz eines Mediziners weist zahlreiche Notizen und Kommentare auf: Das Exemplar der Universitätsbibliothek

---

193 *1553 †1622. Auch Wörwarth. Vgl. Dieter Albrecht: ‚Hörwarth (Herwart) von Hohenburg'. In: Neue deutsche Biographie. Hrsg. v. Otto Stolberg-Wernigerode. Bd. 8. Berlin: Duncker & Humblot 1969, S. 722–723. URL: https://bit.ly/2xc4ayR [04.01.2020].

194 Die ‚Neue Deutsche Biographie' führt im Artikel zu Hans Georg Herwart keine Kinder aus erster Ehe mit Felicitas Schöttl von Falkenberg an. Seine zweite Frau, Sophia von Altersham, gebar im Gegenzug mehrere Kinder, daher ist ihr Besitz des ‚Rosengartens' eher wahrscheinlich. Vgl. ebda, S. 722.

195 *1838 †1909. Dr. Johann Hermann Baas wurde aufgrund seiner medizingeschichtlichen Schriften bekannt. Vgl. Ralf Vollmuth: ‚Baas, Johann Hermann'. In: Enzyklopädie der Medizingeschichte. Hrsg. v. Werner E. Gerabek [u. a.]. Bd. 1. Berlin, New York: de Gruyter 2007, S. 127.

Tübingen (Signatur: *Jg 13.4a*) führt am Vorsatzblatt den Namen „Dr. Autenrieth" an. Als Besitzer kommen demnach zwei Personen in Frage: Dr. Hermann Friedrich Autenrieth oder sein Vater Dr. Johann Heinrich Ferdinand Autenrieth. Letzterer gilt als der Begründer des heutigen Universitätsklinikums Tübingen.[196] Neben den vielen Notizen fällt das Buch auch durch den allgemein schlechten Zustand auf, es finden sich viele Flecken und eindeutige Gebrauchsspuren. Ein ähnliches Bild bietet sich bei der Betrachtung der Ausgabe der Universitäts- und Landesbibliothek Bonn (Signatur: *Rd 172/2*); diese weist ebenfalls deutliche Abnutzungsspuren wie Flecken und alte Wasserschäden auf. Zusätzlich ist dieser Band ebenfalls dem Besitz eines Mediziners zuzuschreiben: Michael Joseph Nettekoven.[197] Auch das Exemplar der Staats- und Universitätsbibliothek Bremen (Signatur: *99.a.3987*) verweist eindeutig auf den Besitz des Buches durch einen Arzt: Die Widmung aus dem Jahr 1806 gibt Auskunft darüber, dass Johann Friedrich Blumenbach[198] den Band „Prof. Osiander"[199] vermacht haben soll.

Die vier Bände des ‚Rosengartens', die im Besitz der Universitätsbibliothek Erlangen-Nürnberg sind, stammen alle aus der ehemaligen Bibliothek des bekannten Mediziners und Naturforschers Christoph Jacob Trew[200] und

---

196 *1772 †1835. Vgl. Eberhard Stübler: ‚Autenrieth, Johann Heinrich Ferdinand'. In: Neue Deutsche Biographie. Hrsg. v. Otto Stolberg-Wernigerode. Bd. 1. Berlin: Duncker & Humblot 1953, S. 460–461. URL: http://bit.ly/2Lj8n7H [05.01.2020].

197 Zu diesem Arzt gibt es keinen Eintrag in der Enzyklopädie der Medizingeschichte oder in einer der großen Biographien. Allerdings wird er im ‚Medicinischen Schriftsteller-Lexicon der jetzt lebenden Verfasser' von Dr. Adolph Carl Peter Callisen und in einem Amtsblatt für den Regierungsbezirk Köln aus dem Jahr 1848 als Wundarzt und Geburtshelfer, tätig in Bonn, angeführt. Vgl. Adolph Carl Peter Callisen: Medicinisches Schriftsteller-Lexicon der jetzt lebenden Verfasser. Bd. 31. Kopenhagen: [o. A.] 1843, S. 27; vgl. Amtsblatt der Königlichen Regierung zu Köln 33 (1848). Hrsg. v. Regierungsbezirk Köln. Köln: Langen'sche Buchdruckerei 1848, S. 116. URL: https://bit.ly/2wTFtHY [01.04.2020].

198 Johann Friedrich Blumenbach (*1752 †1840) war Naturforscher und Mediziner in Göttingen. Vgl. Adolf Kleinschmidt: ‚Blumenbach, Johann Friedrich'. In: Neue deutsche Biographie. Hrsg. v. Otto Stolberg-Wernigerode. Bd. 2. Berlin: Duncker & Humblot 1955, S. 329–330. URL: http://bit.ly/3279VZ4 [10.01.2020].

199 Es handelt sich hierbei entweder um Friedrich Benjamin Osiander (*1759 †1822) oder seinen Sohn Johann Friedrich Osiander (*1787 †1855). Beide waren Mediziner und Geburtshelfer. Ersterer sprach sich vor allem für die häufige Verwendung der Geburtszange aus, da er der Ansicht war, man könne oder solle den natürlichen Vorgang mit Hilfe künstlicher Mittel beschleunigen. Vgl. Barbara I. Tshisuaka: ‚Osiander, Friedrich Benjamin'. In: Enzyklopädie der Medizingeschichte. Hrsg. v. Werner E. Gerabek [u. a.]. Bd. 3. Berlin, New York: de Gruyter 2007, S. 1080.

200 *1695 †1769. Das große wissenschaftliche Interesse des Nürnberger Arztes führte dazu, dass er Zeit seines Lebens für seine Privatbibliothek ca. 34 000

stellen in dieser Recherche bereits das fünfte Beispiel für ärztlichen Besitz dar. Einer der Bände (Signatur: *H61/4 TREW.N 115/117*) weist ein Namenskürzel des Arztes auf – „T C J". Eine ähnliche Abkürzung – „J K T" – findet sich auch im Band der Universitätsbibliothek Tübingen (Signatur: *13.4*); die Bibliothek besitzt keine Informationen zu diesem Namenskürzel, es kann nur gemutmaßt werden, dass es sich hier eventuell auch um Trew handelt; es wäre demnach eine andere Schreibweise des Namens „Christoph" erfolgt. Drei der vier Nürnberger Bände weisen Gebrauchsspuren und Notizen auf, der Lehrbuch-Charakter ist bei diesen Büchern nicht von der Hand zu weisen.

Die Erstausgabe Heinrich Grans aus dem Jahr 1513 (Signatur: *H61/4 TREW.N 115/117*), welche unter anderem die eben erläuterte Abkürzung Trews aufweist, sticht unter allen anderen Ausgaben des ‚Rosengartens' hervor: Das Buch ist erstens detailliert und fein koloriert und besitzt einen Titelholzschnitt, der nur ein einziges Mal beobachtet werden konnte.

Die für das 16. Jahrhundert typische heraldische Figur des ‚wilden Mannes' deutet mit seiner Funktion als Schildhalter auf eine Besitzzuschreibung des ‚Rosengartens' durch den/die WappenträgerIn hin.[201] Das Wappen selbst bildet einen schwarzen Hut mit roter Stulpe ab, der demnach als Stulp-, aber auch als Spitzhut bezeichnet werden kann.[202] Aufgrund des Druckortes der Ausgabe, Straßburg, und des am unteren Rand des Titelholzschnitt festgehaltenen Monogramms Heinrich Grans („H G"), gekoppelt mit der ‚Hagenauer Rose'[203], wurde das Wappen in genealogischen Wappenbüchern des Elsass

---

Bücher sammelte, die meisten davon aus den Fachbereichen Medizin und Naturwissenschaft. Vgl. Thomas Schnalke: ‚Trew, Christoph Jacob'. In: Enzyklopädie der Medizingeschichte. Hrsg. v. Werner E. Gerabek [u. a.]. Bd. 3. Berlin, New York: de Gruyter 2007, S. 1419; zum Bestand der Trew-Bibliothek siehe auch: Elisabeth Engl, Ursula Rautenberg: Der Nürnberger Arzt und Naturforscher Christoph Jacob Trew (1695–1769) und seine Sammlungen in der Universitätsbibliothek Erlangen. In: Jahresbericht des Instituts für Buchwissenschaften an der Friedrich-Alexander-Universität Erlangen-Nürnberg 2017, S. 13–24.

201 Vgl. Wappen. Handbuch der Heraldik. Hrsg. und bearbeitet v. Ludwig Biewer und Eckart Henning. 20., aktualisierte und neugestaltete Auflage. Köln, Weimar, Wien: Böhlau 2017, S. 143.

202 Vgl. Johann Siebmachers grosses und allgemeines Wappenbuch in einer neuen, vollständig geordneten und reich vermehrten Auflage mit heraldischen und historisch-genealogischen Erläuterungen. Einleitungsband, Abtheilung B. Handbuch der heraldischen Terminologie nebst den Haupt-Grundsätzen der Wappenkunst. Hrsg. und bearbeitet v. Maximilian Gritzner. Nürnberg: Bauer und Raspe 1890, S. 160–161.

203 Das Wappen der Stadt Hagenau, eine fünfblättrige Blume, findet sich auf vielen Drucken Heinrich Grans und wurde somit zu einem Erkennungszeichen seiner Arbeiten. Vgl. Wilfried Kettler: Untersuchungen zur frühneuhochdeutschen Lexikographie in der Schweiz und im Elsass. Strukturen, Typen, Quellen und

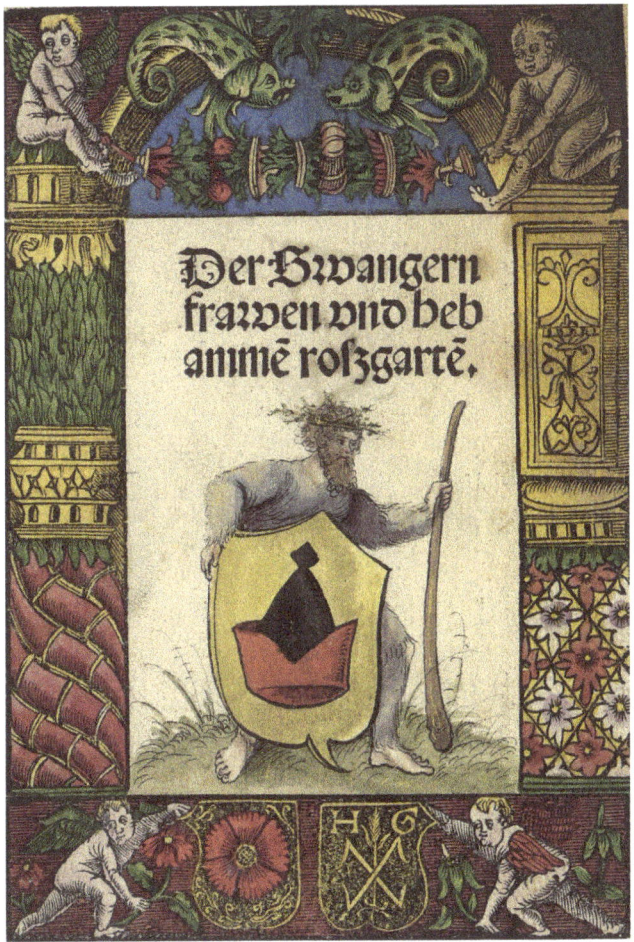

Abb. 1: Universitätsbibliothek Erlangen-Nürnberg, 4 TREW.N 115/117

nachgeschlagen. Eine klare Zuschreibung konnte nicht erfolgen, allerdings wurde im ‚Siebmacher' das Wappen einer Linie des Adelsgeschlechts der Müllenheimer (od. Mühlnheimer) gefunden, dessen Helmzier einen ähnlichen Hut aufweist. Das Wappen der Adelsfamilie selbst ist eine fünfblättrige Rose, die der ‚Hagenauer Rose' sehr ähnelt.

Wirkungen von Wörterbüchern am Beginn der Neuzeit. Bern [u. a.]: Peter Lang 2008, S. 300.

Abb. 2: *Universitätsbibliothek Heidelberg, B 721 Folio: 2,9–11, Tafel 19*

Trotz der problematischen Verschiebung des Hutes von der Helmzier auf das Wappenschild kann eine Verbindung zum Adelsgeschlecht der Müllenheimer diskutiert werden. Da für die Adelsfamilie im ‚Siebmacher' insgesamt 24 verschiedene Helmzierden nachgewiesen werden[204], ist deren Funktion als Identifikationsmerkmal bestimmter Zweige oder Personen der Familie vorstellbar und realistisch. Wird bedacht, dass die Müllenheimer ein sehr altes Adelsgeschlecht mit einem sehr großen Stammbaum waren, könnte der Identitätsnachweis des Wappenträgers/der Wappenträgerin vielmehr über die Helmzier als über das tatsächliche Wappen der Familie erfolgt sein. Außerdem ist nachgewiesen, dass Mitglieder der Familie Verbindungen nach Hagenau hatten und ihre Stellung auch in Straßburg gefestigt war.[205] Diese Indizien reichen nicht für eine Besitzzuschreibung des ‚Rosengartens' an ein Mitglied des Adelsgeschlechts aus, trotzdem sind die kuriosen Verbindungen eine Erwähnung wert.

---

204 Vgl. Johann Siebmachers grosses und allgemeines Wappenbuch in einer neuen, vollständig geordneten und reich vermehrten Auflage mit heraldischen und historisch-genealogischen Erläuterungen. Bd. 2,10: Der Adel des Elsass. Hrsg. und bearbeitet v. Maximilian Gritzner. Nürnberg: Bauer und Raspe 1871, S. 15–16.
205 Vgl. Bernhard Metz [u. a.]: ‚Müllenheim, von'. In: Neue deutsche Biographie. Hrsg. v. Otto Stolberg-Wernigerode. Bd. 18. Berlin: Duncker & Humblot 1997, S. 307f. URL: https://bit.ly/2SinrGC [29.04.2020].

Aufgrund der eher geringen Zahl an Provenienzen sind zwei weitere, eindeutige Vermerke umso interessanter: Die Erstausgabe der Österreichischen Nationalbibliothek (Signatur: *68.F.27*) sowie die Ausgabe des Hagenauer Druckers Heinrich Gran aus dem Jahr 1515, im Besitz der Bayerischen Staatsbibliothek (Signatur: *Rar. 1511*), können eindeutig einem klerikalen Umfeld zugeschrieben werden. Erstere wurde von dem Wiener Bischof Johannes Fabri gekauft und nach seinem Tod dem *Collegium trilingue* in Wien vermacht.[206] Der handschriftliche lateinische Text am Ende des Buches berichtet von dem Ankauf des Exemplars durch eigene Mittel und ist auf den 10. Jänner 1540 datiert. Verfasst wurden diese Zeilen von einem seiner Schüler, Christophorus Freyherr. Die Hagenauer Ausgabe gehörte zum Besitz einer Ordensgemeinschaft, dem Theatinerkloster St. Kajetan in München[207]. Die in der Einleitung aufgestellte These, dass nicht nur Hebammen und Frauen das Buch rezipierten, wird durch diese beiden Provenienzen sowie die verhältnismäßig vielen ärztlichen Besitznachweise bestätigt. Käufer dieses Buches fanden sich demnach nicht nur im gesellschaftlich gehobeneren weiblichen Umfeld oder im Hebammenstand.

Es überrascht nicht, dieses Lehrbuch sowohl in ärztlichen als auch klerikalen Bibliotheken zu finden. Vor allem Klöster gehörten im Mittelalter zu den Anlaufstellen bei Beschwerden und Krankheiten; Heilkunst als Teil der Seelsorge zählte zu den Aufgaben von Nonnen und Mönchen.[208] Daher ist es auch nicht verwunderlich, dass sich obstetrische Werke unter andere medizinische Bücher der großen Stifts- und Klosterbibliotheken mischten. Vor dem Hintergrund der jahrhundertelangen Autorität kirchlicher Würdenträger gegenüber Geburtshelferinnen sowie deren Interesse, nur moralisch richtig handelnde und auf das Seelenheil der Kinder achtende Frauen und Hebammen arbeiten zu lassen, ergibt der Besitz eines obstetrischen Buches ebenfalls Sinn.

---

206 *1478 †1541. Johannes Fabri war Bischof von Wien, zur Zeit der Reformation entschiedener Kämpfer für den Katholizismus sowie Gründer des *Collegium trilingue*, einer Stipendienstiftung für junge Studenten in St. Nikolaus, dem ehemaligen Zisterzienserkloster Wien. Diesem Kollegium vermachte er nach seinem Tod einen Bücherbestand von ca. 4000 Bänden, den ‚Rosengarten' eingeschlossen. Vgl. Hermann Tüchle: ‚Fabri'. In: Neue deutsche Biographie. Hrsg. v. Otto Stolberg-Wernigerode. Bd. 4. Berlin: Duncker & Humblot 1959, S. 728–729. URL: https://bit.ly/2INYzzY [26.02.2020].

207 Der Theatinerorden wurde 1524 von Papst Paul IV. (zur Zeit der Gründung noch Gian Pietro Carafa) und Kajetan von Thiene in Rom gegründet. Im 17. Jahrhundert stiftete das Kurfürstenpaar Ferdinand Maria von Bayern und Henriette Adelheid von Savoyen in München einen Konvent samt imposanter Kirche. Heute werden diese Kirche sowie Teile des Klosters von Dominikanern geführt. Vgl. Norbert Backmund: Die kleinen Orden in Bayern und ihre Klöster bis zur Säkularisation. Windberg: Poppe-Verlag 1974, S. 97–98.

208 Vgl. Jankrift, Krankheit und Heilkunde, S. 21–40.

Möglicherweise diente der Kauf des ‚Rosengartens' auch der Kontrolle und Inspektion der für das Spätmittelalter neuen und vor allem modern vermittelten Inhalte. Aber auch die Rolle der Kirche hinsichtlich der bereits erläuterten Nottaufe von Neugeborenen darf in diesem Kontext nicht außer Acht gelassen werden. Vor und auch nach der Einsetzung der Hebammenordnungen war es Aufgabe der kirchlichen Vertreter, Hebammen den Taufritus zu lehren und sie darauf einzuschwören, in Notsituationen diese Taufe zu spenden.[209] Diese Verbindung von Kirche und Geburtshilfe lässt den Besitz eines obstetrischen Buches in geistlicher Hand zusätzlich plausibel erscheinen.

Bezüglich des Handels und der Vermarktung des obstetrischen Buches konnte die Analyse keine aufschlussreichen Informationen erbringen. Anzunehmen sind allerdings die großen Buchmessen in den Städten Frankfurt, Augsburg, Straßburg und Leipzig, die angemessene Umschlagplätze für ein derartiges Lehrbuch darstellten.[210] Die Drucker der Ausgaben waren im Gegenzug ohne Probleme feststellbar: Mit Ausnahme einiger weniger Exemplare beinhalten alle Bücher Kolophone, die sich jeweils am unteren Ende der letzten inhaltlichen Seite der Bücher befinden. Die Erstausgabe des ‚Rosengartens' von 1513 wurde noch mit einem lateinischen Kolophon in größerem Umfang versehen.[211] Die anderen deutschsprachigen Impressen übermitteln nur das Datum der Erscheinung sowie den Namen und Ort des Druckers. Im Laufe des 16. Jahrhunderts wurde das Kolophon langsam durch die Einführung eines Titelblatts mit allen wichtigen typographischen Informationen abgelöst[212], die deutschsprachigen Ausgaben weisen solche Titelblätter noch nicht auf. Bei den lateinischen Exemplaren, die einige Jahrzehnte später entstanden sind, ist diese Veränderung bereits ersichtlich; Informationen zum Drucker und dem Erscheinungsdatum wurden sowohl am Titelblatt als auch im Kolophon am Ende des Buches angegeben.[213]

Bei der Analyse der recherchierten Ausgaben des ‚Rosengartens' konnten insgesamt sechs verschiedene Drucker festgestellt werden. Mit zwei Ausnahmen erschienen alle untersuchten Erstausgaben bei Martin Flach in Straßburg.[214] Ebenfalls aus derselben Druckerei stammt eine Zweitauflage aus dem

---

209 Vgl. Flügge, Hebammen, S. 220.
210 Vgl. Giesecke, Buchdruck, S. 412; vgl. Janzin, Günter, Buch, S. 167–169.
211 Es wird auch ein Arzt namens „Joanne Adolpho" als Korrektor erwähnt. Vgl. Rößlin, Rosengarten 1513 Straßburg, fol. 55v.
212 Vgl. Giesecke, Buchdruck, S. 420–421.
213 Vgl. dazu beispielsweise Eucharius Rößlin: De partu hominis et quae circa ipsum accidunt. Frankfurt: Egenolff 1532. [ONB Wien: *69.J.315*]. URL: http://bit.ly/ 2ZuMLOt [01.04.2020].
214 *unklar †1539. Martin Flach d. J. und dessen Druckerei werden im Eintrag der ‚Neuen deutschen Biographie' zu seinem Vater Martin Flach d. Ä. erwähnt. Nach

Jahr 1522, die mit zwei Exemplaren in der Tabelle vertreten ist. Der größte Anteil der analysierten Ausgaben wurde in der Offizin Heinrich Steiners[215] angefertigt. Sechs Auflagen des ‚Rosengartens' aus verschiedenen Jahren sind dem Augsburger Drucker zuzuordnen: 1528, 1529, 1530, 1532, 1537 und 1541.[216] Die Zweitauflage des ‚Rosengartens' stammt aus dem Jahr 1515 und wurde vom Hagenauer Drucker Heinrich Gran[217] produziert, von ihm existieren ebenso Ausgaben aus dem Jahr 1513, eines dieser Exemplare wurde aufgrund des außergewöhnlichen Titelholzschnittes bereits oben vorgestellt. Eine Auflage aus dem Jahr 1518 lässt sich auf den Kölner Buchdrucker Arnd von Aich[218] zurückführen und ist mit drei Exemplaren in der Tabelle vertreten.

---

dem Tod seines Vaters übernahm Martin Flach dessen Druckerei, musste sie aber bereits zwei Jahre später wieder an seinen Schwiegervater Johann Knobloch abgeben. Daraufhin gründete er eine eigene Druckerei, die er bis 1525 betrieb und in der auch die Erstausgabe des ‚Rosengartens' gedruckt wurde. Vgl. François Ritter: ‚Flach, Martin d. Ä.'. In: Neue Deutsche Biographie. Hrsg. v. Otto Stolberg-Wernigerode. Bd. 5. Berlin: Duncker & Humblot 1961, S. 219–220. URL: https://bit.ly/3aDdT0g [02.04.2020].

215 *vor 1500 †1548. Heinrich Steiner (auch Steyner, Stayner oder Stainer) arbeitete sich in den 20er und 30er Jahren des 16. Jahrhunderts zum größten Buchdrucker von Augsburg hoch, er produzierte vor allem deutschsprachige Werke, die mit Illustrationen publikumswirksam gestaltet waren. Vgl. Norbert H. Ott: ‚Steiner, Heinrich (Henricus)'. In: Neue Deutsche Biographie. Hrsg. v. Otto Stolberg-Wernigerode. Bd. 25. Berlin: Duncker & Humblot 2013, S. 183. URL: https://bit.ly/2JzYdPi [02.04.2020].

216 Im Jahr 1547 erfolgte noch eine weitere Auflage durch Heinrich Steiner, eine Ausgabe dieser letzten Drucklegung konnte während der Recherche nach noch existierenden Exemplaren des ‚Rosengartens' allerdings nicht gefunden werden. Vgl. Claudine Moulin: Textwandlungen. Eucharius Rösslin, ‚Der Swangern Frauwen und hebammen Rosegarten' als sprachhistorische Quelle. In: Sprachwandel im Deutschen. Hrsg. v. Luise Czajkowski, Sabrina Ulbrich-Bösch und Christina Waldvogel. Berlin, Boston: de Gruyter 2018, S. 330.

217 *Mitte 15. Jhdt. †um 1523/27. Heinrich Gran war ein deutscher Drucker des 16. Jahrhunderts und lebte/arbeitete in der elsässischen Stadt Hagenau, nicht weit von Straßburg entfernt. Neben einigen rechtswissenschaftlichen und medizinischen Büchern produzierte er vor allem theologische Werke. Vgl. François Ritter: ‚Gran, Heinrich'. In: Neue Deutsche Biographie. Hrsg. v. Otto Stolberg-Wernigerode. Bd. 6. Berlin: Duncker & Humblot 1964, S. 741. URL: https://bit.ly/3aEjzHf [02.04.2020].

218 *unklar †zwischen 1528 und 1530. Arnd (auch Arnt) von Aich war ein Kölner Buchdrucker aus dem 16. Jahrhundert. Vgl. Josef Benzing: ‚Aich von, Arnd'. In: Neue Deutsche Biographie. Hrsg. v. Otto Stolberg-Wernigerode. Bd. 1. Berlin: Duncker & Humblot 1953, S. 114. URL: https://bit.ly/2X0Y13x [02.04.2020].

Zwei Auflagen lassen sich dem Straßburger Drucker Balthasar Beck[219], eine dem in derselben Stadt arbeitenden Johann Prüss[220] zuordnen. Ersterer produzierte den ‚Rosengarten' im Jahr 1529, zweiterer erstellte neben Martin Flach und Heinrich Gran im Jahr 1513 eine Erstausgabe. Zusammenfassend lässt sich der Druck des ‚Rosengartens', mit Ausnahme der Stadt Augsburg, in das Rheingebiet, also das heutige westliche Deutschland, verorten.

Abschließend ist noch anzumerken, dass die von mir analysierten Ausgaben des ‚Rosengartens' alle in den dominierenden Schriften des 16. Jahrhunderts, den sogenannten gebrochenen Schriften, gedruckt wurden. Die Erstausgaben von Martin Flach aus Straßburg weisen die ‚Schwabacher Schrift' auf. Arndt von Aich und Heinrich Gran verwendeten für ihre Drucklegungen die der vorgenannten sehr ähnliche ‚Oberrheinische Bastarda'. Heinrich Steiners und Balthasar Becks Druckschriften konnten nicht eindeutig einer dieser beiden Schriften zugeordnet werden, die Analyse der Schriftzeichen ergab eine Mischung bzw. Kreuzung zwischen ‚Schwabacher' und ‚Oberrheinischer' Schrift. Letztere kann vor allem aufgrund der teilweise vorhandenen Schleifen an diversen Kleinbuchstaben nicht gänzlich zugunsten der ‚Schwabacher Schrift' ausgeschlossen werden.[221]

---

219 *unklar †1551/52. Balthasar Beck war ein Straßburger Drucker des 16. Jahrhunderts. Er betrieb eine Druckerei „am Holzmarckt"; seine Ausgabe des ‚Rosengartens' weist als einzige den genauen Produktionsstandort des Druckes aus. Rößlin, Rosengarten 1529 Straßburg, fol. 61; vgl. Josef Benzing: ‚Beck, Balthasar'. In: Neue Deutsche Biographie. Hrsg. v. Otto Stolberg-Wernigerode. Bd. 1. Berlin: Duncker & Humblot 1953, S. 700–701. URL: https://bit.ly/2X2ZMgB [02.04.2020].

220 *um 1490 †1555. Johann Prüss d. J. war ein Straßburger Drucker des 16. Jahrhunderts. Er und seine Arbeit als Buchdrucker werden im Eintrag der Neuen Deutschen Biographie zu seinem Vater, Johann Prüss d. Ä., erwähnt. Er übernahm nach dem Tod seines Vaters gemeinsam mit seinem Schwager Reinhart Beck die Druckerei und führte sie bis 1551 fort. Vgl. Hartmut Harthausen: ‚Prüss, Johann der Ältere'. In: Neue Deutsche Biographie. Hrsg. v. Otto Stolberg-Wernigerode. Bd. 20. Berlin: Duncker & Humblot 2001, S. 745–746. URL: https://bit.ly/2wLd9aN [02.04.2020].

221 Die ‚Schwabacher Schrift' zählt wie die ‚Fraktur' zu den gebrochenen gotischen Schriften und setzte sich ab Ende des 15. Jahrhunderts im deutschsprachigen Raum schnell durch, bevor sie Ende des 16. Jahrhunderts von der ‚Fraktur' größtenteils verdrängt wurde. Die ‚Oberrheinische Schrift' ist der ‚Schwabacher Schrift' sehr ähnlich, weist durch die erwähnten Schleifen allerdings noch mehr Merkmale einer geschrieben, anstatt einer gedruckten Schrift auf. Vgl. Janzin, Günter, Buch, S. 183–184; vgl. Dietmar Strauch und Margarete Rehm: Lexikon Buch – Bibliothek – Medien. 2. Ausgabe. Berlin, New York: de Gruyter 2011, S. 387–388. [s. v. Schwabacher Schrift]

4.2 Ein Einblick in die Praxis: Edition handschriftlicher Notizen

Das Exemplar der Bayerischen Staatsbibliothek mit der Signatur *Res/A.obst. 104c*, 1529 in Straßburg von dem Verleger Balthasar Beck gedruckt, überliefert auf insgesamt elf Blättern handschriftliche Beifügungen; zwei davon befinden sich am Ende des Buches und weisen eine jüngere Handschrift und Orthographie auf. Es ist ersichtlich, dass es sich bei diesen beiden Seiten um Rezepte und deren Inhaltsstoffe handelt, die eindeutig von einer anderen Schreiberhand verfasst wurden. Die Jahreszahl 1768 am oberen Rand der ersten Seite bestätigt das jüngere Entstehungsdatum der Notizen. Aufgrund dieser differenten zeitlichen Einordnung wurden diese zwei Seiten in die folgende Edition und Diskussion nicht miteingebunden.

Bei den restlichen Notizen handelt es sich, mit Ausnahme der ersten beiden Blätter, um Marginalien, die am Rande des Textes sowie zwischen einzelnen Absätzen des Buches niedergeschrieben wurden. Sie wurden mit schwarzer Tinte verfasst und befinden sich alle im ersten Drittel des Buches. Meist sind die deutschsprachigen handschriftlichen Passagen nur wenige Sätze lang und beziehen sich auf den nebenstehenden Text. Bei den bereits erwähnten ersten beiden Seiten handelt es sich um zwei Vorsatzblätter des Bandes. Diese sind vollständig beschrieben und wurden durch die Ziehung von Linien in sieben Abschnitte gegliedert.

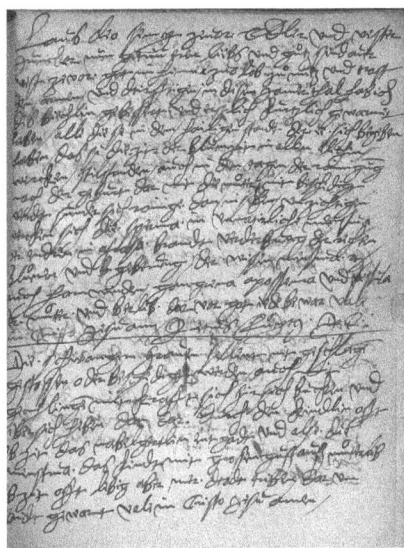

Abb. 3: Bayerische Staatsbibliothek München, Res/A. obst. 104: Image 5, fol. 2r.

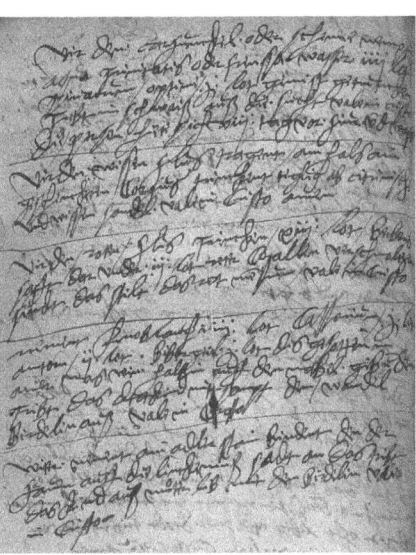

Abb. 4: Bayerische Staatsbibliothek München, Res/A. obst. 104: Image 6, fol. 2v.

4.2.1 Editorische Vorbemerkungen

Zur Darstellung der Inhalte wurde eine buchstaben-, jedoch nicht zeilengetreue Transkription angefertigt. Folgende editorische Entscheidungen wurden für die Transkription getroffen:

- Die Groß- und Kleinschreibung erfolgt entsprechend der Vorlage. Im Zweifelsfall wird der Buchstabe kleingeschrieben. Eine generelle Großschreibung von Eigennamen wird nicht vorgenommen.
- Die Getrennt- und Zusammenschreibung erfolgt entsprechend der Vorlage.
- Abbreviaturen werden in runden Klammern ( ) an der Stelle aufgelöst, an der sie in der Quelle angezeigt werden.
- Die Interpunktion orientiert sich an der Vorlage. Neben Kommata und Punkten wird auch die Virgel (/) als solche wiedergegeben. Mittelpunkte (·) werden als normale Punkte ausgewiesen.
- Die u- und v-Graphien werden nicht angeglichen, sondern entsprechend der vorliegenden Quelle transkribiert. Das Schaft-s sowie die Unterlänge des Buchstaben h werden nicht abgebildet.
- Eckige Klammern [ ] weisen auf Textverlust hin, die in den Klammern befindlichen Buchstaben zeigen die wahrscheinlichen Graphien an, sollten diese im Kontext des betreffenden Wortes bzw. Satzes plausibel erscheinen. [BBB] kennzeichnet eine Buchblockbeschneidung.
- Eckige Klammern mit Punkten […] zeigen unleserliche oder verunreinigte Textpassagen an, z.B. zu kleine und unleserliche Schrift, Flecken oder Wasserschäden. Einzelne unleserliche Buchstaben werden ebenfalls mit Punkten innerhalb eckiger Klammern angezeigt. Die Anzahl der Punkte verweist dabei auf die Menge der unleserlichen Buchstaben.
- Mengenangaben werden mit arabischen Ziffern dargestellt. Auch die Interpunktion vor und nach den Zahlen wird vorlagengetreu übernommen.

Der Transkription wird ein textkritischer und sachlicher Fußnotenapparat beiseitegestellt. Es werden differente Lesungen, Anmerkungen zu Streichungen von Buchstaben durch den Autor, Verschreibungen, doppelte Anführungen von Wörtern etc. ausgewiesen. Die inhaltlichen Anmerkungen beziehen sich vor allem auf Fachbegriffe und Ingredienzien von Rezepten. Zudem werden lateinische Begriffe übersetzt und Erklärungen zu wiederholend vorkommenden Bezeichnungen nur einmal bei ihrem ersten Vorkommen ausgeführt.

4.2.2 Res/A.obst. 104c: Textkritische Edition

fol. 2r

Laus deo semper[1] zeuor. Edler vnd vester juncker[2] nun getreu eren liebs vnd gu(o)tz sind aier vest zevor. got im himmel zuo lob. zu(o) nutz vnd trost den / armen / vnd drirstigen / in disem jamerthal hab ich dis biechlin gebessert vnd erstlich kurtzlich gewarnet[3] laßen / alle die so in dem / hailigen standt der ee. sich begeben haben / das si die zit der blu(o)mzit[4] in allen elichen wercken / stilstanden / auch in den / tagen / der rainigu(n)g nach der geburt dar mit die mu(o)ter nit beschedigt verdt sunder sich rainige. dan / in solchem / vnzichtigen vercken sich die. sperma. in vnnatirliche menstrua ver endern / in afrasa. brandt verderbung der rechten blu(o)men[5] / vnd[6] geberdu(n)g / der. wissen / menstrua[7]. [..] auch harn winden[8] / gangrena[9]

---

1 Deutsch: Lob (sei) immer Gott.
2 Adelstitel, abgeleitet von mhd. ‚juncherre'. Bezeichnet in diesem Kontext junge Männer des Adels bzw. junge Edelleute. Vgl. Mittelhochdeutsches Handwörterbuch von Matthias Lexer. Wörterbuchnetz. Kompetenzzentrum für elektronische Erschließungs- und Publikationsverfahren in den Geisteswissenschaften an der Universität Trier. 2020. Online. URL: https://bit.ly/2KSCPUg [13.03.2020]. Stichwort: juncherre; vgl. Johannes Erben: Synchronische und diachronische Betrachtungen im Bereich des Frühneuhochdeutschen. In: Sprache – Gegenwart und Geschichte. Probleme der Synchronie und Diachronie. Jahrbuch 1968. Hrsg. v. Hugo Moser. Düsseldorf: Schwann 1969. (= Sprache der Gegenwart. 5.) S. 227, 231.
3 Mittel- und Frühneuhochdeutsch: ‚gewarnen'; Neuhochdeutsch: Auf etwas aufmerksam machen, vor etwas warnen. Vgl. Mittelhochdeutsches Handwörterbuch von Matthias Lexer. Wörterbuchnetz. Kompetenzzentrum für elektronische Erschließungs- und Publikationsverfahren in den Geisteswissenschaften an der Universität Trier. 2020. Online. URL: https://bit.ly/2xaCjij [13.03.2020]. Stichwort: gewarnen.
4 Meint: Zeit der Menstruation.
5 ‚Blu(o)me' ist ein Euphemismus für Menstruation. Vgl. Mittelhochdeutsches Wörterbuch. Online. 2020. URL: https://bit.ly/2LqYhkc [13.03.2020]. Stichwort: bluome.
6 Es folgt eine durchgestrichene Verschreibung.
7 Meint: ‚weiße Menstruation', ‚Weißfluss', vaginaler Ausfluss. Vgl. Max Höfler: Deutsches Krankheitsnamen-Buch. Hildesheim, New York: Georg Olms Verlag 1970, S. 163. Im Folgenden zitiert als: Höfler, Krankheitsnamen-Buch.
8 Meint: ‚Harnwinde', ‚Harnstrenge', ‚Harnzwang'. Damit ist die erschwerte und schmerzhafte Blasenentleerung gemeint. Im Fachjargon wird diese Erscheinung Strangurie oder Dysurie genannt. Vgl. Höfler, Krankheitsnamen-Buch, S. 693–694.
9 ‚Gangrena' bezeichnet umgangssprachlich ‚Wundbrand' und beschreibt die Entzündung und das Absterben von Körpergliedern. Vgl. Höfler, Deutsches Krankheitsnamen-Buch, S. 67.

Ein Einblick in die Praxis: Edition handschriftlicher Notizen   89

4.2.3 Neuhochdeutsche Übersetzung

Einzelne kursiv hervorgehobene Wörter weisen jene Passagen in den Notizen aus, deren Bedeutungen nicht (eindeutig) ermittelt werden konnten. Die Klammern […] und [BBB] kennzeichnen, identisch zur Edition, unleserliche Stellen und Buchblockbeschneidungen.

fol. 2r

Zuvor: Gott sei immer Lob! Edler und fester Junker, treue Ehre, liebend und gutmütig, ist vor allem eure Stärke. Gott im Himmel zum Lob, zur Nützlichkeit und zum Trost der Armen und Verdrossenen in diesem Jammertal habe ich dieses Büchlein verbessert und erst vor Kurzem darauf aufmerksam gemacht. Alle die sich in den heiligen Stand der Ehe begeben haben, sollen in der Blumenzeit (= Menstruation) in allen ehelichen Werken stillstehen, auch in den Tagen der Reinigung nach der Geburt; damit die Mutter nicht beschädigt werde und sich reinige. Denn in solchen unzüchtigen Werken verändert sich das Sperma in unnatürliche Menstruation, in *afrasa brandt,* führt zum Verderben der rechten Blumen und zur Entstehung der weißen Menstruation, ruft auch Harnwinde, Gangräne, apostema[10] vnd fistula[11] [d]er. mu(o)ter. vnd berlib[12]. dar vor got iede bewar vale in Cristo Jesu am(en) / Petrus Ruop(er)t(us). D.C.[13]

Die. schwangern frauen sellent nit geschlage(n) gestossen / oder beschedigt werden / auch nit geschlinge(n) mit krafht sich fir sich bucken / vnd iber sich heben / dan dar. durch den. kindlin / ofht [o]b zit das nabelgertlin ent gadt vnd also. die [m]enstrua. das kindt mit grossem guß auß mu(o)terlib [o]bzit ofht lebig aber mer. dtodt triben / dar vm seidt gewarnt vale in Cristo Jesu amen

fol. 2v

Vir den. carfunckel[14]. oder schenne[15] nempt aqua trinitatis[16] oder frensta wasser[17]. 4 lot tiriacum / optime[18]. / 1 lot gemist getruncken tribt in schwaiß auß die. sucht[19] vale in cristo die / person hiete sich 8 tag vor. feur v(n)d was[ser]

---

10   Lateinisch: *Apostema*; Deutsch: Abszess. Es handelt sich um Geschwüre, die mit Eiter gefüllt sind. Vgl. Höfler, Deutsches Krankheitsnamen-Buch, S. 15.
11   Lateinisch: *Fistula*; Deutsch: Fistel. Es handelt sich um eine Gewebsveränderung, ein tiefgehendes Geschwür. Vgl. Höfler, Deutsches Krankheitsnamen-Buch, S. 149.
12   Meint vermutlich: Gebärmutter. Das mittel- und frühneuhochdeutsche Wort für gebären lautet ‚bern' bzw. ‚pern'. Das Wort ‚lîp' hingegen bezeichnet den Körper, Leib. Zusammengesetzt ergibt ‚berlib' somit den ‚Gebärkörper', welcher als Gebärmutter identifiziert werden kann. Vgl. Kleines Mittelhochdeutsches Wörterbuch. Hrsg. v. Beate Henning. In Zusammenarbeit mit Christa Hepfer und unter redaktioneller Mitwirkung von Wolfgang Bachofer. 6. Ausgabe. Berlin, Boston: de Gruyter 2014, S. 27, 200.
13   Die Abkürzung wird im anschließenden Sachkommentar diskutiert, Kapitel 4.2.4.
14   Karbunkel oder Karfunkel. Es handelt sich dabei um eine schmerzhafte Entzündung der Oberhaut in Beulenform. Damit einhergehend ist eine rötliche, später schwarzbraune Verfärbung der Haut. Vgl. Höfler, Deutsches Krankheitsnamen-Buch, S. 258–259.
15   Der Begriff konnte nicht identifiziert werden.
16   Lateinisch: *Aqua trinitatis*; Deutsch: Dreifaltigkeitswasser. Regenwasser, das am Dreifaltigkeitssonntag aufgefangen wurde, soll besondere Heilkräfte besessen haben. Vgl. Oskar Rühle: ‚Dreieinigkeit'. In: Handwörterbücher des deutschen Aberglaubens. Neuauflage. Hrsg. v. Eduard Hoffmann-Krayer und Hanns Bächtold-Stäubli. Bd. 2. Berlin, Leipzig: de Gruyter 1974, Sp. 435–436.
17   Der Begriff konnte nicht identifiziert werden.
18   Lateinisch: *Tiriacum*; Deutsch: Theriak. Dabei handelt es sich um eine Arznei, die in der Antike als Gegenmittel für tierische Gifte entwickelt und im Mittelalter als Allheilmittel eingesetzt wurde. Vgl. Peter Dilg: ‚Theriak'. In: Lexikon des Mittelalters. Hrsg. v. Robert-Henri Bautier [u. a.]. Bd. 8. München: LexMA Verlag 1997, S. 677–679.
19   Meint: Kolik oder Krampf der Gebärmutter. Vgl. Frühneuhochdeutsches Wörterbuch. Hrsg. v. Ulrich Goebel und Oskar Reichmann. Bd. 3. Berlin, New York: de Gruyter 2002, Sp. 12. [s. v. bärmuttersucht]

Abszesse und Fisteln in der Mutter und der Gebärmutter hervor. Davor bewahre Gott jede. Sei Christus befohlen, Amen! Petrus Rupertus. D. C.
Die schwangeren Frauen sollen nicht geschlagen, gestoßen oder geschädigt werden. Man soll sie auch nicht mit Kraft umarmen. Sie sollen sich nicht vornüber bücken und etwas über sich heben, denn dadurch zieht es dem Kindlein oft die Nabelschnur zu und es geht dann so, dass die Menstruation das Kind mit einem großen Guss aus dem Mutterleib zieht, oft wird es lebendig, aber häufig nur mehr tot ausgetrieben. Darum seid gewarnt. Sei Christus befohlen, Amen!

fol. 2v

Für den Karbunkel oder die *schenne* nehmt Dreifaltigkeitswasser oder *frensta wasser*. 4 Lot besten Theriak, 1 Lot gemischt getrunken treibt mit Schweiß die Kolik der Gebärmutter aus. Sei Christus befohlen! Die Person hüte sich für 8 Tage vor Feuer und Wasser.

Virden wissen flus tragent / am hals ain geschenckten Corpus. trinckent teglich ab[20] citrinische[n] vnd wissen sandel[21]. vale in Cristo amen

Virden / roten / flus[22] trinckcken / 13 lot / berberis saft[23] dar vnder. 3 lot reter Corallen[24] verschmoltze[n] sindt das stilt das rot[25] me(n)strum / vale in Cristo

nement Knoblauch 4 lot Cassorium[26] / 1 lo[t] antorn[27] / 2 lot. bibergeil[28]. 1 lot dis gesotten in ainer mas win. halbin auff den nabel. geb(e)n de[r] tribt das dtotkind mit sampt dem / wamdel birdelin[29] / auß. vale in Cristo

---

20 Alternative Lesung: aus.
21 Lateinisch: *Santalum citrinum* und *album*; Deutsch: gelber und weißer Sandel, gelbes und weißes Sandelholz. Vgl. Helmut Genaust: Etymologisches Wörterbuch der botanischen Pflanzennamen. Dritte, vollständig überarbeitete und erweiterte Auflage. Basel [u. a.]: Birkhäuser 1996, S. 556. Im Folgenden zitiert als: Genaust, Pflanzennamen.
22 Meint: ‚Rotfluss', Menstruation.
23 Lateinisch: *Berberis vulgaris*; Deutsch: Berberitze. Hier: Saft von Berberitzen. Vgl. Siegrid Hirsch, Felix Grünberger: Die Kräuter in meinem Garten. Linz: Freya 2006, S. 78–79. Im Folgenden zitiert als: Hirsch, Grünberger, Kräuter.; vgl. Genaust, Pflanzennamen, S. 98.
24 Meint: Rote Korallen.
25 Alternative Lesung: ret.
26 Assimilierte Form zu lateinisch/griechisch: *Castoreum*; Deutsch: Bibergeil. Dabei handelt es sich um Sekret aus den Drüsensäcken des Bibers. Das harzartige, bräunliche Bibergeil mit charakteristischem Geruch entwickelte sich im Laufe des Mittelalters zu einem Allzweckmedikament. *Castoreum* wurde von Fieber und Schmerzen über Epilepsie und Alzheimer bis zu Gebärmuttererkrankungen für beinahe jede Erkrankung und jedes Leiden verwendet. Vgl. Willem Frans Deams: ‚Bibergeil'. In: Lexikon des Mittelalters. Hrsg. v. Robert-Henri Bautier [u. a.]. Bd. 2. München: LexMA Verlag 1983, S. 108; vgl. Barbara Mertin: Castoreum – Das Aspirin des Mittelalters. In: Denisia 9 (2003), S. 47–49. URL: https://bit.ly/2GNp32P [18.03.2020].
27 Lateinisch: *Marrubium vulgare*; Deutsch: Andorn. Vgl. Hirsch, Grünberger, Kräuter, S. 42; vgl. Genaust, Pflanzennamen, S. 368–369.
28 Siehe dazu Fußnote 26. Das Rezept führt den Inhaltsstoff demnach doppelt an.
29 Meint vermutlich: Plazenta. Die wörtliche Übersetzung deutet auf ‚Bauch-Bündel', also den Mutterkuchen, hin.

Für den weißen Fluss tragt einen geschenkten Korpus am Hals. Trinkt täglich einen Auszug aus gelbem und weißem Sandelholz. Sei Christus befohlen, Amen!

Für den roten Fluss trinkt 13 Lot Berberitzensaft, darunter 3 Lot verschmolzene rote Korallen. Das stillt die rote Menstruation. Sei Christus befohlen!

Nehmt 4 Lot Knoblauch, 1 Lot Castoreum, 2 Lot Andorn, 1 Lot Bibergeil. Das wird in einer Maß Wein gesotten. Die Hälfte auf den Nabel geben, das treibt das tote Kind mitsamt der Plazenta aus. Sei Christus befohlen!

Witer. wenent ain adler stain[30] bindent den / der frauen auff die lincke nu(o)ß[31] sadt an. das tribt das kind auß mu(o)ter lib mit dem birdelin. vale in Cristo

fol. 10v

Wan sich die schlos[32] durch kelti nit weltendt opfnen so salbent den berlib[33]. mit dem / eol. nement rosen eol. dillen eol[34]. ma(n)del. eol. iedes. 2 lot Bibergail. La(n)genpfeffer[35] rain[36] gestossen. iedes ain quintlin gemischt das schliust auf die erkalti mu(o)ter nimpt alle geschwulst[37] firdert die geburt vale in Cristo jesu ame(n). petrus ru(o)p(er)t(us). D.C. 1554. 24. nou[ember][38]

---

30 Lateinisch: *Aetit*; Deutsch: Adlerstein. Dabei handelt es sich um einen Stein, der einen kleineren in sich trägt und beim Schütteln ein klapperndes Geräusch von sich gibt. Dem Adlerstein wurden im Mittelalter und in der Frühen Neuzeit magische Kräfte zugesprochen; den Namen erhielt der Stein aufgrund seiner Legende, er sei nur in Adlerhorsten zu finden. Angebunden an ein Bein der Gebärenden sollte er helfen, das Kind aus dem Mutterleib ‚herauszuziehen'. Vgl. Kruse, Verborgene Heilkünste, S. 189; vgl. Manfred Brauneck: Religiöse Volkskunst. Votivgaben Andachtsbilder Hinterglas Rosenkranz Amulette. Unter Mitarbeit von Hildegard Brauneck und mit Fotos von Wulf Brackrock. Köln: DuMont Buchverlag 1978, S. 273.
31 ‚nu(o)ß' bedeutet laut Höfler „das kugelförmige Ende eines Gelenkknochens, welches in einer nussschalenartigen Höhle eines anderen Knochens (Nuss-Gelenk) steckt". Als zweite Wortbedeutung führt das Wörterbuch „Feminal bei Mensch und Tier, als die zu eröffnende Fruchtschale" an. Demnach geht nicht klar hervor, ob der Adlerstein an den Geschlechtsteilen oder an einem Gelenk festgemacht werden sollte. Aufgrund des Hinweises, den Adlerstein links anzubinden, erscheint letztere Wortbedeutung für ‚nu(o)ß' allerdings wahrscheinlicher. Vgl. Höfler, Deutsches Krankheitsnamen-Buch, S. 450.
32 Meint: Vagina; frühneuhochdeutsches Synonym. Vgl. dazu auch beispielsweise Rößlin, Rosengarten 1513 Straßburg, fol. 9v, 10v, 14r.
33 Meint: Gebärmutter. Vgl. Frühneuhochdeutsches Wörterbuch. Hrsg. v. Ulrich Goebel und Oskar Reichmann. Bd. 2. Berlin, New York: de Gruyter 1994, Sp. 2042. [s. v. bärleib]
34 Lateinisch: *Anethum graveolens*; Deutsch: Dill. Hier: Dill-Öl. Vgl. Hirsch, Grünberger, Kräuter, S. 123–124; vgl. Genaust, Pflanzennamen, S. 63.
35 Lateinisch: *Piper longum*; Deutsch: Langer Pfeffer. Vgl. Genaust, Pflanzennamen, S. 488; vgl. Eduard Winkler: Vollständiges Real-Lexikon der medicinisch-pharmaceutischen Naturgeschichte und Rohwaarenkunde. Bd. 2. Leipzig: Brockhaus 1842, S. 299–300.
36 Alternative Lesung: vain.
37 Meint: Zunahme und/oder Veränderung des Gewebsvolumens an einer Stelle des Körpers und bezeichnet demnach einen Tumor. Hier möglicherweise: ‚Bärmutter'-Geschwulst: Es handelt sich um einen Uterustumor oder die Anschwellung der Gebärmutter durch vermehrte Ansammlung von Blut. Vgl. Höfler, Deutsches Krankheitsnamen-Buch, S. 626–627.
38 24. November 1554.

Weiter: Nehmt einen Adlerstein, bindet ihn fest an den linken Oberschenkel der Frau an. Das treibt das Kind aus dem Mutterleib mit der Plazenta aus. Sei Christus befohlen!

fol. 10v

Wenn sich das Schloss durch Kälte nicht öffnen lassen will, so salbt die Gebärmutter mit dem Öl. Nehmt Rosenöl, Dillöl, Mandelöl, von jedem 2 Lot. Bibergeil, rein gestoßener Langer Pfeffer, von jedem ein Quäntchen. Das gemischt schließt die erkaltete Mutter auf, nimmt alle Geschwülste, fördert die Geburt. Sei Christus befohlen, Amen! Petrus Rupertus D. C. 1554. 24. November.

fol. 11r

Der. lib sol mit ma(n)del eol vnd papelen³⁹ schlin wol gesalbt werden / dar mit die mu(o)ter hell vnd glimpfig werd vnd das kind mit mit⁴⁰ dem helplin⁴¹ in den schlopfen gefirdert werde vale in Cristo amen / petrus. rup(er)t(us) D.C.

Wa sich die kindtwe weltendt hinderen vnd die schlos sich nit weltendt offnen so bindent den adler stain aupf die link nu(o)ß oben am schenckel in der. dicke. vnd hebendt bed listen wol dar mit kain bruch kumme vale in Cristo amen (con)tra album men(n)struum

fol. 11v

Die. dtotte geburt auß zu triben / (item)⁴² seme(n) leuisticum⁴³ / ʒ⁴⁴. 2 artemiesis⁴⁵. ʒ⁴⁶. 1. castorium. pip(er)longe. azarum⁴⁷.

---

39 Lateinisch: *Malva neglecta* oder *sylvestris*; Deutsch: Käsepappel oder Malve. Die Schleimstoffe der Blüten und Blätter wurden und werden häufig in der Heilkunde zur Behandlung von Entzündungen, bei Gebärmutterleiden und bei Magen-Darm-Beschwerden eingesetzt. Außerdem hat der Schleim eine beruhigende Wirkung, da er wie eine Schutzschicht wirkt, wenn er auf Schleimhäute aufgetragen wird. Vgl. Hirsch, Grünberger, Kräuter, S. 294–295; vgl. Genaust, Pflanzennamen, S. 364.
40 Wortwiederholung des Autors.
41 Meint vermutlich: Plazenta oder Nabelschnur.
42 Das R-förmige Zeichen steht für das satzverknüpfende Partikel *item* und bedeutet ‚ferner', ‚weiterhin' bzw. ‚ebenso'. Vgl. Deutsches Wörterbuch von Jacob Grimm und Wilhelm Grimm. Wörterbuchnetz. Kompetenzzentrum für elektronische Erschließungs- und Publikationsverfahren in den Geisteswissenschaften an der Universität Trier. Online. 2020. URL: http://bit.ly/2mmAkT8 [22.03.2020]. Stichwort: item.
43 Lateinisch: *Levisticum officinale*; Deutsch: Liebstöckel oder Maggikraut. Hier werden die Samen der Pflanze erwähnt. Vgl. Hirsch, Grünberger, Kräuter, S. 350–351; vgl. Genaust, Pflanzennamen, S. 339.
44 ʒ, Symbol für die Maß- und Handelseinheit Drachme. Die lateinischen Ziffern nach dem Zeichen geben die Menge des benötigten Inhaltsstoffes an. Vgl. Holm-Dietmar Schwarz: Das Nürnberger Apothekergewicht, seine Entstehung und seine geschichtliche Bedeutung. In: Zur Geschichte der Pharmazie. Geschichtsbeilage der Deutschen Apotheker-Zeitung 15 (1963), H. 4, S. 27–28. URL: http://bit.ly/2GE7dSr [22.03.2020]. Im Folgenden zitiert als: Schwarz, Nürnberger Apothekergewicht.
45 Lateinisch: *Artemisia vulgaris*; Deutsch: Beifuß. Die Pflanze wurde von der Antike bis zur Neuzeit bei diversen Frauenkrankheiten, Geburtsbeschwerden und zur Austreibung toter Kinder oder der Nachgeburt verwendet. Vgl. Genaust, Pflanzennamen, S. 79.
46 ʒ, Symbol für die medizinische Unze. Die lateinischen Ziffern nach dem Zeichen geben die Menge des benötigten Inhaltsstoffes an. Vgl. Schwarz, Nürnberger Apothekergewicht, S. 27–28.
47 Lateinisch: *Asarum europaeum*; Deutsch: Gewöhnliche Haselwurz. Vgl. Hirsch, Grünberger, Kräuter, S. 231; vgl. Genaust, Pflanzennamen, S. 80. Das

fol. 11r

Der Leib soll mit Mandelöl und Malvenschleim wohl gesalbt werden, damit die Mutter hell und geschmeidig werde und das Kind mit der Plazenta im Schlüpfen gefördert werde. Sei Christus befohlen, Amen! Petrus Rupertus D. C.

Wenn die Geburtswehen zögerlich verlaufen und das Schloss sich nicht öffnen will, so bindet den Adlerstein an den linken Oberschenkel, oben an der dicksten Stelle, an und hebt die Bettleisten an, damit kein Bruch zustande komme. Sei Christus befohlen, Amen! Wirkt gegen die weiße Menstruation.

fol. 11v

Die tote Geburt auszutreiben: Item Liebstöckl-Samen, 2 Drachmen Beifuß, 1 Unze Bibergeil, Langer Pfeffer, Haselwurz,

karabo⁴⁸. album om(nia). ʒ. 2. vaisser win. ain mas halb in gesotten / gepigen warm getruncken tribt auß die dtotte geburt vale in Cristo amen /
(item) (con)tra album menstruum (item). boli armeni album⁴⁹ p(rae)parata. ʒ. 4. santali / albi /⁵⁰. citrini om(nia). ʒ. 1. coralli albi⁵¹ ʒ.1. margariti⁵² p(ur)gates ʒ. 2 omnia. (con)tereantur. subtili modo. p(rae)parat sup(er) man[…] cum. aqua. rosarum⁵³ / deplantagine⁵⁴. veronice⁵⁵. om(nia). ʒ. 2. dat[..] coridiae⁵⁶.

Kräuterbuch des Otto Brunfels aus dem 16. Jahrhundert weist die Haselwurz als Abtreibungsmittel toter und lebendiger Föten aus. Vgl. Otto Brunfels: Kreuterbuch Contrafeyt. Frankfurt a. M.: Gülfferich 1546, S. III-IV. [VD16: B 8506; BSB München: *Res/2 M.med. 44#Beibd. 1*]. URL: https://bit.ly/3btUP4X [21.04.2020].

48 Griechisch: καραβος; Lateinisch: *carabus*; Deutsch: Meereskrabbe. Hier: Weiße Krabbe. Vgl. A Latin Dictionary. Founded on Andrews' Edition of Freund's Latin dictionary. Hrsg. v. Charlton T. Lewis und Charles Short. Oxford: Clarendon Press 1879. Perseus Digital Library. 2020. URL: https://bit.ly/2VMXH6m [23.04.2020]. Stichwort: carabus.

49 Lateinisch: *Bolus armenicus*; Deutsch: Armenische Tonerde. Hier: Weiße Ton- bzw. Heilerde. Besonders im Mittelalter und in der Frühen Neuzeit erfolgte die Etablierung dieser Tonerde im medizinischen und heilkundigen Bereich. Vgl. Frühneuhochdeutsches Wörterbuch. Hrsg. v. Ulrich Goebel und Oskar Reichmann. Bd. 4. Berlin, New York: de Gruyter 2001, Sp. 760. [s. v. bolus]

50 Es folgt eine durchgestrichene Verschreibung.

51 Meint: Weiße Koralle.

52 Lateinisch: *Margarita*; Deutsch: Perle. Vgl. A Latin Dictionary. Founded on Andrews' Edition of Freund's Latin dictionary. Hrsg. v. Charlton T. Lewis und Charles Short. Oxford: Clarendon Press 1879. Perseus Digital Library. 2020. URL: https://bit.ly/2WXYPot [14.05.2020]. Stichwort: margarita.

53 Lateinisch: *Aqua rosarum*; Deutsch: Rosenwasser.

54 Lateinisch: *Plantago*; Deutsch: Wegerich. Die *Plantaginaceae* sind Wegerichgewächse, die vielfach in der Heilkunde verwendet wurden. Am bekanntesten sind Breit- und Spitzwegerich; die Wegerichwurzel kam bei Entzündungen und Wunden sowie auch bei Menstruationsbeschwerden und Blutungen zum Einsatz. Die Pflanzenart fand auch schon bei den antiken Autoren Galen und Dioscurides eine Erwähnung. Vgl. Hans-Peter Dorfer, Gerhard Roselt: Heilpflanzen. Gestern und Heute. 5. Auflage. Leipzig, Jena, Berlin: Urania-Verlag 1990, S. 220–223; vgl. Genaust, Pflanzennamen, S. 491.

55 Lateinisch: *Veronika officinalis*; Deutsch: Echter Ehrenpreis. Das Kraut wurde unter dem Namen ‚veronica' das erste Mal um 1500 erwähnt, ihm wurden blutreinigende und entgiftende Wirkungen zugeschrieben. Außerdem sollte der Ehrenpreis den Milchfluss stillender Mütter anregen. Die Pflanze zählt ebenfalls zu den Wegerichgewächsen. Vgl. Hirsch, Grünberger, Kräuter, S. 137–139; vgl. Genaust, Pflanzennamen, S. 679–680.

56 Möglicherweise lateinisch: *Corydalis cava*; Deutsch: Hohler Lerchensporn. Die Knolle der Planze ist giftig und wurde in der früheren Volksheilkunde als Betäubungsmittel und als Mittel zur Erleichterung der Menstruation eingesetzt.

weiße Krabbe, 2 Drachmen weißer Wein. Eine halbe Maß voll, gesotten und warm getrunken, treibt die tote Geburt aus. Sei Christus befohlen, Amen! Item gegen die weiße Menstruation: Item 4 Unzen vorbereitete weiße armenische Tonerde, 1 Unze weißes Sandelholz, gelbes Sandelholz, 1 Unze weiße Korallen, 2 Drachmen gereinigte Perlen. Alles auf eine feine Art zerreiben. Man bereite […] mit Rosenwasser, Wegerich, Ehrenpreis, alles 2 Drachmen. 2 Drachmen […] Lerchensporn,

3. 1. 2. 3. p[......]arib[o] cumi / aqua rosarum [BBB] cum pessario[57] / in vulsam[58] [BBB]

fol. 12r

Die / ander geburt[59] auß zu(o)triben / (item). artemesiae / pelay[60] azarum / om(nia). 3. 1. castoinum / peperis longi / om(nia) 3. 1. miste. dis gesotten / in ainer mas wissen win. vm ain fierentail in das tribt aus warm getruncken secundina[61] die / ander geburt vale in Cristo jesu amen

Die kindlin sindt / im /. 9. iar 15[0]9. iar. in ainem dorpf haist erti(n)ge(n)[62] ain halbmil von der stadt sulgau[63] geboren / von / aines mans elichen husfrauen hat gehaissen. Cu(o)nrat / ma(n)dele.

Das gerun(n)e(n) blu(o)t aus der mu(o)ter zuo triben / ne(m)pt ani hiern schal[64] vo(n) ainem Capunen[65] mit kerblik[66] mit wasser. das puluers ain

---

Vgl. Wolfgang Hensel: Welche Heilpflanze ist das? Stuttgart: Kosmos Verlag 2017, S. 48; vgl. Genaust, Pflanzennamen, S. 180.

57 Lateinisch: *Pessarium*; Deutsch: Pessar. Vgl. A Latin Dictionary. Founded on Andrews' Edition of Freund's Latin dictionary. Hrsg. v. Charlton T. Lewis und Charles Short. Oxford: Clarendon Press 1879. Perseus Digital Library. 2020. URL: https://bit.ly/2AwmB2Z [29.05.2020]. Stichwort: pessarium.

58 Meint entweder: *cum pessario in(con)vulsam*: mit dem Pessar unveränderliche (+ fehlendes Akkusativ-Substantiv); oder: *cum pessario in vulsam*: mit dem Pessar in die ausgezupfte/ausgerupfte (+ fehlendes Akkusativ-Substantiv); oder: *cum pessario in vulvam*: mit dem Pessar in die Gebärmutter/Vulva. Vgl. ebda, Stichwörter: inconvulsus, vulsus, vulva.

59 Meint: Nachgeburt. Vgl. Beatrix Bastl: Tugend Liebe Ehre. Die adelige Frau in der Frühen Neuzeit. Wien, Köln, Weimar: Böhlau 2000, S. 461.

60 Möglicherweise lateinisch: *Mentha pulegium*; Deutsch: Polei-Minze. Vgl. Hirsch, Grünberger, Kräuter, S. 397; vgl. Larissa Leibrock-Plehn: Hexenkräuter oder Arznei. Die Abtreibungsmittel im 16. und 17. Jahrhundert. Stuttgart: WVG 1992. (= Heidelberger Schriften zur Pharmazie- und Naturwissenschaftsgeschichte. 6.) S. 53, 56, 58, 184, 208.

61 Meint: Nachgeburt. Vgl. Kruse, Die Arznei ist Goldes wert, S. 217.

62 Gemeint ist Ertingen im Landkreis Biberbach, Baden-Württemberg.

63 Es handelt sich um die Kur- und Badestadt Bad Saulgau im Landkreis Sigmaringen, Baden-Württemberg.

64 Meint: Hirnschale. Vgl. Mittelhochdeutsches Handwörterbuch von Matthias Lexer. Wörterbuchnetz. Kompetenzzentrum für elektronische Erschließungs- und Publikationsverfahren in den Geisteswissenschaften an der Universität Trier. 2020. Online. URL: https://bit.ly/2knOlLV [30.03.2020]. Stichwort: hirnschal.

65 Meint: Kapaun. Der Begriff bezeichnet einen kastrierten und gemästeten Hahn. Vgl. Kluge. Etymologisches Wörterbuch der deutschen Sprache. 24., durchgesehene und erweiterte Auflage. Hrsg. v. Friedrich Kluge. Berlin: de Gruyter 2002, S. 468. [s. v. Kapaun]

66 Lateinisch: *Anthriscus cerefolium*; Deutsch: Echter Kerbel. Vgl. Hirsch, Grünberger, Kräuter, S. 299; vgl. Genaust, Pflanzennamen, S. 67.

Ein Einblick in die Praxis: Edition handschriftlicher Notizen   101

1 2 3 Drachmen [...] *cumi* (mit?) Rosenwasser [BBB] mit dem Pessar *in vulsam* [BBB]

fol 12r

Die Nachgeburt auszutreiben: Item Beifuß, Polei-Minze, Haselwurz, alles 1 Unze. Bibergeil, Langer Pfeffer, alles 1 Unze. Mischt dies gesotten zu einem Viertel in eine Maß weißen Wein, das treibt warm getrunken die Nachgeburt, die andere Geburt, aus. Sei Christus befohlen, Amen!

Die Kinder sind im 9er Jahr 1509 in einem Dorf, das Ertingen heißt, eine halbe Meile vor der Stadt Saulgau, geboren. Von der ehelichen Hausfrau eines Mannes, der Konrad Mandele geheißen hat.

Um das geronnene Blut aus der Mutter auszutreiben, nehmt eine Hirnschale von einem Kapaun mit Kerbel und Wasser. Das Pulver: Ein

quintlin mer tiri acum optime / ain quintlin / kerblink mit wasser. 8. lot aqua veronicae. 5. lot in. 3. trincken. vale in Cristo jesu amen /

Vir die harn winde neme(n)t das bugen von den / gelen magen[67] hidtlin von hienern vnd capunen / zerstossen / in warme(n) vin / vale in Cristo. ain mal ain que(n)tlin lingnum aloes[68] ain lot / dar vnden genißen

fol. 17v

Den frauen ain confect in der kindtpedt die sterckt das leben / vnd rainigat alles gebliet purgiert menstruum (item). Dia(m)brae[69] mutabilis. ℨ. 2 Diacameron[70] / ℨ. 2. margariti p(ur)gates p(rae)parati ℨ. 1. manus cristi cum / p(er)lis[71]. ℨ. 3. diagala(n)gae[72]. ℨ 2 macis[73]. ℨ. ß[74]

---

67 Meint vermutlich: ‚gelber Magen' von Hühnern, da deren Muskelmägen eine gelbliche Oberfläche haben. Vgl. Carl Brahm [u. a]: Verdauung und Ausscheidung. Neuauflage. Berlin: Springer 2013, S. 46. URL: https://bit.ly/2IMxGw8 [30.03.2020].

68 Lateinisch: *Lignum aloes*; Deutsch: Aloe- oder Adlerholz. Wohlriechendes Holz des Adlerholzbaumes, welches vor allem zum Räuchern verwendet wurde. Vgl. Johannes Hoops: ‚Aloeholz'. In: Reallexikon der Germanischen Altertumskunde. Hrsg. v. Johannes Hoops. Bd. 1. Straßburg: Trübner 1911, S. 66.

69 Dabei handelt es sich höchstwahrscheinlich um ein Pulver, das aus den Amberbäumen (lat. *Liquidambar*) und einigen weiteren Zutaten hergestellt wurde. Dieses Heilmittel wurde in der frühneuzeitlichen Medizin häufig eingesetzt und als *Species Diambrae* bezeichnet. Vgl. Christophorus Wirsung: Ein new Artzney Buch. Ursel: Sutorius 1605. [VD 17: 3:003600C; BSB München: *2 Chir. 40#Beibd.1*], fol. 17v. URL: http://bit.ly/2B8OF9T [07.05.2020]. Die Quellenfoliierung beginnt mit dem Titelblatt des Buches.

70 Dabei handelt es sich um eine im Mittelalter beliebte aromatische Latwerge, die unter anderem aus Datteln bestanden haben soll. Vgl. Ludwig Choulant: Zur Geschichte der Pharmazie im Mittelalter. In: Zeitschrift für Staatsarzneikunde. Bd. 21. Hrsg. v. Adolph Henke. Erlangen: Palm und Enke 1831, S. 453–454.

71 In der Heilkunde des Spätmittelalters wurde *Manus Christi*, ‚Christushand', hergestellt, bestehend aus Zucker und Rosen oder den Blüten anderer Blumen. Besonders kostbare Varianten wurden mit Extrakten aus Perlmutt/Perlen, Gold oder Edelsteinen versehen. In diesem Fall wurden der Arznei Perlen(extrakte) beigegeben. Vgl. Hieronymus Brunschwig: Liber de Arte Distillandi de Compositis. Straßburg: [o. A.] 1512. [BSB München: *Res/2 M.med. 36*], fol. 147v. URL: http://bit.ly/2mgnTrX [24.03.2020].

72 Lateinisch: *Alpinia officinarium*; Deutsch: Echter Galgant. Die Pflanzenart gehört zur Familie der Ingwergewächse und wurde/wird als Heilpflanze verwendet. Vgl. Hirsch, Grünberger, Kräuter, S. 190–191; vgl. Genaust, Pflanzennamen, S. 52–53.

73 Entlehnung aus dem Altfranzösischen: *Macis*; Deutsch: Muskatblüte. Vgl. Genaust, Pflanzennamen, S. 405–406.

74 Das Zeichen steht für die Zahl 3. Vgl. Adriano Cappelli: Lexicon Abbreviaturarum. Wörterbuch lateinischer und italienischer Abkürzungen. Leipzig: Weber 1901, S. 439. URL: https://bit.ly/3gBA8Hm [29.05.2020].

Quäntchen mehr besten Theriak, ein Quäntchen Kerbel mit 8 Lot Wasser, 5 Lot Ehrenpreis-Wasser. In 3 (Schlucken?) trinken. Sei Christus befohlen, Amen! Für die Harnwinde nehmt die *bugen* (Beugen?) der gelben Mägen von Hühnern und Kapaunen, zerstoßt sie in warmem Wein. Sei Christus befohlen! Einmal ein Quäntchen Aloeholz darunter geben und einnehmen.

fol. 17v

Ein Konfekt für Frauen im Kindbett, das das Leben stärkt und alle Blutungen reinigt und die Menstruation abführt: Item 2 Unzen Amberbaum-Pulver, 2 Unzen Diacameron, 1 Drachme vorbereitete gereinigte Perlen, 3 Unzen Manus Christi mit Perlen, 2 Unzen Galgant, 3 Unzen Muskatblüten,

Croci⁷⁵. ʒ. 1. lignum. aloes ʒ. 2 Cariophillae⁷⁶ ʒ. ß. Doronici⁷⁷. ʒ. 2. sa(n)tali citrini / ʒ. ß. misce. vale in Cristo jesu amen / das auff ainer gebeiten⁷⁸ schnitten brot in win genum(m)e / alle tag ain halb lot. vale in Cristo jesu ame(n) petrus ru(o)p(er)t(us). D.C. zu(o) sulgau 15.54 den 24. nouembris

fol. 19r

Die miß schickungen der geburten / wan die lib vnd schloß zu(o) eng werendt migent ain schaden / durch das dis anguliert⁷⁹ instrument sittiklich zuo richten ausfieren gewendt werden / vale in Cristo jesu amen /

fol. 19v

Es sellen die. vollen zapfen⁸⁰ vnd vnzichtigen / men(n)er hieten bi verlierung ierer selen hail vnd selikait das sy die schwangern frauen weder mit schlahen stossen tretten / oder vnzimlicher / arbait beladen / dar mit die kinder im mu(o)ter lib vnbeschedige(n)t beliben vale in Cristo jesu amen / Petrus Ru(o)p(er)t(us). D.C.

---

75   Lateinisch: *Crocus sativus*; Deutsch: Safran. Die Pflanze gehört zur Gattung der Krokusse und wird als Gewürz und Färbemittel verwendet. Vgl. Hirsch, Grünberger, Kräuter, S. 327–329; vgl. Genaust, Pflanzennamen, S. 185.
76   Lat. *Caryophyllaceae* bezeichnet die Familie der Nelkengewächse. Hier ist im Speziellen die Frucht des Gewürznelkenbaumes (lat. *Eugenia Caryophyllus*, aber auch *Syzygium aromaticum*) gemeint. Vgl. Genaust, Pflanzennamen, S. 131.
77   Lateinisch: *Doronicum*; Deutsch: Gämswurze. Vgl. ebda, S. 214–215.
78   Meint: Stark erhitztes, getrocknetes Brot. Das Wort leitet sich vom frühneuhochdeutschen 'bähen' bzw. 'bäen' ab. Vgl. Frühneuhochdeutsches Wörterbuch. Hrsg. v. Ulrich Goebel und Oskar Reichmann. Bd. 2. Berlin, New York: de Gruyter 1994, Sp. 1702f. [s. v. bäen]
79   Lateinisch: *angulus*; Deutsch: Winkel. Meint: Winkeliges bzw. eckiges Instrument. Vgl. A Latin Dictionary. Founded on Andrews' Edition of Freund's Latin dictionary. Hrsg. v. Charlton T. Lewis und Charles Short. Oxford: Clarendon Press 1879. Perseus Digital Library. 2020. URL: https://bit.ly/2M3ABE4 [28.05.2020]. Stichwort: angulus.
80   Meint: Betrunkene Männer. Das frühneuhochdeutsche Wort 'zapfe' wurde für Trinker und Wirte verwendet. Vgl. Deutscher Familienatlas. Bd. 2: Graphemik/Phonologie der Familiennamen II: Konsonantismus. Hrsg. v. Konrad Kunze und Damaris Nübling. Berlin, New York: de Gruyter 2011, S. 59.

1 Drachme Safran, 2 Drachmen Aloeholz, 3 Unzen Nelken, 2 Drachmen Gämswurze, 3 Drachmen gelbes Sandelholz. Mische es. Sei Christus befohlen, Amen! Das auf einer erhitzten Scheibe Brot, in Wein einnehmen, jeden Tag ein halbes Lot. Sei Christus befohlen, Amen! Petrus Rupertus. D. C. Zu Saulgau 1554, den 14. November.

fol. 19r

Die Missgeschicke der Geburten: Wenn der Leib und das Schloss zu eng sind, möge ein Schaden durch dieses winkelige Instrument, das sittlich angewendet werden soll, abgewendet werden. Sei Christus befohlen, Amen!

fol. 19v

Es sollen sich die vollen Trinker und unzüchtigen Männer bei Verlust ihres Seelenheiles davor hüten, dass sie die schwangeren Frauen weder mit Schlägen, Stößen, Tritten noch mit unziemlicher Arbeit beladen, damit die Kinder im Mutterleib unbeschädigt bleiben. Sei Christus befohlen, Amen! Petrus Rupertus. D. C.

4.2.4 Sachkommentar zu den Inhalten der Notizen

Alle neun Blätter mit handschriftlichen Notizen konnten im Rahmen der Edition eindeutig datiert werden; der Schreiber vermerkte an zwei unterschiedlichen Stellen ein identisches Datum: 24. November 1554.[222] Somit liegt die Annahme nahe, dass alle Notizen am gleichen Tag, 25 Jahre nach Drucklegung der Ausgabe des ‚Rosengartens', angefertigt wurden. Trotz des Charakters von Notizen und Beifügungen verzichtete der Verfasser nicht auf die durchgehende Verwendung von ganzen Sätzen, nur selten finden sich stichwortartige Passagen. Der Autor ging dabei sehr systematisch vor: Nur ein einziger Absatz endet nicht mit der Phrase „Vale in Cristo (Jesu Amen)"[223].

Inhaltlich wurden vor allem Komplikationen und Schwierigkeiten, die bei Geburten auftreten könnten, behandelt. Der Autor der Notizen gab Anweisungen zur richtigen Handhabung dieser Leiden und führte Rezepte zur Linderung von Schmerzen, der Voran- und Austreibung der Geburt etc. an. Anzumerken ist, dass sich die am Rande des Drucks hinzugefügten Notizen thematisch mit den Inhalten der jeweiligen Seiten überschneiden oder diese ergänzen. Ein Beispiel hierfür ist die Schilderung und Abbildung eines Kindes „mit mer glidern"[224] in Rösslins Druck. Der Verfasser der Notizen vermerkte am Rande des Buches eine aufschlussreiche Information: „Die kindlin sindt / im /. 9. iar 15[0]9. iar. in ainem dorpf haist erti(n)ge(n) ain halbmil von der stadt sulgau geboren / von / aines mans elichen husfrauen hat gehaissen. Cu(o)nrat / ma(n)dele."[225] Diese Notiz gibt nicht nur Aufschluss darüber, dass eine solche Geburt (erfolgreich) stattgefunden hat, sondern ermöglicht auch eine erste geographische Einordnung des Autors und der Notizen.

In diesem Ausschnitt werden zwei Orte erwähnt: Das Dorf „erti(n)ge(n)" und die vorderösterreichische Amtsstadt „sulgau". Hinter letzterer verbirgt sich die heutige Kurstadt Bad Saulgau in Oberschwaben, Baden-Württemberg. An die Stadt angrenzend befindet sich die Landgemeinde Ertingen, die somit der Schauplatz der geschilderten siamesischen Zwillingsgeburt gewesen sein dürfte. Darauf weist auch eine weitere handschriftliche Notiz in einer Ausgabe des ‚Rosengartens' der Universitätsbibliothek Tübingen (Signatur: *Jg 13 a.4*) hin. Neben dem Holzschnitt, der die siamesischen Zwillinge in der Gebärmutter abbildet, findet sich folgende Bemerkung: „Zu(o) Ertingen ist es gebore(n)

---

222 Vgl. Rößlin, Rosengarten 1529 Straßburg, fol. 10v, 17v.
223 Ebda, fol. 2r-2v, 10v-12r, 17v, 19r-19v.
224 Rößlin, Rosengarten 1513 Straßburg, fol. 10r.
225 Rößlin, Rosengarten 1529 Straßburg, fol. 12r. Die Jahreszahl 1509 ist aufgrund anderer Belege für die siamesische Zwillingsgeburt in Ertingen nicht haltbar. Die Geburt fand 1512 statt.

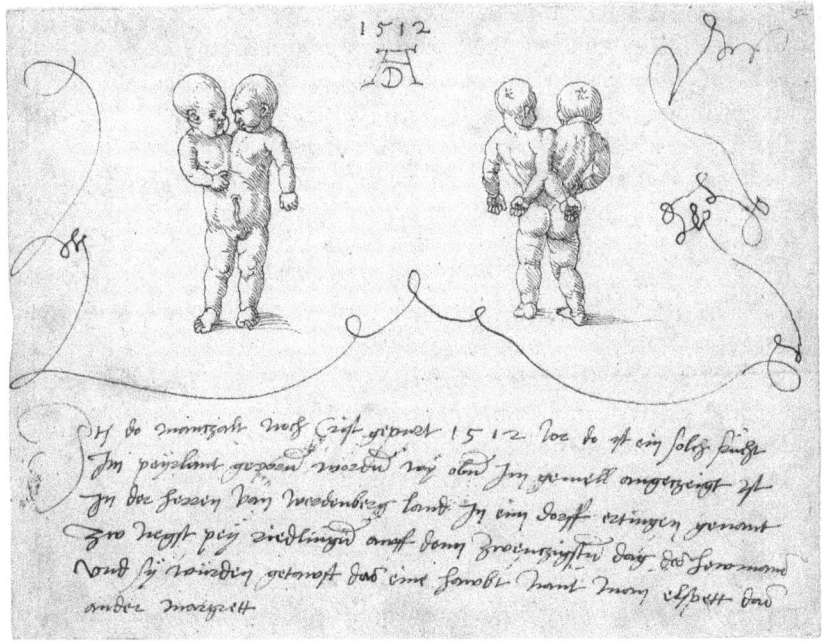

Abb. 5: © *Ashmolean Museum, University of Oxford.*

worden Anno 1512"[226]. Die außergewöhnliche Entbindung wurde nicht nur in den handschriftlichen Beifügungen der Ausgabe des ‚Rosengartens' von 1554 und dem unbekannten Verfasser der eben zitierten Notiz festgehalten, das Ereignis erregte großes Aufsehen und fand den Weg auf zahlreiche Flugblätter. Auch der Maler Albrecht Dürer erfuhr von den Zwillingen und fertigte 1512, ohne die beiden Mädchen gesehen zu haben, eine Zeichnung von ihnen an.[227]

Auch Rösslin selbst verweist, wie oben bereits kurz erwähnt, in seinem Lehrbuch auf die siamesische Geburt und stellt dieser zusätzlich einen eigenen Holzschnitt zur Seite: „als in disem. xii. jar / in der graffschaft Werde(n)berg / ein kind mit zwey(en) heuptern gebore(n) ist"[228]. Rösslin nennt allerdings

---

226 Eucharius Rößlin: Der schwangern Frauwen und Hebammen Rosengarten. Straßburg: Beck 1529. [UB Tübingen: *Jg 13 a.4*], fol. 10v. Die Quellenfoliierung beginnt mit dem Titelholzschnitt.
227 Bei den siamesischen Zwillingen soll es sich um zwei Mädchen mit den Namen Elisabeth (Elspett) und Margarethe (Margrett), kurz ‚Elßgred', gehandelt haben, die bis 1520 gelebt haben sollen. Vgl. Simona Hurst: Siamesische Schweine statt junger Hasen. Dürers illustrierte Flugblätter. In: StädelBlog vom 30.01.2014. URL: https://bit.ly/2KVBD2v [15.10.2019].
228 Rößlin, Rosengarten 1513 Straßburg, fol. 9v.

nicht den Ort ‚Ertingen', sondern die Grafschaft ‚Werdenberg', die der Schauplatz des außergewöhnlichen Ereignisses gewesen sein soll. Es ist mit hoher Wahrscheinlichkeit davon auszugehen, dass es sich trotzdem um dieselbe Geburt gehandelt hat, da die Grafen von Werdenberg, ein Schweizer Adelsgeschlecht, in der Nähe von Ertingen und Saulgau Besitzungen hatten. Es ist anzunehmen, dass auch Rösslin von dieser spektakulären Geburt erfahren hatte und anschließend seinen ‚Rosengarten' mit besagter Erwähnung samt Holzschnitt ergänzen lies.

Ein weiteres Mal vermerkte der Verfasser die Stadt ‚Sulgau', diesmal allerdings als Ort der Notizverschriftlichung: „vale in Cristo jesu ame(n) petrus ru(o)p(er)t(us). D.C. zu(o) sulgau 15.54 den 24. nouembris"[229]. Der Autor war demnach ein gewisser Petrus Rupertus bzw. Peter Rupert, der sich zumindest für die Niederschrift dieser Notizen in Bad Saulgau niedergelassen hatte. Die dem Namen nachgestellte Abkürzung „D. C." wirft einige Fragen auf und konnte nicht eindeutig indentifiziert werden. Erste Überlegungen führten zu der Auslegung *Doctor Chirurgiae* oder *Chirurgus,* also der Bezeichnung des Autors als ‚gelehrtem Chirurgen'. Im Kontext der Notizen ergäbe diese Auflösung durchaus Sinn und würde auch die lateinischen Passagen der Niederschirft erklären, die eine Verfassung des Textes durch einen Gelehrten bzw. einen Arzt vermuten lassen. Trotzdem muss bedacht werden, dass die Trennung von Chirurgie und Medizin – wie bereits mehrmals ausgeführt – auch im 16. Jahrhundert noch bestand und der Großteil der Chirurgen keine akademische Bildung erhielt, sodass sie sich nicht selbst als ‚gelehrt' bezeichnen hätten.[230] Trotzdem hat es diese Chirurgen in Ausnahmefällen gegeben und es kann nicht ausgeschlossen werden, dass Petrus Rupertus einer von ihnen war.[231] Es besteht die Möglichkeit, dass es sich bei der Abkürzung um eine

---

229 Rößlin, Rosengarten 1529 Straßburg, fol. 17v.
230 Siehe dazu Fußnote 9. Trotz der Trennung in der Ausbildung existierte vielerorts ein reger Austausch zwischen *medici* und Chirurgen. Vgl. Hildegard Elisabeth Keller: ‚Doctores', ‚steinschnyder' und ‚warbirer': Überlegungen zu einer Literaturgeschichte der Ärzte. In: Die Anfänge der Menschwerdung. Perspektiven zur Medien-, Medizin- und Theatergeschichte des 16. Jahrhunderts. Hrsg. v. Hildegard Elisabeth Keller. Zürich: Neue Züricher Zeitung 2008. (= Jakob Ruf. Leben, Werk und Studien. 5.) S. 23–28. Im Folgenden zitiert als: Keller, Menschwerdung.
231 Hildegard Elisabeth Keller führt als Beispiel Peter von Ulm (*Ende 14. Jhdt. †nach 1434) an, der im frühen 15. Jahrhundert ein medizinisches Studium absolvierte sowie eine handwerkliche Ausbildung zum Chirurgen erhielt und auch als solcher tätig war. Er hinterließ zudem wundärztliche Fachtexte. Vgl. Keller, Menschwerdung, S. S. 24, 48; vgl. Gundolf Keil: ‚Peter von Ulm'. In: Neue Deutsche Biographie. Hrsg. v. Otto Stolberg-Wernigerode. Bd. 20. Berlin: Duncker & Humblot 2001, S. 231–232. URL: https://bit.ly/2S2JjG9 [23.04.2020]. Auch der Wundarzt Hieronymus Brunschwig (*vor 1450 †vor 1512) ist in die Kategorie der studierten Chirurgen einzuordnen. Vgl. Gerhard Eis: ‚Brundschwig, Hieronymus'. In: Neue

Selbstbezeichnung Rupertus' handelt, d.h. dass er sich selbst den ‚Titel' bzw. die Rolle oder Position eines gelehrten Chirurgen zuschrieb.[232] Die Diversität unter den Chirurgen des 15. und 16. Jahrhunderts hinsichtlich ihres Bildungsgrades ist groß. Es sind autodidaktische Aneignungen von Lateinkenntnissen oder wissenschaftliche, nicht akademische Aus- und Weiterbildungen von Chirurgen belegt[233]; eine solche Gelehrsamkeit könnte ein möglicher Grund für eine derartige Selbstbezeichnung sein.

Sollte es sich bei Petrus Rupertus um einen Arzt gehandelt haben, der sich zusätzlich den Titel eines Chirurgen zugeschrieben hat, ist das für das 16. Jahrhundert ebenfalls ungewöhnlich. Erst mit Vesalius entwickelte sich ein verstärktes Bewusstsein für die Wichtigkeit der aktiven Praxis, der *autopsie* und der *observationes*, neben der theoretischen Medizin.[234] Es besteht die Möglichkeit, dass Rupertus als Arzt die Chirurgie der Medizin gleichstellen wollte, indem er ihr mithilfe der Abkürzung „D. C." dieselbe akademische Würde verlieh. Demnach hätten eine erweiterte Kompetenzzuschreibung und im gewissen Sinne auch eine Professionalisierung des chirurgischen Gewerbes stattgefunden. Das Selbstverständnis des Arztes hätte demnach die Aktivitäten als Chirurg deutlich in seine Professionsbeschreibung als Mediziner miteingeschlossen. Die handschriftlichen Notizen eröffnen mit dieser Abkürzung somit auch die Diskussion rund um die Entwicklung des Medizinalwesens im 16. Jahrhundert und darüber hinaus.

Als nicht sehr wahrscheinliche, aufgrund der Similarität aber trotzdem erwähnenswerte Auflösung der Abkürzung kommt die Ordensbezeichnung der Doktrinarier in Frage; eine christliche Priesterkongregation, die sich 1592 in Frankreich gründete und die Abkürzung ‚DC' bis heute für ihre vollständige Bezeichnung, *Congregatio patrum doctrinae christianae*, verwendet.[235] Da die

---

Deutsche Biographie. Hrsg. v. Otto Stolberg-Wernigerode. Bd. 2. Berlin: Duncker & Humblot 1955, S. 688. URL: https://bit.ly/2KsjBqi [23.04.2020].

232 Ein Beispiel für eine solche Selbstzuschreibung von Titeln und Berufsbezeichnungen stellt Walther Hermann Ryff (*um 1500 †1548) dar. Ein medizinisches Studium ist nicht belegt und anzuzweifeln, trotzdem bezeichnete er sich selbst als *medicus* und *chirurgus*. Vgl. Keller, Menschwerdung, S. 38–39.

233 Beispielsweise Hans Folz (*1434/1440 †1513), ein Meister der Wundarznei, der neben literarischen und alltagspraktischen Schriften auch lateinischsprachige medizinische Texte verfasste, die von einer hohen fachlichen Kompetenz berichten. Vgl. ebda, S. 29–31. Ein besonders prominentes Beispiel stellt Jacob Rueff (*um 1500 †1558) dar. Rueff war Stadtwundarzt in Zürich und erlangte mit dem ‚*Trostbüchlein*', aber auch aufgrund seiner Verdienste in der Augenheilkunde und seiner literarischen Texte, Berühmtheit. Vgl. Gundolf Keil: ‚Rueff, Jakob'. In: Neue Deutsche Biographie. Hrsg. v. Otto Stolberg-Wernigerode. Bd. 22. Berlin: Duncker & Humblot 2005, S. 216–217. URL: http://bit.ly/2PnXLcE [23.04.2020].

234 Vgl. ausführlicher dazu De Angelis, Autorität, S. 23–24, 28.

235 Vgl. Ferdinand von Biedenfeld: Ursprung, Aufleben, Größe, Herrschaft, Verfall und jetzige Zustände sämmtlicher Mönchs- und Klosterfrauen-Orden im

Notizen im ‚Rosengarten' 48 Jahre vor Gründung der Kongregation niedergeschrieben wurden, wäre die Verwendung dieser Abkürzung nur im Kontext einer bereits zuvor existierenden informellen Gemeinschaft nachvollziehbar. Dafür gibt es allerdings keine Belege[236], zudem ist in Frage zu stellen, warum bereits eine Abkürzung für die Gemeinschaft existieren sollte, obwohl diese offiziell noch nicht gegründet worden war. Ebenfalls im religiösen Bereich anzusiedeln ist die Bezeichnung *Doctor Christianus* als mögliche Auflösung der Abkürzung. Bezogen auf den Inhalt der Notizen erscheint diese Variante allerdings etwas exponiert.

Im *Lexicon Abbreviaturarum* werden außerdem folgende Auflösungsvorschläge gemacht: *Decurio civitatis* (od. *coloniae*) und *Decurionum consulto* (od. *consensus*).[237] Petrus Rupertus könnte Mitglied des Stadtrates von Bad Saulgau gewesen sein, allerdings wird sein Name in keinem Archiv zur Zusammensetzung des Rates erwähnt. Demnach scheiden diese beiden Deutungen aus. Nur in den städtischen Bürgerlisten der Jahre 1532 und 1540 findet sich ein Name, der möglicherweise auf den Autor der Notizen zutrifft: „Peter Ruprecht, der Meister".[238] Von welcher Zunft hier die Rede ist, wird nicht weiter ausgeführt; die Zugehörigkeit zur Zunft der Bader und Chirurgen, die es in Bad Saulgau gab, wäre passend. Doch leider wird Rupertus auch in diesem Zusammenhang in den Archivunterlagen nicht erwähnt.[239] Da die Abkürzung nicht gänzlich aufgelöst werden kann, medizinische bzw. heilkundige Kenntnisse des Schreibers in den Notizen allerdings ersichtlich sind, wird für die folgenden Ausführungen die Annahme getroffen, dass es sich bei Petrus Rupertus um einen medizinisch tätigen Mann gehandelt haben muss, der möglicherweise als (gelehrter) Chirurg in Bad Saulgau tätig war. Auch wenn seine Existenz als medizinischer Praktiker in der Kleinstadt nicht nachgewiesen werden konnte, ist es nicht von der Hand zu weisen, dass er ein fundiertes pharmazeutisches und botanisches Wissen besaß. Die Kenntnisse über die spektakuläre Geburt in Ertingen, vor allem über Details wie die Namen der Kindeseltern, sind aufgrund seiner persönlichen geographischen Nähe zum Ort ‚Ertingen' umso nachvollziehbarer.

     Orient und Occident. Bd. 1. Weimar: Bernhard Friedrich Voigt 1837, S. 165–167. URL: https://bit.ly/2VtQ7yA [22.04.2020].
236 Vgl. ebda.
237 Adriano Cappelli: Lexicon Abbreviaturarum. Wörterbuch lateinischer und italienischer Abkürzungen. Leipzig: Weber 1901, S. 463. URL: https://bit.ly/34Us7Yo [22.04.2020].
238 Franz Josef Klaus: Heimatbuch der Stadt Saulgau. 2. Auflage. Hrsg. v. der Stadt Saulgau. Saulgau: [o. A.] 1996, S. 287. Das Buch wurde vom Stadtarchivar Bad Saulgaus verfasst und enthält Auszüge sowie Darstellungen archivarischer Unterlagen der Stadt und ihrer BürgerInnen.
239 Vgl. ebda, S. 232–234.

Ein Einblick in die Praxis: Edition handschriftlicher Notizen 111

Ein Großteil der handschriftlichen Notizen überliefert Rezepte für diverse Beschwerden vor, während und nach der Geburt eines Kindes. Mit Ausnahme eines Rezeptes konnten alle diese Beschwerden samt Behandlungsmethoden in den weiblichen Genitalbereich verortet werden. Wörtlich genannt werden „harn winden / gangrena apostema vnd fistula"[240] sowie „geschwulst"[241]. Zur Abwendung dieser Leiden kamen die unterschiedlichsten Heilmittel zum Einsatz. Übliche Hausmittel, hergestellt aus Kräutern und Pflanzen wie beispielsweise Kerbel, Beifuß, Liebstöckl, Malve oder Andorn wurden von Rupertus häufig erwähnt. Aber auch Ingredienzien wie Bibergeil, verschiedenste Öle und „boli armeni album"[242], eine armenische Ton- bzw. Heilerde, finden sich in den Aufzeichnungen. Besonders zur Behandlung und Stillung des ‚roten und weißen Flusses' wurden außergewöhnliche Mittel, denen aufgrund religiöser oder alchemistischer Vorstellungen gewisse Heilkräfte zugesprochen wurden, herangezogen:

> „Für den weißen Fluss tragt einen geschenkten Korpus am Hals. Trinkt täglich einen Auszug aus gelbem und weißem Sandelholz. Sei Christus befohlen, Amen! Für den roten Fluss trinkt 13 Lot Berberitzensaft, darunter 3 Lot verschmolzene rote Korallen. Das stillt die rote Menstruation. Sei Christus befohlen!"[243]

Das Tragen eines geschenkten Korpus' sowie Auszüge von gelbem und weißem Sandelholz sollten die zu den Frauenkrankheiten zählenden Ausflüsse[244] einer Frau vermindern oder stoppen. Für das ‚Behandeln' der Menstruation wurde das Trinken eines Saftes aus Berberitzen-Beeren, gemischt mit Bestandteilen roter Korallen empfohlen. Letztere (lat. *corallium rubrum*) kamen in Anlehnung an ihre Farbe häufig zur Blutstillung zum Einsatz und wurden als Schutz vor Verletzungen getragen.[245] Die Erwähnungen der Menstruation

---

240 Rößlin, Rosengarten 1529 Straßburg, fol. 2r.
241 Ebda, fol. 10v.
242 Ebda, fol. 11v.
243 Rößlin, Rosengarten 1529 Straßburg, fol. 2v. Neuhochdeutsche Übersetzung.
244 Vgl. Kruse, Die Arznei ist Goldes wert, S. 251.
245 Vgl. Aberglaube – Aberwissen. Welt ohne Zufall. Ausstellungskatalog zur Ausstellung ‚Aberglaube – Aberwissen. Welt ohne Zufall' von 28. März bis 26. Oktober 2014. Hrsg. v. Universalmuseum Joanneum GmbH. Graz: Steiermärkische Landesdruckerei GmbH 2014, S. 8. Die Verwendung roter Korallen in diesem frauenheilkundlichen Kontext zeigt die Behandlung mithilfe der in Mittelalter und Früher Neuzeit weit verbreiteten Signaturenlehre auf. Den ‚weißen Fluss' mit weißem Sandelholz zu behandeln oder die roten Früchte der Berberize zur Stillung der Menstruation zu verwenden, sind weitere Beispiele Rupertus' für die Präsenz der Signaturenlehre in frühneuzeitlichen geburtshilflichen Rezepten und Texten. Dazu ausführlich Friedrich Ohly: Zur Signaturenlehre der Frühen Neuzeit. Bemerkungen zur mittelalterlichen Vorgeschichte und zur Eigenart einer epochalen Denkform in Wissenschaft, Literatur und Kunst. Hrsg. v. Uwe Ruberg. Stuttgart: Hirzel 1999.

und des Weißflusses von Frauen wiederholen sich in den Notizen mehrmals, es finden sich auch verschiedene, den Ausflüssen entgegenwirkende Rezepte.

Spannend ist die Erwähnung der „ander geburt"[246] und deren bestmögliche Austreibung. Die ‚andere Geburt' oder „secundina"[247] bezeichnet die Plazenta; ihr wurde zur Zeit Rösslins und Rupertus' ein großer Stellenwert zugesprochen. Aufgrund des Glaubens, der Mutterkuchen besäße magische Heilkräfte, wurde er häufig einige Tage aufbewahrt und anschließend im Garten oder Keller der Familie vergraben. Das sollte vor allem das Kindbettfieber und ‚Krankheitsdämonen' fernhalten.[248] Ähnliche übernatürliche Kräfte wurden dem ‚Adlerstein' zugesprochen. Bei dem *Aetit* handelt es sich um einen Stein, der einen kleineren in sich trägt und beim Schütteln ein klapperndes Geräusch von sich gibt. Er wurde nicht nur im Kontext von Totgeburten (oder Abtreibungen?) verwendet, sondern kam auch häufig bei normal oder zögerlich verlaufenden Entbindungen zum Einsatz. Angebunden am oberen Ende des Oberschenkels der Gebärenden, sollte er helfen, das Kind aus dem Mutterleib ‚herauszuziehen'[249]:

> „Wenn die Geburtswehen zögerlich verlaufen und das Schloss sich nicht öffnen will, so bindet den Adlerstein an den linken Oberschenkel, oben an der dicksten Stelle, an und hebt die Bettleisten an, damit kein Bruch zustande komme."[250]

Die Notizen spielen für die Frage nach der Praxistauglichkeit des ‚Rosengartens' eine große Rolle. Die Tatsache, dass überhaupt handschriftliche Aufzeichnungen in dem Lehrbuch überliefert sind, zeigt, dass das Buch auch aktiv verwendet wurde. Auch die zwei Seiten am Ende des Buches mit den jüngeren Notizen beweisen eine rege Verwendung, sogar noch zwei Jahrhunderte später. Die Anmerkungen an thematisch passenden Stellen sind überdies ein Zeichen für eine intensive Auseinandersetzung mit den Inhalten des Buches. Die Rezepte enthalten durchgehend die für das 16. Jahrhundert üblichen Arzneien, sie überschneiden sich z. T. auch mit Bestandteilen des Glossars im ‚Rosengarten'[251]. Praktischen Charakter haben vor allem die warnenden Anmerkungen am Beginn der Notizen:

---

246 Rößlin, Rosengarten 1529 Straßburg, fol. 12r.
247 Ebda. Der Begriff *secundina* leitet sich von der Vorstellung ab, männliche und weibliche Samen würden durch die Körperwärme der Frau gekocht, dadurch bilde sich eine feine Hautschicht, die das Samenmaterial schütze. Da diese Haut in der zweiten Entwicklungsstufe der Schwangerschaft entstehe und an zweiter Stelle, nach dem Kind, den Körper der Frau verlasse, wurde ihr der Name *secundina* verliehen. Vgl. Kruse, Die Arznei ist Goldes wert, S. 217.
248 Vgl. ebda.
249 Vgl. Kruse, Verborgene Heilkünste, S. 189.
250 Rößlin, Rosengarten 1529 Straßburg, fol. 11r. Neuhochdeutsche Übersetzung.
251 Vgl. Rößlin, Rosengarten 1513 Straßburg, fol. 51r-55v.

"Alle die sich in den heiligen Stand der Ehe begeben haben, sollen in der Blumenzeit (= Menstruation) in allen ehelichen Werken stillstehen, auch in den Tagen der Reinigung nach der Geburt; damit die Mutter nicht beschädigt werde und sich reinige. Denn in solchen unzüchtigen Werken verändert sich das Sperma in unnatürliche Menstruation, in *afrasa brandt,* führt zum Verderben der rechten Blumen (= Menstruation) und zur Entstehung der weißen Menstruation, ruft auch Harnwinde, Gangräne, Abszesse und Fisteln in der Mutter und der Gebärmutter hervor. Davor bewahre Gott jede."[252]

Der Absatz beschreibt die zeitgenössische Vorstellung von ‚Gefahren' und Krankheiten, die durch Geschlechtsverkehr kurz nach der Geburt eines Kindes oder während der Menstruation entstehen könnten. Einerseits schützen solche Warnungen die Erholung und ‚Reinigung' der Frau nach den Strapazen einer Geburt, andererseits bedienten sie auch die seit dem Mittelalter vorherrschende Überzeugung, Menstruationsblut sei giftig bzw. schädigend und führe bei falschem Umgang zu Krankheiten.[253] An dieser Stelle sind die Notizen auch als Anleitung für den (zeitlich) richtigen Vollzug der Ehe zu verstehen; der warnende Charakter der Zeilen unterstreicht diese praxisbezogenen Informationen.

Eine spezielle Erwähnung verdient das auf der vorletzten Seite von Rupertus' Notizen erwähnte „anguliert instrument"[254], das bei Verengung des Geburtskanals zur Anwendung kommen sollte. Bedauerlicherweise wurde nicht näher ausgeführt, um welches Instrument es sich hierbei handelte bzw. wie dieses funktionierte oder aussah. Der Autor überliefert, dass das Hilfsmittel „sittiklich"[255] angewandt werden sollte, um bei zu engen Geburtswegen mögliche Schäden abzuwenden. Die Wortbedeutung von ‚anguliert', in diesem Fall im Kontext eines medizinischen Instruments, verweist auf ein winkeliges, im Bogen verlaufendes, eventuell auch eckiges, technisches Hilfsmittel. Eine Zange wäre denkbar, allerdings geht die bisherige Forschung davon aus, dass Zangengeburten erst im 17. Jahrhunderts stattfanden. Als deren Erfinder gilt der englische Arzt Peter Chamberlen[256]. Die Existenz und die Umstände rund um die Erfindung der Geburtszange wurden von seiner Familie lange

---

252 Rößlin, Rosengarten 1529 Straßburg, fol. 2r. Neuhochdeutsche Übersetzung.
253 Vgl. Caroline Ausserer: Menstruation und weibliche Initiationsrieten. Frankfurt a. M., Wien: Lang 2003. (= Historisch-anthropologische Studien. 18.) S. 26–29; vgl. Kay Peter Jankrift: Mit Gott und schwarzer Magie. Medizin im Mittelalter. Darmstadt: WBG 2005, S. 54.
254 Rößlin, Rosengarten 1529 Straßburg, fol. 19r.
255 Ebda.
256 *1560 †1631. Peter Chamberlen stammte aus einer Familie von Ärzten und Geburtshelfern. Vgl. Das Hebammenbuch. Lehrbuch der praktischen Geburtshilfe. 6. Auflage. Hrsg. v. Christine Mändle und Sonja Opitz-Kreuter. Stuttgart: Schattauer 2015, S. 666.

Zeit als Geheimnis verwahrt. So erschien zuerst auch die Zange eines belgischen Arztes in einer Publikation, bevor bekannt wurde, dass Chamberlen als eigentlicher, erster Entwickler der Zange anzusehen ist.[257]

Um die Erfindung des Instruments vorzudatieren, reichen diese Notizen nicht, allerdings kann eindeutig darauf hingewiesen werden, dass auch in der Mitte des 16. Jahrhunderts bereits technische Hilfsmittel in der Geburtshilfe verwendet wurden. Diese Annahme stützt auch das ‚Trostbüchlein' von Jacob Rueff. Neben zahlreichen ähnlichen Kapiteln wie jenen im ‚Rosengarten' und einer weitaus freundlicheren Ansprache der Hebammen als AdressatInnen beinhaltet das Buch auch vier Abbildungen von Werkzeugen, die Geburtshelferinnen im Falle der Austreibung von Totgeburten verwenden sollten:

> „Mag sy demnach zu(o) der zyt der not iren verordneten vnnd gemachten werckzüg (als struben / vfspanner / vstrib vnnd zangen sind) rüsten / zu(o) hand nem(m)en vnd bruchen / wie sy das von einem zu(o) dem anderen vernem(m)en vnd ho(e)ren wirdt."[258]

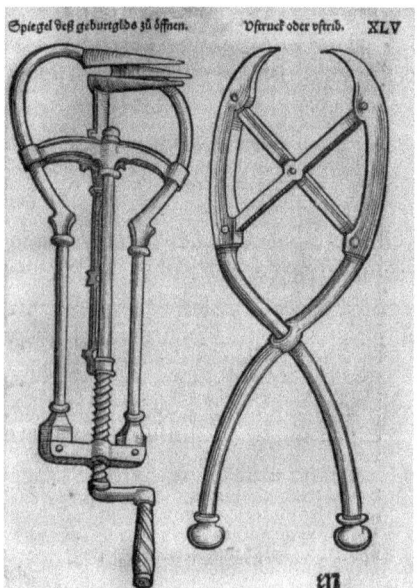 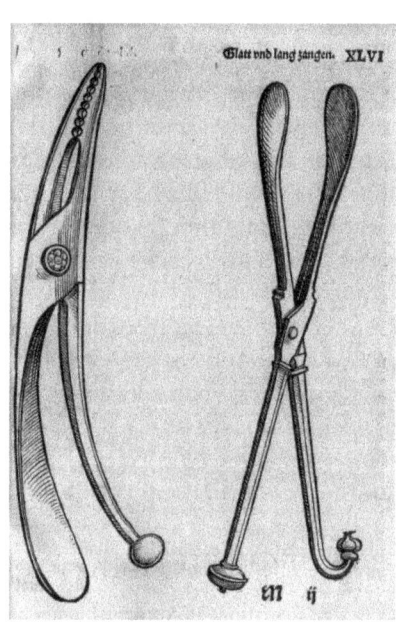

Abb. 6: Bayerische Staatsbibliothek München, Res/4 A.obst. 21: Image 111, fol. 53r.

Abb. 7: Bayerische Staatsbibliothek München, Res/4 A.obst. 21: Image 109, fol. 52r.

---

257 Vgl. Armamentarium obstetricium Gottingense. Eine historische Sammlung zur Geburtsmedizin. Hrsg. v. Walther Kuhn und Ulrich Tröhler. Göttingen: Vandenhoeck & Ruprecht 1987. (= Göttinger Universitätsschriften. 1.) S. 75–76.
258 Ruf, Trostbüchlein 1554 Zürich, fol. 51r-51v.

Das ganz rechts abgebildete Instrument ist ein zangenähnliches Hilfsmittel, das zur Weitung der Gebärmutter und des Geburtskanals vorgesehen war, um das tote Kind von der Mutter zu trennen. Rupertus differenzierte im Vergleich zu Rueff nicht, bei welcher Art von Geburten ein solches Instrument zum Einsatz kommen sollte; es wird nicht klar, ob er in diesem Kontext von schwierig zu gebärenden, aber lebenden oder von toten Kindern schreibt. Ungeachtet dessen weisen die Erwähnung dieses Instrumentes und die Beschreibung der Weitung des Geburtskanals auf eine Vorstufe der ca. 50 Jahre später ‚erfundenen' Geburtszange hin. Das beweist, dass neben den offiziellen Lehren im ‚Rosengarten' in der Praxis auch noch andere Vorgehensweisen existierten. Es bleibt die Frage, weshalb Rösslin die Existenz dieser technischen Hilfsmittel nicht in seine Unterweisung der Hebammen miteingebunden hat. Bei ihm findet sich lediglich die schriftliche Erwähnung von Haken und scharfen Instrumenten, die für die Zerstückelung toter Kinder im Mutterleib vorgesehen waren.

5 Debatten zur Obstetrik des Spätmittelalters

> „Wen(n) nu(o)n solches kind verdürbt
> Vnd on den heiligen tauff erstürbt
> Die hebam(m) schuldig ist daran
> On gots gesicht mu(o)ß ewig ston"[259]

5.1 Vermeintliche Missstände und Konfliktpotential

„Als da(n) bin ich. V.F.G. vß gehorsamer vnd(er)tha(e)niger pflicht / alles das so den bemelte(n) schwa(n)gern geberenden frawe(n) vnd hebam(m)en / zu(o) wissen not ist / vnd von de(n) hochgelo(e)rte(n) doctoribus / so vor mir geschribe(n) vnd erfarn / soliches zu(o) offnen fleissig vn(d) willig. Wie wol. v.f.g. mit hoher vernu(n)fft vn(d) wissen begabt / das. v.f.g. in disen vn(d) merern / zu(o) lerne(n) on not wer. Seind doch vyl ersamer iu(n)ger frawe(n) vn(d) hebammen / die kleine(n) bericht habe(n) / vn(d) solichs so in dise(m) bu(o)ch begriffen / yne(n) verborge(n) / denen dises zu(o) wissen not will sein."[260]

Dieser Teil der Widmungsvorrede Rösslins an die Herzogin Katharina von Braunschweig-Lüneburg fasst die Inhalte der am Beginn des Lehrwerks stehenden Widmung, der lyrischen ‚Ermahnung' Rösslins an schwangere Frauen und Hebammen sowie seiner Vorrede gut zusammen. Besonders Zweitgenanntes stellt für die im 16. Jahrhundert üblichen Vorreden und/oder Widmungen eine Besonderheit dar.[261] Im angeführten Zitat tauchen sowohl die Bitte des Autors um Schutz als auch die Anregung zur Erstellung des Lehrwerks durch die Herzogin von Braunschweig-Lüneburg auf. Die Huldigung gegenüber der adeligen Person durchzieht die gesamte Widmungsvorrede. Bezeichnungen wie ‚gnädigste Frau', ‚hochgeborene Fürstin' und die Abkürzung ‚v.f.g.'[262] wiederholen sich annähernd in jedem Satz.[263] Die Erwähnung einer adeligen Person am Beginn eines neuen Drucks erzeugt Authentizität

---

259 Rößlin, Rosengarten 1513 Straßburg fol. 3v.
260 Ebda, fol. 2v. Die ungekürzte transkribierte Widmung befindet sich im Anhang der Arbeit, S. 120.
261 Vgl. Mechthild Habermann: Deutsche Fachtexte der frühen Neuzeit. Naturkundlich-medizinische Wissensvermittlung im Spannungsfeld von Latein und Volkssprache. Berlin, New York: de Gruyter 2001. (= Studia Linguistica Germanica. 61.) S. 94–96, 169–170. Im Folgenden zitiert als: Habermann, Deutsche Fachtexte.
262 Hinter der Abkürzung verbirgt sich die Formel ‚Euer fürstliche Gnaden'. Der Buchstabe ‚v' steht für lateinisch: *vestra*; deutsch: euer.
263 Vgl. Rößlin, Rosengarten 1513 Straßburg, fol. 2v, 3r.

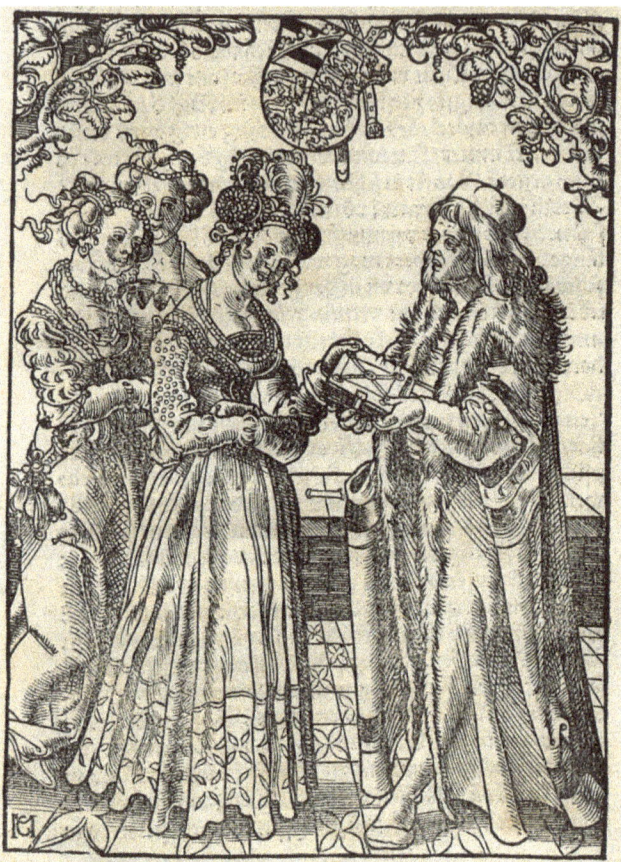

Abb. 8: *Bayerische Staatsbibliothek München, Rar. 1511: Image 11, fol. 3r.*

und Autorität; die Unterstützung durch eine bekannte und hochgeborenen Persönlichkeit wirkt seriös und aufwertend.[264]

Inhaltlich beginnt Rösslin die Widmung mit einem Bezug auf den Schöpfungsbericht der Bibel.[265] Er erläutert, dass kein Mensch die Geburtsschmerzen

---

264 Vgl. Habermann, Deutsche Fachtexte, S. 168–169.
265 Vgl. Gen 3, 16: „Zur Frau sprach er: Viel Mühsal bereite ich dir, sooft du schwanger wirst. Unter Schmerzen gebierst du Kinder. Du hast Verlangen nach deinem Mann; er aber wird über dich herrschen." Solche Verweise stellen in geburtshilflichen Büchern keine Sonderheit dar. Bei der Bibelstelle handelt es sich um einen Topos der von Männern verfassten Geburtshilfeliteratur, auch in einer von Jacob Rueffs Ausgaben des ‚Trostbüchleins' (1580) findet sich am Beginn des Buches die Bibelstelle, versehen mit einem Holzschnitt, der Adam und Eva beim Essen der verbotenen Frucht im Paradies zeigt. Der Holzschnitt und das Bibelzitat sollen nicht von Rueff selbst, sondern vom Verleger der Ausgabe, Sigmund Feyerabend, eingefügt worden

von Frauen aufheben könne, trotzdem wäre es möglich, Gebärenden unter richtiger Anleitung die Schmerzen zu lindern. Es folgt der Hinweis auf die bereits Jahre zurück liegende Aufforderung der Herzogin, ein Lehrbuch für schwangere Frauen und Hebammen zu erstellen. Diese Tatsache und die für Rösslin bedenkliche gegenwärtige Situation der Geburtshilfe hätten ihn angespornt, ein Lehrbuch für ebendiese Frauen zu erstellen.[266] Die Widmung ist „vff de(n). 10. tag des monats Hornung. Im iar / als man zalt von der geburt Christi / funffzehen hundert vnd dreyzehen"[267] datiert und mit einem ganzseitigen Widmungsholzschnitt, der die persönliche Übergabe des ‚Rosengartens' an die Herzogin zeigt, versehen. Neben seiner Überzeugung, Frauen würden aufgrund seines Buches viel über ihre Körper und die Geburt von Kindern sowie deren Pflege lernen, erwähnt er jedoch auch mögliche Widersacher, die ihm und seinem Lehrbuch schaden könnten. Daher bittet er die Fürstin um Schutz und die Verteidigung seines Werks.[268]

Die offenkundige Unzufriedenheit Rösslins mit der Geburtshilfe und der Arbeit von Hebammen wird auch in der an die Widmung anschließende, sechsseitigen lyrischen „[…] Ermanung / zu(o) den schwangern frawe(n) vnd hebam(m)en"[269] ersichtlich. In diesem 31-strophigen Gedicht wählt Rösslin einen polemischen und vorwurfsvollen Ton, der seine Intention mit dem Buch deutlich hervorkehrt. Auch die Ermahnung beginnt mit einer religiösen Betrachtung: Rösslin legt in den ersten sieben Strophen seine Gedanken und Vorstellungen zu Gottes Plan für das Seelenheil der Menschen dar. Er beklagt, dass auf die menschliche Seele nicht geachtet und die von Gott geschenkten Dinge verwahrlost und vernachlässigt werden würden. Anschließend klärt er auf, dass er mit diesen schwermütigen Ausführungen den Berufsstand der Hebammen anspreche und deren Arbeit verurteile. Er habe sich die Verbesserung der vorherrschenden Situation und somit auch den Schutz der Seelen von Neugeborenen zum Ziel gesetzt.[270]

Die Schuld für die häufigen Totgeburten und versterbenden Säuglinge sieht Rösslin bei den Geburtshelferinnen: „Ich mein die hebammen alle sampt /

---

sein. Vgl. Hildegard Keller, Clemens Müller, Hubert Steinke: Trostbüchlein. De conceptu et generatione hominis. In: Jakob Ruf. Werke 1550–1558. Kritische Gesamtausgabe, Teil 3. Hrsg. v. Hildegard Elisabeth Keller. Zürich: Verlag Neue Zürcher Zeitung 2008. (= Jakob Ruf. Leben, Werk und Studien. 4.) S. 284. Im Folgenden zitiert als: Keller, Müller, Steinke, Trostbüchlein.
266 Vgl. Rößlin, Rosengarten 1513 Straßburg, fol. 2v.
267 Ebda, fol. 3r. Meint: 20. Februar 1513.
268 Vgl. ebda.
269 Ebda. Die ungekürzte transkribierte Ermahnung befindet sich im Anhang der Arbeit, Kapitel 7.1.4.
270 Damit bezieht er sich auf die spätmittelalterliche Vorstellung eines *limbus puerorum* als Aufenthaltsort für ungetauft verstorbene Kinder.

Die do so gar kein wissen handt / Darzu(o) durch ir hyenlessigkeit Kind verderben weit vnd breit"²⁷¹. Mehrmals vergleicht er Totgeburten mit Morden, die Hebammen begehen und für die sie schließlich auch noch bezahlt werden würden. Rösslin ist der Ansicht, dass die ausgeprägte „farlessigkeit, dum(m)heit"²⁷² und „hyenlessigkeit"²⁷³ der Schwangeren und Geburtshelferinnen der Grund für die vielen toten Neugeborenen sei: „Wen(n) es die mu(o)ter selber to(e)dt / Gar bald man sie vergraben hett Lebendig / vnd ein solichen schad Strafft der keyser mit dem rad So laßt man die vngestrafft hyengon / Doch wart sie dort von got den lon"²⁷⁴. Ab der Hälfte des Gedichts wird Rösslins Ausdruck etwas freundlicher, er erklärt erneut in einigen Strophen, weshalb er dieses Buch geschrieben hat und welche Veränderungen er sich durch den Wissenszuwachs der Frauen erhoffe:

„Hab ich mir das zu(o) hertzen geno(m)men / Got zu(o) lob / vnd vns zu(o) fro(m)men / Den armen selen auch zu(o) trost / Die damit werden hie erlößt Vnd nit so mancher mort geschehe / Als offt vnd dick ichs hab gesehen / Solich farlessigkeit bleip furt Vermitten in menschlicher geburt / Vnd ka(e)m die frawen leichtlich an / Wie man dem kindlin helffen kan / Die hebam(m) ir kunst hie thu(o)t finden / Was man handlen soll mit kinden / Hab ich yn geben ein verstandt / Den sie in disem bu(e)chlin handt / Darin(n) sie fynden gu(o)ten bericht / Was in menschen geburt geschicht"²⁷⁵

Rösslin betont mehrmals, dass er den Hebammen mit seinem Wissen eine enorme Weiterbildung anbiete sowie ein großes Spektrum an neuen Techniken und „instrument"²⁷⁶ zur Verfügung stellen würde. Er kehrt heraus, dass es sich dabei um seine eigene Lehre und Fakultätserfahrung handle, die er bereitwillig und ohne Lohn dafür zu verlangen an schwangere Frauen und Hebammen weitergebe. Er schließt sein Gedicht mit der Hoffnung auf ehrvolles Gedenken seiner Person und Arbeit sowie mit dem Wunsch nach einem möglichen Gotteslohn ab.²⁷⁷ Im Anschluss folgt die dritte intentionale Ausführung Rösslins zum Buch. Der Inhalt dieser eigentlichen Vorrede ist größtenteils identisch mit der Widmung an die Herzogin und der lyrischen Ermahnung. Er wiederholt sich zu aktuellen Problemen der Geburtshilfe sowie in seiner Absicht, diese zu verbessern:

---

271 Rößlin, Rosengarten 1513 Straßburg, fol. 3v.
272 Ebda, fol. 4r.
273 Ebda, fol. 3v.
274 Ebda.
275 Ebda, fol. 4r-4v.
276 Ebda, fol. 4v. Dabei handelt es sich nicht um tatsächliche, physische Instrumente, wie beispielsweise in Rueffs ‚Trostbüchlein'. Rösslin spricht hier im übertragenen Sinn von Hilfsmitteln, die er den Hebammen zur Verfügung stellen möchte. Er meint damit Rezepte und die Schilderung von geburtshilflichen Handgriffen.
277 Vgl. Rößlin, Rosengarten 1513 Straßburg, fol. 5v.

„Darum(b) got dem almechtigen zu(o) vnd ere / den ellenden armen kinder zu(o) hilff vnd zu(o) trost / auch den ersamen züchtigen schwangern frawe(n) / Den(n) zu(o) lieb vn(d) zu(o) dienst ist dz klein bu(e)chlin vßgezogen / vß den obgemelten hochgelo(e)rte(n) vnd kunstreichen natürlichen meistern"[278]

In der Vorrede verwendet Rösslin einen versöhnlicheren Ton, vorliegender Ausschnitt übermittelt eine geradezu gütige und selbstlose Haltung des Autors. Rösslin verweist in dem kurzen Text auch auf seine Quellen, die bereits genannten antiken und arabischen Ärzte.[279] Damit wird eine „positive Traditionslinie"[280] fortgeführt, die zur Zeit Rösslins als authentisch und etabliert galt. Der Verweis auf antike und bekannte Autoren diente im ausgehenden Mittelalter und der Frühen Neuzeit vor allem der Legitimation von neuen, deutschsprachigen Lehrbüchern.[281]

Rösslins Absicht mit dem ‚Rosengarten' wird durch die drei einleitenden Texte sehr deutlich. Er betrachtete den Berufsstand der Hebammen als problematisch und wollte, mehrmals direkt angesprochen, mit seinem Buch große Veränderungen herbeiführen. Die Kritik am Hebammenstand findet sich nicht nur im ‚Rosengarten', auch die Hebammenordnungen lassen auf Schwierigkeiten und Konflikte in der Geburtshilfe des 15. und 16. Jahrhunderts schließen. Beschäftigt man sich mit Hebammen der Frühen Neuzeit ist ein Thema ebenfalls unumgänglich:

5.2 „Zauberei und Hexenwerk"[282]

Vor dem Hintergrund der Hexenverfolgungen, die sich ab dem 15. Jahrhundert verstärkt im ganzen Heiligen Römischen Reich ausbreiteten, kam es ebenfalls zu Konflikten und Denunziationen gegenüber Hebammen. Gleich zu Beginn der folgenden Ausführungen sei allerdings darauf hingewiesen, dass die – lange Zeit auch in der Hexen- und Frauenforschung – ungemein populäre These der vielfach verdächtigten und verfolgten Hexen-Hebammen nicht unterstützt und eine „Vernichtung der weisen Frauen"[283], wie Gunnar Heinsohn und Otto Steiger ihr lange Zeit richtungsweisendes Buch titulierten, ausgeschlossen wird. Die im ersten Moment vielleicht einleuchtende und simpel

---

278 Rößlin, Rosengarten 1513 Straßburg, fol. 6r.
279 Vgl. ebda, fol. 5v. Siehe dazu auch Kapitel 2.1 und 3.2.
280 Habermann, Deutsche Fachtexte, S. 171.
281 Diese Legitimation ist auch bei Kräuter- und Arzneibüchern des 15. und 16. Jahrhunderts zu finden. Vgl. Habermann, Deutsche Fachtexte S. 172.
282 Hierbei handelt es sich um den Titel einer Publikation von Eva Labouvie. Siehe: Labouvie, Hexenwerk.
283 Gunnar Heinsohn, Otto Steiger: Die Vernichtung der weisen Frauen. Beiträge zur Theorie und Geschichte von Bevölkerung und Kindheit. Herbstein: März Verlag 1985. Im Folgenden zitiert als: Heinsohn, Steiger, Vernichtung.

erscheinende Erklärung, Hebammen seien vielfach der Zauberei angeklagt worden, da sie Wissen über Verhütungs- und Abtreibungsmethoden besaßen und dieses von ‚Kirche' und ‚Obrigkeit' aufgrund von Geburtenrückgängen ausgerottet werden sollte, bestätigt sich bei genauerer Beschäftigung mit dem Thema nicht. Bereits kurz nach Erscheinen des Buches von Heinsohn und Steiger entbrannte heftige Kritik unter Hexen- und FrauenforscherInnen.[284] Um nur eine Gegenposition herauszugreifen: Es konnte nachgewiesen werden, dass auch nach den großen Hexenverfolgungen das Wissen rund um Verhütung und Abtreibung nicht ausgestorben war, zudem vermittelten nicht nur Hebammen dieses Wissen. Es gab stattdessen viele Wege für schwangere Frauen abtreibende oder empfängnisverhütende Mittel zu erhalten, als Beispiel werden von Robert Jütte vor allem die Prostituierten als Vermittlerinnen dieser Kräuter und Tränke hervorgehoben.[285]

Die erwähnten Denunziationen und Konflikte, denen Hebammen im Spätmittelalter und der Frühen Neuzeit ausgesetzt waren, werden in den Beschuldigungen des Arztes Johann Widmann aus dem Jahre 1483 gut ersichtlich:

„Noch bedunkt mich der swangern frowen halb ein grosz eehaftig noturft sin, sich mit hebammen wol zü bewaren und zü versehen, basz dann mich bedunkt bitzher geschehen si. dan etlich die swangeren frowen an irer gepurt unzimlich letzen, etlich bi armen frawen unfliszig und unwillig sein, etlich unerfaren sein, etlich ouch *hechtzen und zoberin* sein; und dieselben herwirgen vil der kind an der gepurt, um die es doch vorhin wol gestanden ist, als ich davon etwas wissen hon, und ein gemein unselig regel ist, das alle jen, die vil toter kinder von den frowen bringen, vorus da es vorhin wol um ist gestanden, und alle jene, die ungewonlich und nit approbiert oder bewert arzni pflegen, sein alle *zöbererin*. anderswo in groszen stetten hat man gesworen hebammen, die den doctor der arzni müzen sweren getrülich und rechtlich zü handeln alles des, so sie können und wissen, und was sie nit können, rat zu pflegen anderer vernünftiger frowen

---

284 Eine Auflistung diverser Antworten und Aufsätze in Reaktion auf das Buch sowie eine genauere Beschäftigung mit diversen Strömungen und Ausrichtungen innerhalb der Hexenforschung der letzten Jahrzehnte findet sich bei Uschi Bender-Wittmann: Gender in der Hexenforschung. Ansätze und Perspektiven. In: Geschlecht, Magie und Hexenverfolgung. Hrsg. v. Ingrid Ahrendt-Schulte [u. a.]. Bielefeld: Verlag für Regionalgeschichte 2002. (= Hexenforschung. 7.) S. 34. Im Folgenden zitiert als: Bender-Wittmann, Hexenforschung. Siehe dazu auch Robert Jütte: Lust ohne Last. Geschichte der Empfängnisverhütung von der Antike bis zur Gegenwart. München: C. H. Beck 2003, S. 92–94.

285 Vgl. Robert Jütte: Abtreibung und Empfängnisverhütung. In: Lexikon zur Geschichte der Hexenverfolgung. Hrsg. v. Gudrun Gersmann, Katrin Moeller und Jürgen-Michael Schmidt. Zur Verfügung gestellt von historikum.net. URL: http://bit.ly/2lATk08 [21.02.2020].

oder der ärzt. man verhort ouch sie durch erzet und wise erfarne frowen. sollichs zimt ewren hohen vernunften ernstlich zü betrachten."[286]

Diese Überzeugung des Arztes, es gäbe unter den Geburtshelferinnen „hechtzen und zoberin", dürfte vor allem aufgrund der Annahme entstanden sein, dass für magische und teuflische Handlungen unter anderem Materialien von Nöten seien, die bei Geburten zugänglich wären und von neugeborenen Kindern gestohlen werden könnten.[287] Auch dieser Vorwurf konnte durch neuere Forschungen entkräftet werden; die vielen Anklageschriften, die eine Verwendung solcher Materialien betreffen, führen vielfach keine Hebammen, sondern andere Personen als TäterInnen an.[288] Widmann beklagt in seinem Schreiben auch die Unterschiede zwischen der städtischen und ländlichen Geburtshilfe. Er wünscht sich für die dörfliche Obstetrik dieselben Regulierungen und Überprüfungen der Hebammen wie in den großen Städten, in denen er selbst als Mediziner tätig war. Die bereits angesprochene Kontrollfunktion der Ärzte und Gelehrten trat also auch verstärkt im Kontext der Hexerei in den Vordergrund. Hier sei auf die paradoxe Position von spätmittelalterlichen Hebammen hingewiesen: Einerseits standen sie unter Beobachtung und arbeiteten in einem Umfeld, in dem es leicht zu Anschuldigungen kommen konnte, andererseits wurden die Geburtshelferinnen auch zur professionellen Hilfe bei Aufklärung von sexuellen Straftaten etc. herangezogen.[289]

Die Veröffentlichung des prägenden ‚*Malleus maleficarum*' durch den Dominikanermönch Heinrich Kramer (lat. Heinrich Institoris)[290] führte zu

---

286 Zitiert nach: Otto Winckelmann: Das Fürsorgewesen der Stadt Straßburg vor und nach der Reformation bis zum Ausgang des sechzehnten Jahrhunderts. Teil 2. Leipzig: Heinsius 1922. (= Quellen und Forschungen zur Reformationsgeschichte. 5.) S. 15. Die Hervorhebungen im Quellentext wurden eigenhändig gesetzt.
287 Dabei handelt es sich um Plazenta, Nabelschnur und ‚Neugeborenenschmer', aber auch um das Fleisch toter Neugeborener. Vgl. Kruse, Verborgene Heilkünste, S. 141.
288 Vgl. David Harley: Historians as Demonologists. The Myth of the Midwife-witch. In: Social History of Medicine 3 (1990), H. 1, S. 6. Im Folgenden zitiert als: Harley, Myth.
289 Vgl. Merry Wiesner-Hanks: ‚Midwives'. In: Encyclopedia of Witchcraft. The Western Tradition. Bd. 3. Hrsg. v. Richard M. Golden. Santa Barbara: ABC-CLIO 2006, S. 763. Im Folgenden zitiert als: Wiesner-Hanks, Midwives.
290 *um 1430 †1505. Institoris war Inquisitor, glühender Hexentheoretiker und der Autor des ‚Hexenhammers', welcher erstmals 1486 bei dem Drucker Peter Drach in Speyer erschien. Die Mitautorenschaft von Jakob Sprenger (*1435 †1495), ebenfalls ein Dominikanermönch, war in der Forschung lange Zeit umstritten. Eine Beteiligung an der Verfassung des Werks wird mittlerweile nicht mehr angenommen. Vgl. Friedrich Merzbacher: ‚Institoris (Krämer), Heinrich'. In: Neue deutsche Biographie. Hrsg. v. Otto Stolberg-Wernigerode. Bd. 10. Berlin: Duncker & Humblot 1974, S. 175–176. URL: https://bit.ly/2KPJAWP [21.02.2020];

einer Verschärfung der Hexerei-Beschuldigungen von Hebammen. Die Überschrift des 13. Kapitel lautet folgendermaßen: „Super modum quo obstetrices malefice maiora damna inferunt dum infantes aut interimunt aut demonibus execrando offerunt."[291] Darin werden den Hebammen dämonische und tödliche Absichten zugesprochen. Der einflussreiche Traktat führt mehrere Punkte an, wie Hexen-Hebammen im Rahmen ihres Berufs ihr Unwesen treiben würden. Die Aufzählungen beziehen sich auf die Verhinderung der Empfängnis, das Sabotieren von Geburten und das Töten von Kindern. Zusammenfassend werden den Hebammen darin ausschließlich Taten unterstellt, die einen normalen Verlauf der ehelichen Pflichten sowie einer Schwangerschaft und Geburt unterbinden; dazu zählt auch das Herbeiführen von Kastrationen bzw. Sterilisationen sowie das Auferlegen von Unfruchtbarkeit oder die Anstiftung zu außerehelichem Geschlechtsverkehr, Homosexualität oder dem Verkehr mit Tieren.[292]

Eine der schwerwiegendsten Anschuldigungen war das Betreiben von Geburtenkontrolle, die von der Bevölkerung, durchaus auch mit Hilfe der Hebammen, angewandt wurde.[293] Die Bulle von Papst Innozenz VIII.[294] ‚Summis desiderantes affectibus' überliefert Folgendes:

> „Jüngst ist uns nicht ohne außerordentliche Betrübnis zu Gehör gelangt, daß […] ziemlich viele Personen beiderlei Geschlechts, ihr eigenes (Seelen)heil mißachtend und vom christlichen Glauben abweichend, mit Inkubus- und Sukkubus-Dämonen Unzucht treiben und durch ihre Zaubersprüche, (Zauber)gesänge und Beschwörungen und durch andere gottlose, abergläubische und wahrsagerische

---

vgl. Peter Segl: Heinrich Institoris. Persönlichkeit und literarisches Werk. In: Der Hexenhammer. Entstehung und Umfeld des ‚Malleus maleficarum' von 1487. Hrsg. v. Peter Segl. Köln: Böhlau 1988. (= Bayreuther Historische Kolloquien. 2.) 116–117; vgl. Heinrich Kramer (Institoris): Der Hexenhammer. Malleus Maleficarum. Kommentierte Neuübersetzung. 6. Auflage. Hrsg. v. Günter Jerouschek und Wolfgang Behringer. München: Deutscher Taschenbuchverlag 2007, S. 37. Im Folgenden zitiert als: Kramer, Hexenhammer.

291 Malleus Maleficarum. Von Heinrich Institoris (alias Kramer) unter Hithilfe Jakob Sprengers. Aufgrund der Dämonologischen Tradition zusammengestellt. Wiedergabe des Erstdrucks von 1487 (Hain 9238). Hrsg. v. André Schnyder. Göppingen: Kümmerle 1991 (= Litterae. 113.) S. 137. Im Folgenden zitiert als: Malleus Maleficarum, Erstdruck. Zu Deutsch: „Über die Weise, wie die hexenden Hebammen noch größere Schäden tun, indem sie Kinder töten oder unter Verfluchungen den Dämonen opfern." Vgl. Kramer, Hexenhammer, S. 472.
292 Vgl. Malleus Maleficarum, Erstdruck, S. 191–192.
293 Vgl. Kruse, Verborgene Heilkünste, S. 169–173.
294 *1432 †1492. Die sogenannte ‚Hexenbulle' wurde 1484 nach Bestreben von Heinrich Institoris von Innozenz VIII. unterzeichnet. Vgl. Heribert Müller: ‚Innozenz VIII.'. In: Herders Lexikon der Päpste. Hrsg. v. Bruno Steimer. Freiburg: Herder 2010, S. 94–95.

Frevel, Verbrechen und Vergehen die Geburten der Frauen und die Brut der Brut der Tiere [...] verderben, ersticken und zugrunde richten. Auch bringen sie es fertig, Männer, Frauen [...] mit furchtbaren sowohl innerlichen wie äußerlichen Schmerzen und Plagen heimzusuchen und zu quälen, ferner Männer an der Zeugung, Frauen an der Empfängnis, Männer bei den Ehefrauen und Frauen bei den Männern an den ehelichen Pflichten zu hindern."[295]

Hebammen machten sich vor allem aufgrund ihres Wissens zur weiblichen Anatomie und der Kräuter- und Pflanzenwelt verdächtig, da sie somit eben auch Kenntnisse zur Verhinderung von Schwangerschaften hatten. Um einer unaufrichtigen Verwendung dieser Pflanzen entgegenzuwirken, wurde im 16. Jahrhundert schlussendlich das bereits erwähnte Arzneimittelverbot eingeführt. Bis dahin wurde versucht, den Hebammen durch Hexereivorwürfen die Weitergabe von verhütenden Mitteln zu erschweren bzw. diese zu stoppen. Die Bewertung von Empfängnisverhütung erfolgte von den kirchlichen Vertretern vom 13. bis zum 16. Jahrhundert unterschiedlich: Die Argumente dieser Diskussionen erstreckten sich von Vorwürfen der Sodomie und schwerer Sünde, die mit dem Tod zu bestrafen seien, über die Klassifizierung als widernatürliche Praxis bis hin zur Einordnung als lässliche Sünde.[296] Daher bot die Hexenbulle Papst Innozenz' für die Inquisitoren und Befürworter der Hexenverfolgungen ein verstärktes Argument zur Stigmatisierung von Hebammen.

Die hohe Sterblichkeit von Neugeborenen und deren Müttern bei Geburten des ausgehenden Mittelalters und der Frühen Neuzeit[297] stellte für die Geburtshelferinnen vor dem Hintergrund der Hexerverfolgungen ebenfalls eine heikle Situation dar. Die Regensburger Hebammenordnung von 1452 überliefert die Vorgehensweise bei dem Tod von Mutter und/oder Kind im Rahmen einer Geburt.[298] Kompromisslose Prozesse zur Abklärung der Schuldfrage lassen sich daher annehmen. Ein letzter großer Vorwurf, der Hebammen im Rahmen der Hexenverfolgungen gemacht wurde, betraf die absichtlich herbeigeführten Beendigungen von Schwangerschaften. Abtreibungen wurden im Christentum des Spätmittelalters und der Frühen Neuzeit als schwere Sünde

---

295 Kramer, Hexenhammer, S. 102–103. Es ist spannend, dass hier von „Personen beiderlei Geschlechts" die Rede ist und nicht nur weibliche Geburtshelferinnen beschuldigt werden.
296 Vgl. Kruse, Verborgene Heilkünste, S. 169.
297 Vgl. ebda, S. 216; vgl. Beatrix Bastl: Der Herr gibt, der Herr nimmt. Bemerkungen zur Geschichte von Kindheit und Tod im Mittelalter und in der Frühen Neuzeit. In: Triumph des Todes? Ausstellungskatalog. 12. Juni bis 26. Oktober 1992. Hrsg. v. Museum Österreichischer Kultur. Eisenstadt: Museum Österreichischer Kultur 1992, S. 77–78.
298 Vgl. Regensburger Hebammenordnung von 1452. Bayerisches Hauptstaatsarchiv, Gemeiners Nachlass 6, fol. 219r-219v.

und „als Verstoß gegen die Allmacht Gottes"[299] aufgefasst und oft mit dem Tode bestraft.[300] Nicht nur das Kirchenrecht sprach sich gegen Abtreibungen aus, erstmals säkular geklärt wurde die moralische Frage in der ‚*Constitutio Criminalis Carolina*'[301] von Kaiser Karl V., welcher ein konkretisiertes Abtreibungsverbot vorschrieb:

> „Idem so jemandt eynem weibßbild durch bezwang, essen oder drincken, eyn lebendig kindt abtreibt, wer auch mann oder weib vnfruchtbar macht, so solch übel fürsetzlicher vnd boßhafftiger weiß beschicht, soll der mann mit dem schwert, als eyn totschläger, vnnd die fraw so sie es auch an jr selbst thette, ertrenckt oder sunst zum todt gestrafft werden."[302]

Das Glossar im Hebammenlehrbuch Rösslins übermittelt zahlreiche Pflanzen, die als Abtreibungsmittel bekannt waren und im Grunde zu den verbotenen Arzneien zählten. Diese abortiven Pflanzen fanden ihren Weg in den ‚Rosengarten' natürlich nur als wehenfördernde oder menstruationsanregende Substanzen, trotzdem blieben ihre zusätzlichen Wirkungen nicht unentdeckt und verleiteten so unter Umständen auch zu regelwidrigen Anwendungen. Da es sich bei vielen dieser Gewächse um einfache Gartenkräuter und Hausmittel handelte, konnten die Aborte trotz des eingeführten Arzneimittelverbots und eines zusätzlichen, bereits im 15. Jahrhundert erlassenen Verkaufsverbots für abtreibende Kräuter und Pflanzen in den Apotheken nicht verhindert werden.[303] Ein Teil der edierten Notizen aus dem ‚Rosengarten' von 1529 handelt von derartigen Anleitungen und Mitteln zur Austreibung (toter) Kinder. Ungeklärt

---

299 Kruse, Verborgene Heilkünste, S. 175.
300 Bereits im 12. Jahrhundert wurde im Kirchenrecht zwischen beseelten und unbeseelten Föten unterschieden, danach richtet sich auch die Schwere der Sünde im Falle einer Abtreibung. Mädchen kamen nach mittelalterlichem Verständnis nach dem 80., Jungen nach dem 40. Schwangerschaftstag in den Besitz ihrer Seele. Im Kirchenrecht wurde die Unterscheidung von beseelten und unbeseelten Föten erst 1869 durch Papst Pius IX. aufgehoben. Vgl. ebda, S. 174.
301 Die ‚Peinliche Gerichtsordnung Kaiser Karls V.' aus dem Jahr 1532 gilt heute als das erste allgemeine deutsche Strafgesetzbuch. Artikel 133 der Gerichtsordnung regelte die Konsequenzen und Bestrafungen nach durchgeführten Abtreibungen. Vgl. Larissa Leibrock-Plehn: Frühe Neuzeit. Hebammen, Kräutermedizin und weltliche Justiz. In: Geschichte der Abtreibung. Von der Antike bis zur Gegenwart. Hrsg. v. Robert Jütte. München: C. H. Beck 1993. (= Beck'sche Reihe. 1018.) S. 69–70.
302 Zitiert nach: Günther Jerouschek: Lebensschutz und Lebensbeginn. Stuttgart: Ferdinand Enke 1988. (= Medizin in Recht und Ethik. 17.) S. 5. Wurde die Schwangerschaft vor der ‚Beseelung' des Kindes beendet, erfolgte die Bewertung des Delikts als Fahrlässigkeit, andernfalls als Mord. Die Empfängnisverhütung wurde als ‚einfacher Totschlag' eingestuft. Die Todesstrafe kam nur bei der Abtreibung eines beseelten Kindes zur Anwendung. Vgl. Kruse, Verborgene Heilkünste, S. 174–175.
303 Vgl. ebda, S. 178.

bleibt, mit welcher Absicht bzw. aus welcher Perspektive diese Instruktionen geschrieben wurden; der Autor formulierte die Passagen zum Teil widersprüchlich. Unabhängig davon, ob Rupertus von der Austreibung toter oder lebendiger Kinder schrieb, wurde in den Notizen, gleich wie im ‚Rosengarten' selbst, das Wissen zur Beendigung einer Schwangerschaft weitergegeben:

„Nehmt 4 Lot Knoblauch, 1 Lot Castoreum, 2 Lot Andorn, 1 Lot Bibergeil. Das wird in einer Maß Wein gesotten. Die Hälfte auf den Nabel geben, das treibt *das tote Kind* mitsamt der Plazenta aus. Sei Christus befohlen!

Weiter: Nehmt einen Adlerstein, bindet ihn fest an den linken Oberschenkel der Frau an. Das treibt *das Kind* aus dem Mutterleib mit der Plazenta aus. Sei Christus befohlen!"[304]

Aufgrund der eben erläuterten Punkte könnte nun geschlussfolgert werden, dass es eine hohe Verurteilungsrate von Hebammen im Rahmen der Hexenverfolgung gegeben haben muss. Es existieren mehrere Schriftquellen, in denen Hexen und Hebammen im selben Satz erwähnt werden und in denen letztere zu Hauptverdächtigen der Hexenverfolgungen gemacht wurden. Dies führte dazu, dass die ältere Forschung jahrzehntelang die erwähnte „Vernichtung der weisen Frauen"[305] angenommen und das Stereotyp, das dadurch entstanden ist, gefördert hat.[306] Mittlerweile wird das Thema breiter und heterogener betrachtet. Trotz teils mangelhafter Aufzeichnungen und Akten zu Hexenprozessen konnte nachgewiesen werden, dass nur ein kleiner Prozentsatz der verurteilten Frauen als Hebammen gearbeitet hatte.[307] Schottische und englische Akten übermitteln eine Verurteilungsrate von weniger als 1 %, aber auch in Mitteleuropa halten sich die Zahlen von Prozessen gegen Hebammen oder deren Verurteilung als Hexen in Grenzen.[308]

Vor diesem Hintergrund liefert eine Passage in den bearbeiteten handschriftlichen Notizen des ‚Rosengartens' von 1529 ebenfalls einen wertvollen Beitrag zu dem Thema: Im Rahmen der Schilderung der bereits erwähnten

---

304 Rößlin, Rosengarten 1529 Straßburg, fol. 2v. Neuhochdeutsche Übersetzung. Die Hervorhebungen weisen auf die unklare bzw. widersprüchliche Wortwahl Rupertus' hin.
305 Heinsohn, Steiger, Vernichtung.
306 Vgl. Wiesner-Hanks, Midwives, S. 763; vgl. Harley, Myth, S. 6.
307 Vgl. ebda, S. 1; vgl. Walter Rummel: ‚Weise' Frauen und ‚weise' Männer im Kampf gegen Hexerei. Die Widerlegung einer modernen Fabel. In: Europäische Sozialgeschichte. Festschrift für Wolfgang Schieder. Hrsg. v. Christof Dipper [u. a.]. Berlin: Duncker und Humblot Verlag 2000. (= Historische Forschungen. 68.) S. 355. Walter Rummel fand in seinen Studien außerdem heraus, dass Hebammen sowie heilkundige ‚weise' Frauen und Männer sogar vielfach zu den Verurteilenden bei Hexenprozessen gehörten.
308 Vgl. Wiesner-Hanks, Midwives, S. 763.

siamesischen Geburt taucht die Stadt „sulgau"[309] auf. Das ist deshalb interessant, da Bad Saulgau im Rahmen der Hexenverfolgungen in der Frühen Neuzeit eine nicht unbedeutende Rolle spielte. In zwei Jahrhunderten wurden in der kleinen Stadt insgesamt 46 Hexenprozesse durchgeführt, in 29 Fällen erfolgte eine Verurteilung, von den anderen Verfahren ist der Ausgang nicht bekannt.[310] In den noch vorhandenen Prozessakten sind in Bezug auf die überlieferten Berufsbezeichnungen der Angeklagten zwei Hebammen aufgelistet. Die Gründe für die Verurteilung einer der beiden Frauen werden in den Prozessakten ausführlich überliefert. Es finden sich neben übler Nachrede und Beschwörungen, dem Verwandeln in eine schwarze Katze und ähnlichen abstrusen Vorwürfen auch typische Anschuldigungen, die dem Beruf einer Hebamme entsprachen. So soll die Angeklagte Anna Persauter Neugeborene verflucht oder ermordet, Frauen im Wochenbett die Milch weggehext oder ihnen eine verzauberte Suppe zu essen gegeben haben, worauf die Mütter gestorben seien.[311] Dieses Beispiel verdeutlicht, dass die im ‚Hexenhammer' angeführten Vorwürfe gegen Hebammen auch tatsächlich bei einzelnen Prozessen thematisiert und vorgebracht wurden, aber bei weitem nicht alle Geburtshelferinnen davon betroffen waren bzw. sich diesen stellen mussten. Die Hinrichtung eines Großteils der obstetrisch arbeitenden Frauen wäre für die Gesellschaft zusätzlich kontraproduktiv gewesen, da das Wissen rund um Schwangerschaft und Geburt im Spätmittelalter und in der Frühen Neuzeit zum Großteil in den Händen der Hebammen lag. Wäre dieses ‚vernichtet' worden, wie Steiger und Heinsohn behaupten, wäre es zu großen fachlichen Einbußen in der Geburtshilfe gekommen. Allerdings beschleunigten die misogynen Vorurteile des 16. Jahrhunderts die Verlagerung der obstetrischen Expertise im gesellschaftlichen Diskurs von den Hebammen zu den (männlichen) Ärzten.

Zusammenfassend kann eine klare Verbindung von Hebammen und Hexen im Zuge der Verfolgungswellen der Frühen Neuzeit als haltlos betrachtet werden. Allerdings konnte durch das Gegenüberstellen der Notizen im Lehrbuch und der Prozessakten zu den Hexenverfolgungen im frühneuzeitlichen Bad Saulgau eine Diskrepanz hinsichtlich rechtlicher, moralischer und kirchlicher Vorschriften und Regeln aufgezeigt werden. Auf der einen Seite ging die Stadt streng gegen Menschen, die der Hexerei verdächtigt wurden, vor, auf der anderen Seite wurde in einem offiziellen Lehrbuch (!) Wissen zur Durchführung verbotener Praktiken weitergegeben und geduldet. Die

---

309 Rößlin, Rosengarten 1529 Straßburg, fol. 12r, 17v.
310 Die Verfolgungen und Prozesse in Bad Saulgau fanden zwischen 1518 und 1731 statt. Vgl. Georg Hämmerle: Aus der Geschichte der Stadt Saulgau. Bd. 1. Die Saulgauer Hexenprozesse. Saulgau: Stadtarchiv 1987, S. 17–23.
311 Vgl. ebda, S. 33–40.

Widersprüchlichkeit, einerseits Abtreibungen zu verbieten und andererseits abtreibende Mittel in einem Lehrbuch aufzulisten, zeigt zusätzlich die Unmöglichkeit auf, das Wissen von Hebammen und schwangeren Frauen zur Durchführung von Schwangerschaftsabbrüchen zu unterbinden.

5.3 Hebammenlehrbücher im Spannungsfeld von Theorie und Praxis

5.3.1 AdressatInnen und RezipientInnen

Bei der Ermittlung möglicher RezipientInnen des ‚Rosengartens' fällt als erstes die im Vergleich zur handschriftlichen Vorlage des Lehrbuchs von Rösslin geänderte Ausrichtung des Buches auf. Die Handschrift aus dem Jahr 1494 adressiert den Inhalt an den „gemeinen man"[312]. Die Bezeichnung befindet sich relativ am Ende der Handschrift und steht im Kontext einer Erklärung zu den lateinischen Fachbegriffen im Buch. Im Druck Rösslins schließt an diese Erklärung das Glossar mit der Auflistung besagter lateinischer Termini und den dazugehörigen deutschen Übersetzungen an. Der signifikante Unterschied zwischen Handschrift und Druck wird in folgender Gegenüberstellung ersichtlich:

Cod. med. 801

„Jtem hie jn disem cleinen buchlin do stend vil latinischer wortter vnd dorumb das man dasselb latin nit auszulegen nach zu gutem tutzsch machen vnd bringen mag das es dem *gemeinen man* verstentlich sie Dorumb ab die so dan disz buchlin lesen es nit gantz verstanden sollent sie gedult haben vnd die gelerten der artznie auch die appotecker dorumb fragen die wissen jnen ein gut gnugsame auszrichtung vnd ein volkomen entscheid doruber zu geben 1494"[313]

Druckversion des ‚Rosengartens' von 1513

„Item hie in disem cleinen büchlin stand vil latinischer wo(e)rter / vnd darumb das man das selbig latyn / nit zu(o) gu(o)ttem tutsch bringe(n) mag / das es den *frawen* verstendig sy / Sollent sy züflucht habe(n) / zu(o) den doctores vnnd apoteckern / die werden inen gnügsamen bescheid über yedes geben. Darzu(o) so habe(n) die krüter nit einen name(n) / in allen tütschen landen / als absinthium zu(o) latyn / würt zu(o) Fryburg genannt wermu(o)t / zu(o) Franckfurt / wygen krut / zu(o) Trier / alsen. Darum(b) so volget nach ein tafel / darin(n) man findet das latyn vnd tütsch [...]"[314]

---

312 Zitiert nach: Kruse, Neufund, S. 230.
313 Ebda. Die Hervorhebung im Quellentext wurde eigenhändig gesetzt.
314 Rößlin, Rosengarten 1513 Straßburg, fol. 51r. Die Hervorhebung im Quellentext wurde eigenhändig gesetzt.

Der unbekannte Autor der handschriftlichen Vorstufe des ‚Rosengartens' wollte mit seinen Inhalten ein breiteres, nicht unbedingt akademisch gebildetes Publikum ansprechen. Die Forschung geht davon aus, dass mit der Bezeichnung ‚gemeiner Mann' im Kontext dieser Handschrift vor allem Kenner und Zuständige der Gesundheitsversorgung spätmittelalterlicher Städte gemeint waren.[315] Der Codex sollte möglicherweise Badern, Wundärzten und Chirurgen zur Erweiterung ihrer Kenntnisse und ihres Wissens im Bereich der Geburtshilfe dienen. Allerdings steht das im Kontrast zu der überwiegend einstimmigen Annahme der Forschung, die Geburtshilfe sei bis ins späte 16. Jahrhundert reine Frauenarbeit gewesen.[316] In diesem Fall wäre die handschriftliche Vorlage des ‚Rosengartens' für ein Publikum geschrieben worden, das die Inhalte in der Praxis nicht anwenden hätte können. Im Text des Codex und auch des späteren Lehrbuchs finden sich, Kruses Ausführungen bestätigend, hingegen auch direkte Hinweise auf Chirurgen, die vor allem bei Komplikationen und Schwierigkeiten von den Hebammen hinzugezogen werden sollten:

> „Darumb were der gebrest von der bermu(o)ter / der frawen gema(e)cht / mit geschwer / eysse(n) / gefyg / fygwartze(n) / vn(d) des gleichen / darumb die frawen gema(e)cht sich nit weytern vnd erstrecken mo(e)gen / schmertzen halb / So soll man vorhin vor der geburt / *rhat darzu(o) pflegen* / durch wund artzet / Des gleiche(n) were(n) preste(n) in der blasen / als stein / geschwer / die harnwind / so sol man aber vorhin *rhat pflegen vnd su(o)chen* / die ding zu(o) wenden."[317]

Mit der Drucklegung des ‚Rosengartens' durch Eucharius Rösslin verschob sich auch die Ausrichtung und Adressierung des Buches. Die Fokussierung auf „frawen"[318] als potenzielle Leserinnen zeigt einmal mehr Rösslins Überlegungen mit seinem Werk. Die konkrete Ausrichtung eines Buches auf Frauen, im Speziellen auch arbeitende Frauen, stellte für den Beginn des 16. Jahrhunderts allerdings noch eine Ausnahme dar.[319] Der Hinweis, die Leserinnen sollten sich

---

315 Vgl. Kruse, Neufund, S. 231; vgl. Giesecke, Buchdruck, S. 369.
316 Siehe dazu auch Fußnote 9. Kruse zeigt ein etwas anderes Bild der spätmittelalterlichen Geburtshilfe auf. Sie erwähnt, dass ab Beginn des 16. Jahrhunderts die Anzahl der männlichen Geburtshelfer stetig anstieg, die tatsächlichen Entbindungen allerdings noch meistens in den Händen der Hebammen lagen. Vgl. Kruse, Verborgene Heilkünste, S. 126–132. Aus dem italienischen Raum (15. Jahrhundert) ist außerdem bekannt, dass reiche und adelige Frauen häufig auf die Anwesenheit von studierten Ärzten, den *medici*, während der Geburt ihrer Kinder bestanden, da sie auf deren Expertise vertrauten und sich so vor dem Hintergrund der hohen Sterblichkeit sicherer fühlten. Vgl. Park, Secrets of Women, S. 136–141.
317 Rößlin, Rosengarten 1513 Straßburg, fol. 12r. Die Hervorhebungen im Quellentext wurden eigenhändig gesetzt.
318 Ebda, fol. 51r.
319 Der ‚Rosengarten' ist die dritte gynäkologische Schrift, die im Laufe der Geschichte direkt an Hebammen adressiert wurde. Nach dem Traktat des frühmittelalterlichen Arztes und Gelehrten Muscio *‚De morbis mulierum'*, sprechen

bei Fragen oder Unklarheiten an Ärzte oder Apotheker wenden[320], wurde aus der handschriftlichen Vorlage übernommen. Trotz des eingefügten Glossars, das die lateinischen Wörter und Ausdrücke den deutschen Entsprechungen gegenüberstellt, verzichtete Rösslin nicht darauf, gelehrte und belehrende Autoritäten als mögliche Hilfestellung für die Rezipientinnen anzuführen.

Diese Anmerkung ist Anstoß und Einleitung für eine grundlegende Fragestellung und Diskussion rund um RezipientInnen sowie ProfiteurInnen des ‚Rosengartens'. Wie bereits angemerkt, ist eine beachtliche Anzahl von ForscherInnen zu dieser Thematik der Ansicht, Frauen seien die einzigen Zuständigen in der Geburtshilfe gewesen, Männer hätten keine Motivation und auch keine Befugnis für diese Arbeit besessen. In Folge sei auch das Interesse an obstetrischer Literatur für Männer, vorrangig Ärzte, Apotheker und Chirurgen, gering gewesen. Einerseits kann nun die Frage gestellt werden, warum der Arzt Eucharius Rösslin das Buch überhaupt herausgab, wenn es für ihn keinen direkten Nutzen hatte. Andererseits bietet sich die Gelegenheit, die Annahmen dieser Forschung zu hinterfragen und sich die Frage zu stellen, ob Männer, auch aus unterschiedlichen Bevölkerungs- und Berufsschichten, möglicherweise doch zu den RezipientInnen des ‚Rosengartens' und somit auch anderer obstetrischer Literatur zählten. Als Ausgangspunkt folgender Überlegungen sollte zunächst Katharine Parks Erkenntnis zur spätmittelalterlichen medizinischen Landschaft betrachet werden: Sie ist der Ansicht, es hätte „two communities of knowers"[321] gegeben, zwischen denen eine ‚Grenze der Geheimhaltung', das jeweilige eigene Wissen betreffend, bestand. Akademisch gebildete Männer sowie medizinische Laien hätten ihre Kenntnisse vor der jeweiligen anderen Gruppe verborgen, das sei das Verbindende zwischen den gegensätzlichen medizinischen Praktikern gewesen:

> „[...] such boundaries marked the interface between learned expertise and lay knowledge, which corresponded to the interface between Latin and vernacular or written and oral culture – between the world of textual knowledge and the world of experience-based practice."[322]

Monica Greens Forschungen zu mittelalterlichen Frauen in gynäkologischen Berufen bestätigen die oben aufgeworfene Frage nach einem ärztlichen Interesse an obstetrischem Wissen: „[...] there is abundant evidence that male

---

auch Giovanni Michele Savonarola (‚Practica maior') und Pseudo-Ortolf (‚Frauenbüchlein') in ihren Schriften die Geburtshelferinnen, letzterer die schwangeren Frauen, direkt als Adressatinnen an. Vgl. Green, The Sources, S. 168.

320 „Sollent sy zu(o)flucht habe(n) / zu(o) den doctores vnnd apoteckern / die werden inen gnu(o)gsamen bescheid über yedes geben." Rößlin, Rosengarten 1513 Straßburg, fol. 51r.
321 Park, Secrets of Women, S. 81.
322 Ebda.

practitioners were interested in the care of women's reproductive health. This becomes readily apparent from an examination of medieval gynecological literature."[323] Derselbe Inhalt findet sich auch bei Park, sie berichtet von Quellen, die zwar schwer zu fassen und nur fragmentarisch vorhanden seien, aber eine Präsenz von männlichen Ärzten in der Geburtshilfe und der weiblichen Sexualmedizin überliefern:

> „These documents make it clear that by the second half of the fifteenth century physicians were indeed beginning to provide substantial gynecological and obstetric care to elite women and to play a significant role in managing their pregnancies and reproductive lives. They also suggest that laypeople's understanding of women's nature and reproductive role did not correspond neatly to the theories proposed by learned writers on generation [...]"[324]

Demnach wird klar, dass es gegen Ende des Mittelalters und zu Beginn der Frühen Neuzeit zwei ‚Fronten' in der medizinischen Landschaft gab: Akademisch Ausgebildete, die vielfach wenig Ahnung von der Praxis hatten, und LaienmedizinerInnen – ArbeiterInnen ‚fürs Grobe' – zu denen auch die Hebammen gehörten. Ebenfalls wird deutlich, dass beide Gruppen wenig Wissen über die Tätigkeiten der jeweiligen anderen Partei hatten. Im Laufe des Spätmittelalters begannen die starren Grenzen langsam aufzuweichen, daher lässt sich das ärztliche Interesse und manchmal auch eine ärztliche Beteiligung in praktischen Gebieten der Medizin, wie z.B. der Geburtshilfe, auch in Quellen feststellen.

Angewandt auf den ‚Rosengarten' bietet das Lehrbuch tatsächlich verschiedene Ansatzpunkte, die eine männliche Rezeption vermuten lassen: „Auch gu(o)te(n) wein mit einer ladtwerge(n) genant dyamarte / oder mit einer genant alkakengi / von dene(n) Auicenna schreibt am fünffte(n) bu(o)ch / als die doctores wol wissen."[325]. Dieser Ausschnitt aus dem siebten Kapitel des ‚Rosengartens' ist ein Beispiel für die typische Erwähnung antiker Autoritäten in geburtshilflichen Drucken des 16. Jahrhunderts.[326] Spannend ist auch die direkte Erwähnung der *doctores* und deren Wissen über die besagten Heilmittel. Einerseits kann diese Anmerkung als Anrede von Ärzten oder

---

323 Green, Women's Medical Practice, S. 457. Die Historikerin beschäftigt sich in diesem Artikel mit der Rolle von Frauen in medizinischen Berufen, im Speziellen der Geburtshilfe. Sie führt diverse Beispiele für die Beteiligung von Männern an mittelalterlichen Geburten an und erläutert Gründe für das männliche Interesse an obstetrischer Literatur.
324 Park, Secrets of Women, S. 131. Dem Zitat folgt ein zehnseitiges Kapitel mit dem Titel „Men and Women at the Bedside", in dem Park diverse Fälle von (schwangeren) Frauen auflistet, bei deren Behandlungen und Geburten männliche Hilfe hinzugezogen wurde.
325 Rößlin, Rosengarten 1513 Straßburg, fol. 23v.
326 Vgl. Eckart, Medizin, S. 107. Siehe dazu auch Kapitel 2.1.

Gelehrten im Sinne einer direkten Leseransprache verstanden werden. Die Bezugnahme auf detailliertes, ärztliches Wissen erweckt den Anschein eines fachlichen Nachschlagewerks für Experten, welches Verweise zu den wichtigen und bekannten medizinischen Vorgängern herstellt. Andererseits kann die antike ärztliche Erwähnung als zusätzliche, informative Anmerkung für lesende Frauen verstanden werden. Inwiefern diese Erwähnung für Hebammen vor dem Hintergrund eines praktischen Anwendungsgebietes sinnstiftend und notwendig war, ist allerdings fraglich. Bei stattfindenden Geburten wird stattdessen vermutlich mehr Wert auf nützliche Tipps, Handgriffe und Rezepte gelegt worden sein.

Letztere sind auch zur Genüge im ‚Rosengarten' zu finden, es werden vor allem Zusammensetzungen von Heilmitteln für diverse Beschwerden vor, während und nach der Geburt beschrieben. Die zum Teil komplexen Rezepte stellen den nächsten Punkt einer möglichen, (zusätzlich angedachten) männlichen Rezeption dar. Zum einen finden sich bei diesen arzneilichen Anweisungen oft Ermahnungen, diese als Hebamme nicht alleine herzustellen und zu verabreichen, sondern einen Arzt oder Apotheker beizuziehen. Zum anderen ist fraglich, welche der zum Teil sehr exotischen Zutaten für Hebammen verfügbar und somit auch realistisch für ihre Arbeit verwendbar waren. Auch die edierten handschriftlichen Notizen im ‚Rosengarten' des Petrus Rupertus liefern ein gutes Beispiel dafür, welche Kenntnisse den RezipientInnen in den Bereichen Botanik und Pharmazie sowie der lateinischen Sprache abverlangt wurden:

„Ein Konfekt für Frauen im Kindbett, das das Leben stärkt und alle Blutungen reinigt und die Menstruation abführt: Item 2 Unzen Amberbaum-Pulver, 2 Unzen *Diarameram*, 1 Drachme vorbereitete gereinigte Perlen, 3 Unzen Manus Christi mit Perlen, 2 Unzen Galgant, 3 Unzen Muskatblüten, 1 Drachme Safran, 2 Drachmen Aloeholz, 3 Unzen Nelken, 2 Drachmen Gämswurze, 3 Drachmen gelbes Sandelholz. Mischen. Sei Christus befohlen, Amen! Das auf einer erhitzten Scheibe Brot, in Wein einnehmen, jeden Tag ein halbes Lot. Sei Christus befohlen, Amen!"[327]

Auch bei Rezepten mit einfachen ‚Standard-Zutaten' wie diversen Küchen- und Heilkräutern, die vermutlich den meisten Frauen bekannt und zugänglich waren, folgt im Lehrbuch häufig Folgendes: „Doch so soll man(n) die ding mit rhat eins wysen gelerten artzat brauchen"[328]. Diese Ermahnungen und Hinweise auf ärztliche Autoritäten sind auch vor dem Hintergrund des Arzneimittelverbotes zu betrachten. Notwendige Heilmittel konnten ab 1592 nur noch aus den Apotheken bezogen werden[329]; folgender Ausschnitt des ‚Rosengartens' bezeugt bereits 80 Jahre zuvor die sich abzeichnende Tendenz:

---

327 Rößlin, Rosengarten 1529 Straßburg, fol. 17v. Neuhochdeutsche Übersetzung.
328 Rößlin, Rosengarten 1513 Straßburg, fol. 23r.
329 Vgl. Kruse, Die Arznei ist Goldes wert, S. 123.

"So sol man ir gebe(n) die ding / die da stercke(n)t dz haupt / vn(d) dz hertz / als da seint gu(o)t ladtwerge(n) / daryn da(n) bysem gadt / als diamuscum / dyambra / confectio de gemmis / dyamargariton / vnd ander mer. Darumb man zu(o) flucht haben sol *zu(o) den artzeten*. Auch die ding die de(n) magen stercken / als dyagalanga / dyacinamomu(n) / vnd ander mer die man findet *in den apotecken*"[330]

Die dargelegten Ausschnitte zeigen die ausgeprägte Rolle männlicher Mediziner und Apotheker in der Geburtshilfe. Auch wenn keine direkten Kontakte von Ärzten mit gebärenden Frauen im ‚Rosengarten' beschrieben werden und diese nur aufgrund anderer, oben angeführter, Quellen belegt sind[331], übernahmen sie durch Belehrungen[332] und Zuweisungen von Arzneien eine wichtige Rolle in der Obstetrik. Daher ist die Frage durchaus berechtigt, ob nicht ebenso diese Ärzte das Lehrbuch Rösslins zur Wissensaneignung und Fortbildung verwendeten. Wenn sich die ‚ungebildeten' Hebammen und Geburtshelferinnen[333] Rat und Unterricht bei den Ärzten holen sollten, mussten letztere die Inhalte der Geburtshilfe auch beherrschen bzw. diese gelernt und verstanden haben. Somit ist annehmbar, dass der ‚Rosengarten' mit seiner Fülle an Informationen auch für Ärzte von großem Interesse war.

Rösslin vermerkte in seiner Ermahnung am Beginn des Buches, dass er aufgrund seiner Ausbildung an der medizinischen Fakultät Kenntnisse über die Geburtshilfe erlangt habe und sie nun an die ‚unwissenden' Hebammen weitergeben würde.[334] Da seit dem Hochmittelalter die praktische Medizin von der theoretischen getrennt war und akademisch gebildete Ärzte keine Ausbildung in chirurgischen und anwendungsbezogenen Tätigkeiten erhielten[335], stellt sich die Frage, welche obstetrischen Kenntnisse Rösslin an der medizinischen Fakultät tatsächlich erlangt hatte. Es ist schwer vorstellbar, dass er sich alle Inhalte des ‚Rosengartens' durch seine Ausbildung und die Lektüre antiker und arabischer Ärzte angeeignet haben könnte. Aufgrund der Forschungen von Kruse wissen wir, dass nur kleine Teile des Lehrbuchs tatsächlich von Rösslin stammen, die fachlichen Inhalte übernahm er von der handschriftlichen Vorlage. Ungeachtet dessen drängt sich trotzdem die Frage

---

330 Rößlin, Rosengarten 1513 Straßburg, fol. 22r. Die Hervorhebungen im Quellentext wurden eigenhändig gesetzt.
331 Vgl. dazu Green, Women's Medical Practice; vgl. Park, Secrets of Women.
332 Ein weiteres Beispiel dafür: „Vnnd wer diser ding will weyter vnderricht werden / mag rhat su(o)che(n) bey den artzoten." Rößlin, Rosengarten 1513 Straßburg, fol. 26r.
333 Vgl. Rößlin, Rosengarten 1513 Straßburg fol. 2v, 3v, 4v.
334 Vgl. ebda, fol. 4v.
335 Vgl. Bernhard D. Waage, Wolfgang Wegner: ‚Practica medicinae'. In: Enzyklopädie der Medizingeschichte. Hrsg. v. Werner E. Gerabek [u. a.]. Berlin, New York: de Gruyter 2005, S. 1177f.

auf, wie der Autor dieser Vorlage als (denkbar) gebildeter Arzt detaillierte Beschreibungen von durchzuführenden Handgriffen im Laufe einer Geburt schildern konnte, wenn dieser aufgrund seines Berufes nicht oder nur sehr unwahrscheinlich oder sporadisch bei einer Geburt anwesend gewesen sein konnte. Diese Diskrepanz zwischen Autoritätsanspruch, alleiniger Vermittlung wichtigen Wissens für Hebammen und schwangere Frauen und der tatsächlichen Praxiserfahrung durchzieht das gesamte Lehrwerk.

Besonders deutlich wird dies auch durch den Verfasser der handschriftlichen Notizen im ‚Rosengarten' von 1529. Der Beweis für die Verwendung des Lehrbuchs durch einen möglichen Chirurgen oder männliches medizinisches Personal liegt mit der Unterschrift Rupertus' auf der Hand. Nicht nur dessen Notizen, sondern auch die bereits angesprochenen ärztlichen Provenienznachweise in einigen der recherchierten Exemplare des ‚Rosengartens' zeigen eine tatsächliche männliche Nutzung auf. Auch wenn die Bücher z. T. erst in späteren Jahrhunderten in den Bibliotheken von Medizinern nachgewiesen werden konnten, ändert das nichts am grundsätzlichen Interesse männlicher Ärzte am Themengebiet der Obstetrik. Monica Green löst die Fragen, die sich aus obengenannten Widersprüchen ergeben, in ihren Forschungen folgendermaßen auf: „Even so, male medical literature was not simply scholastic speculation, […] but was derived at least in part from actual practice or discussion with midwives and was intended, in its turn, to be used to instruct them".[336] Der Inhalt dieses Zitates hebt die Frage nach realistischen RezipientInnen auf eine ganz andere Ebene. Der Wissenserwerb von akademisch gebildeten Ärzten, aber auch von Chirurgen, erfolgte laut der Autorin auch durch den Austausch mit praktizierenden Hebammen. Diese Vorstellung erscheint, vor allem auch vor dem Hintergrund einer entsprechenden Passage in der Heilbronner Hebammenordnung vom Ende des 15. Jahrhunderts, nicht abwegig:

> „[…] so und zu welcher Zeit sie (die Hebammen) durch die hiesigen Herrn Physicos und Doctores der Artzney erfordert: und ihres Handels examinirt und erfragt werden, so sollen sie sich in dem nicht widersetzen, sondern gehorsam seyn, guten richtigen Bescheyd, ihrer Erfahrung geben, und sich gutwillig unterweisen und berichten lassen."[337]

---

336 Green, Women's Medical Practice, S. 459.
337 Die Hebammenordnung mit der Signatur *E010-201* wird im Stadtarchiv Heilbronn aufbewahrt. Zitiert nach: Waltraud Pulz: Zur Erforschung geburtshilflichen Überlieferungswissens von Frauen in der frühen Neuzeit. In: Von der Wehemutter zur Hebamme. Die Gründung von Hebammenschulen mit Blick auf ihren politischen Stellenwert und ihren praktischen Nutzen. Hrsg. v. Christine Loytved. Osnabrück: Universitätsverlag Rasch 2001. (= Frauengesundheit. 1.) S. 13. Im Folgenden zitiert als: Pulz, Überlieferungswissen. Die eingeklammerte Anmerkung im Zitat wurde von Pulz übernommen.

Indem Hebammen ihre Erfahrung an die Stadtärzte weitergaben, stieg folglich auch deren Wissen zu den besagten Fachthemen. Auch in Rösslins Ermahnung findet sich ein Vers, der eine Beobachtung der Arbeit von Hebammen vermuten lässt. Er schrieb: „Vnd nit so mancher mort geschehe / Als offt vnd dick ichs hab gesehen"[338]. Wie bereits erläutert, ist es unwahrscheinlich anzunehmen, dass ein akademisch gebildeter Arzt wie Rösslin aktiv als Geburtshelfer bzw. entbindender Arzt häufig an Geburten teilgenommen hat.[339] In seiner Funktion als Stadtarzt wäre eine Beiziehung nur in wirklich schwierigen Fällen möglich gewesen. Dieser Vers sollte demnach mit Vorsicht als ein Zeichen häufigen direkten ärztlichen Kontakts mit gebärenden Frauen betrachtet werden; im Kontext einer Abhandlung zu Geburtsverletzungen findet sich auch im ‚Frauenbüchlein' von Pseudo-Ortolf eine ähnliche Formulierung: „als jch es dann offt gesehen hab"[340]. Es scheint eine vermeintliche Teilnahme am Geschehen gegeben zu haben; allerdings konnte, genau wie bei Rösslins ‚Rosengarten', eine handschriftliche Vorstufe des Traktates gefunden werden, die an besagter Stelle einen anderen Wortlaut überliefert: „als ich es dann offt gehöret hab sagen von den frawen"[341].

Diese Umformulierung und Angabe vermeintlicher eigener Erfahrungen in einem obstetrischen Werk ist ein potentielles Beispiel für die sich ausbreitende und stärker werdende Rolle der Ärzte im Bereich der Geburtshilfe. Flügge ist aufgrund ihrer Recherchen zu den ersten deutschsprachigen Hebammenordnungen aus dem 15. und 16. Jahrhundert davon überzeugt, dass es den (Stadt)ärzten darum ging, eine hierarchische Struktur innerhalb aller medizinischen Berufe zu etablieren.[342] Die im Laufe des Spätmittelalters und der Frühen Neuzeit stärker werdende Kontrollfunktion der Ärzte gegenüber den vereidigten Hebammen ging mit dem Wunsch, an der Spitze dieser Hierarchie zu stehen, einher:

„[…] die Entscheidung über geburtshilfliche Maßnahmen nicht mehr der verantwortlichen Hebamme zuzugestehen, sondern eine Entscheidungshierarchie einzuführen, die den Status der Gelehrten über den sozialen Status stellt und den sozialen Status über die praktische Erfahrung. So finden sich die normalerweise wenig vornehmen, theoretisch-wissenschaftlich ungebildeten Hebammen am unteren Ende einer Stufenleiter, auf deren oberster Stufe die studierten Ärzte stehen. Selbst wenn sie weiterhin berühmt waren für ihre geburtshilflichen Kenntnisse und Fähigkeiten, sollten sich die Hebammen auch wider besseres Wissen den Anweisungen beugen, die höher stehende Personen ihnen erteilten."[343]

---

338 Rößlin, Rosengarten 1513 Straßburg, fol. 4r.
339 Vgl. Kruse, Verborgene Heilkünste, S. 131.
340 Zitiert nach: Ebda, S. 128.
341 Zitiert nach: Kruse, Verborgene Heilkünste, S. 128.
342 Vgl. Flügge, Hebammen, S. 268.
343 Ebda, S. 276. Von einer „Heilerhierarchie" in Bezug auf medizinisch versiertes Personal der Frühen Neuzeit spricht auch Robert Jütte: Studierte Ärzte standen

Ihre überlegene Stellung in dieser hierarchischen Struktur konnte von Ärzten als Autoritätsanspruch verwendet werden. Das zeigt sich im ‚Rosengarten' vor allem durch Aussagen Rösslins wie „Hab ich yn geben ein verstandt / Den sie in disem bu(e)chlin handt"[344] oder in der restlichen lyrischen Ermahnung. Auch die kontinuierliche Erwähnung antiker und arabischer Mediziner kann als Stärkung und Herausstreichung der Stellung sowie des Wissens gebildeter Ärzte gegenüber einfachen Geburtshelferinnen verstanden werden. Der ärztliche Wille nach einem hierarchischen Muster, einhergehend mit dem Wissensdurst hinsichtlich frauenmedizinischer Inhalte, zeigt sich auch folgendermaßen: Ältere gynäkologische Schriften, beispielsweise das große ‚Trotula'-Ensemble aus dem 12. Jahrhundert, führen als Erklärung für die Abfassung der Schriften für Männer (!) die Scham von Frauen sich Ärzten anzuvertrauen an. Da die *medici* aufgrund dessen kein Wissen über die Frauenheilkunde erlangen konnten, seien sie auf die Schrift von ‚Trotula' angewiesen gewesen.[345] Der ‚Rosengarten' überliefert eine solche Mitteilung nicht, allerdings findet sich im siebten Kapitel zu den Komplikationen einer Geburt Folgendes:

> „So nu(o)n ma(n)cherley vrsach seind vberiger frawe(n) flüß / Ist vast not / das sich die frawen in no(e)ten nit zu(o) vyl scham(m)en / sonder den a(e)rtzete(n) ir anligen offnen vnd sagen. Welcher artzet vß seinem fragen / vnd vß irer antwurt wol mag vnderricht werde(n) / vo(n) was vrsach wegen / ir solicher vberiger flüß ko(m)men sie / de(n) nach er ir wol rhate(n) kan."[346]

Auch das ‚Trostbüchlein' von Jacob Rueff stellt in dieser Hinsicht eine besonders spannende Quelle dar: Das 1554 publizierte Lehrwerk ist in deutscher und lateinischer Sprache zur Unterweisung von Hebammen und Ärzten (!) erschienen. Die lateinische Variante unterscheidet sich von der deutschen Ausgabe durch detailliertere medizinische Angaben und einen wissenschaftlicheren Schreibstil. Bereits der Titel verrät eine andere Ausrichtung des Buches: *‚De conceptu et generatione hominis, et iis quae circa haec potissimum consyderantur, Libri sex'*.[347] Das Lehrbuch wurde mit dem Interesse verfasst, sämtliche Gelehrte und Mediziner in Europa über den obstetrischen Stoff in verständlicher Sprache – Latein – unterrichten zu können.[348] Auch die

---

demnach bezüglich Einkommen und sozialem Ansehen über allen anderen in der Heilkunde tätigen Menschen. Vgl. Jütte, Ärzte, Heiler und Patienten, S. 19, 30
344 Rößlin, Rosengarten 1513 Straßburg, fol. 4v.
345 Vgl. Maringgele, Trotula, S. 20; vgl. Green, Women's Medical Practice, S. 463.
346 Rößlin, Rosengarten 1513 Straßburg, fol. 25r.
347 Der vollständige deutsche Titel des Lehrbuchs lautet hingegen vereinfacht: ‚Ein scho(e)n lustig Trostbu(e)chle von den empfengnussen und geburten der menschen.' Ruf, Trostbüchlein 1554 Zürich.
348 Vgl. Huldrych M. Koelbing: ‚De conceptu et generatone hominis' – die lateinische Fassung von Jakob Rueffs ‚Trostbüchle', Zürich 1554. In: Gesnerus. Swiss

deutsche Version benennt in der Vorrede nicht nur weibliche Adressatinnen, sondern überliefert Folgendes:

„Ob glych aber jetz dises Bu(o)ch vil mer innehaltet dann der Hebam(m)en verstand / pflicht vnd ampt betrifft / ist es doch nit on sunder grosse vrsachen vmb so vil mer erwytert vnnd gemeeret. Dan(n) wie vorgema(e)ldt / so(e)lichs nit allein vm(b) der Hebammen vnd geba(e)renden frouwen willen / sonder auch ander lüten vm(b) vil vnd mengerley zu(o)fa(e)llen willen zu(o) gu(o)te(n) gemachet ist / wie es sich an der sach selber kundtlich gnu(o)g wirt befinden."³⁴⁹

Demnach geht es Rueff darum, das Wissen rund um die Geburtshilfe bekannter und zugänglicher zu machen. Vor allem die lateinische Abfassung der Inhalte für Gelehrte bestätigt das Interesse männlichen medizinischen Personals an der Thematik. Dadurch rückt auch Rösslins selbst genanntes Motiv zur Herausgabe des ‚Rosengartens' in ein anderes Licht: Einerseits vermitteln die Zeilen in der Ermahnung am Beginn des Buches ein klares Bild, für wen und mit welcher Absicht er die Inhalte drucken ließ, andererseits existieren diverse Indizien, die das selbstlose Verhalten des Arztes, auch hinsichtlich der erläuterten Hierarchie- und Autoritätsvorstellungen, in Frage stellen. Vier Jahre vor Erscheinen des ‚Rosengartens' schrieb Rösslin einen Brief an die Stadt Frankfurt, der unmissverständlich Ärger und Unzufriedenheit über andere medizinische PrakikerInnen, unter anderem auch Hebammen, erkennen lässt:

„fursichtigen wysen gunstigen liben herren, demnach ich an uwer ersam wyssheit vor einem halben jar etlich ansinnen geton, daruber mir wenig antwurt worden, ist andermals min ernstlich ansynnen und beger an E. W. die wyll johannes appotekkern auch den schendtlichen juden und judin frembd und heimisch zugelassen ist von E. W., das sy mogen und fryheit haben zu raten, zu visitiren, artzny zu machen und zu geben, des sy sich zu allen teilen berümen, bin ich ungezwyffeleter hoffnung uwer ersam wissheit werd mir sulichs auch vergunden und zulassen. wo aber das U. W. sold und dinstgelt keinswegs ein benügen haben, dann ich merklichen nachteil gehabt hab. zum andren so felt vil merklicher irrung vur betreffen die so mit artzny umbgen, als doctores appotecker,

---

Journal of the history of medicine and science 38 (1981), H. 1–2, S. 51–53. URL: http://bit.ly/2zyM0p2 [20.12.2019].

349 Ruf, Trostbüchlein 1554 Zürich, fol. 2v-3r. Rueff kann ein Professionalisierungsbestreben innerhalb der Geburtshilfe zugesprochen werden, da neben dem ‚Trostbüchlein' auch eine weitere Quelle existiert, die seinen Wunsch nach einer Verbesserung und Weiterentwicklung der Geburtshilfe erahnen lässt: ‚Frag und Antworten' heißt eine Abschrift aus dem Jahr 1703, die einen fiktiven, idealen Prüfungskatalog zwischen Hebammen und einem Arzt wiedergibt. Das Originaldokument aus dem 16. Jahrhundert ist leider nicht mehr erhalten, aufgrund der sprachlichen und inhaltlichen Überschneidungen mit dem ‚Trostbüchlein' wird der Text Jacob Rueff zugesprochen. Vgl. Keller, Menschwerdung, S. 223.

barbirer, *hebamen*, von denen allsampt nachred enstet, das sich uweren ersam wyssheit geburdt darin zu handln; und mir als uwer wissheit archiatro geburt furzubringen. bit und beger umb ein antwurt. uwer ersam wissheit gehorsamer EUCHARIUS RÖSSLIN doctor."[350]

Die erkennbare Missstimmung in diesem Schriftstück bezieht sich hauptsächlich auf die Herstellung und (falsche) Anwendung eigener Arzneien durch andere heilkundige Personen. Kruse ist davon überzeugt, dass sich viele Ärzte aufgrund von deren Wissen im Bereich der Arzneimittelherstellung oder der Heilkunst ökonomisch im Nachteil sahen und deshalb ein Konkurrenzverhalten an den Tag legten, unter anderem sei dadurch auch das Arzneimittelverbot vorangetrieben worden.[351] Das Ende der lyrischen Ermahnung im ‚Rosengarten' steht im Kontrast zu obigem Brief. Selbstlos und demütig vermerkte Rösslin, dass er keinen Lohn für seine Arbeit erwarte, es reiche ihm, dass die Frauen ihm in Ehren gedenken und er hoffentlich Gottes Lohn erhalten werde.[352]

Dadurch ergeben sich ein Widerspruch bzw. zwei verschiedene Möglichkeiten zur Auslegung von Rösslins Intention mit dem Buch: Einerseits wäre das Wissen von Hebammen durch das Lesen des ‚Rosengartens' vertieft und ausgeweitet worden, was einen Anstieg der Konkurrentinnen Rösslins bedeutet hätte. Wird andererseits auch die Lektüre durch Ärzte und männliches medizinisches Personal angenommen, wäre auch deren Wissensschatz zur Geburtshilfe gestiegen und die Arbeit der Hebammen infolge unwichtiger und in den Hintergrund gedrängt worden. Dazu kommt: Wenn sich medizinisch gebildete Autoren das Wissen von Hebammen zugänglich gemacht hatten, um daraus unter Einbeziehung antiker und frühmittelalterlicher Quellen Lehrbücher für eben diese Hebammen zu verfassen, stellt sich die Frage, inwiefern die Geburtshelferinnen die schriftlichen Unterweisungen überhaupt benötigten und ob diese Bücher nicht vielmehr den Lehrzwecken von Ärzten dienten. Bezogen auf den ‚Rosengarten' spricht die Übersetzung lateinischer Begriffe und Pflanzen im Kräuter-Glossar am Ende des Lehrbuchs allerdings gegen diese These. Dieses Glossar, welches nicht Teil der handschriftlichen Vorlage war und erst von Rösslin dem Werk hinzugefügt wurde, stellt ein Indiz für die tatsächliche (exklusive) Zuschreibung des Buches an Hebammen und Frauen dar. Die Erweiterung des obstetrischen Wissens von Chirurgen und Ärzten,

---

350 Brief von Eucharius Rösslin an die Stadt Frankfurt am Main aus dem Jahr 1509. Zitiert nach: Oswald Feis: Unbekannte Briefe von Eucharius Rößlin (Vater und Sohn). In: Sudhoffs Archiv für Geschichte der Medizin 22 (1929), H. 1, S. 103. URL: https://bit.ly/2IIpnFL [21.12.2019]. Die Hervorhebung im Quellentext wurde eigenhändig gesetzt.
351 Vgl. Kruse, Verborgene Heilkünste, S. 139–140.
352 Vgl. Rößlin, Rosengarten 1513 Straßburg, fol. 5v.

möglicherweise sogar als intendierter Nebeneffekt einer großflächigen Drucklegung, könnte trotzdem im Interesse des Autors gewesen sein.

Aufgrund der handschriftlichen Notizen Rupertus' in der bearbeiteten Ausgabe des ‚Rosengartens' von 1529 erscheint zusätzlich eine ganz neue Rezipientenschicht auf der Bildfläche, die bisher auch von der Forschung nicht beachtet wurde. Neben der Auflistung von Rezepten überliefern die Notizen nämlich auch zwei Ermahnungen an die Ehemänner von schwangeren Frauen. Diese handeln von unzumutbaren körperlichen Belastungen für Schwangere und dem richtigen Umgang mit den werdenden Müttern. Die Absätze stellen in zweierlei Hinsicht eine Besonderheit dar: Einerseits wechselte der Autor von einer medizinisch-erklärenden Wortwahl zu einer moralisch-belehrenden, andererseits werden im Kontext des ‚Rosengartens' erstmals die Ehemänner und zukünftigen Väter der ungeborenen Kinder angesprochen:

> „Die schwangeren Frauen sollen nicht geschlagen, gestoßen oder geschädigt werden. Man soll sie auch nicht mit Kraft umarmen. Sie sollen sich nicht vornüber bücken und etwas über sich heben, denn dadurch zieht es dem Kindlein oft die Nabelschnur zu und es geht dann so, dass die Menstruation das Kind mit einem großen Guss aus dem Mutterleib zieht, oft wird es lebendig, aber häufig nur mehr tot ausgetrieben. Darum seid gewarnt."[353]

> „Es sollen sich die vollen Trinker und unzüchtigen Männer bei Verlust ihres Seelenheiles davor hüten, dass sie die schwangeren Frauen weder mit Schlägen, Stößen, Tritten noch mit unziemlicher Arbeit beladen, damit die Kinder im Mutterleib unbeschädigt bleiben."[354]

Diese eindrücklichen Anweisungen an die Ehemänner von schwangeren Frauen sind als ‚Schutzmaßnahmen', sowohl für die ungeborenen Kinder als auch für die schwangeren Frauen, zu verstehen. Rupertus plazierte diese am Beginn und am Ende seiner Notizen, sie bilden demnach eine Klammer, die durch seine moralische Wortwahl noch verstärkt wird. Das wird vor allem auch durch die Formel „dar vm seidt gewarnt"[355] gut ersichtlich. Am deutlichsten erscheint diese neue Ausrichtung und Adressierung der Notizen in der Anrede Rupertus' auf der ersten beschriebenen Seite: „Laus deo semper zeuor. Edler vnd vester juncker nun getreu eren liebs vnd gu(o)tz sind aier vest zevor"[356]. Er richtete sich somit an (junge) adelige Ritter und Edelmänner. Interessanterweise und im Gegensatz zum ‚Rosengarten' verzichtete der Verfasser auf die direkte Anrede von Hebammen. Er formulierte seine Sätze sehr neutral und unpersönlich: „Wan sich die schlos durch kelti nit weltendt opfnen so salbent den berlib. mit dem / eol. nement rosen eol. dillen eol. ma(n)

---

353 Rößlin, Rosengarten 1529 Straßburg, fol. 2r. Neuhochdeutsche Übersetzung.
354 Ebda, fol. 19v. Neuhochdeutsche Übersetzung.
355 Rößlin, Rosengarten 1529 Straßburg, fol. 2r.
356 Ebda.

del. eol. iedes. 2 lot"³⁵⁷. Im gedruckten Lehrbuch wurden die auszuführenden Tätigkeiten und Handgriffe direkt den Geburtshelferinnen zugesprochen, die Adressierung stand dabei nie in Frage:

„Wo aber das kind ka(e)me mit einer seite(n) an die geburt / So soll aber *die hebam(m)* das kind schicken richten vnd wysen vbersich / wie es vorhin in mu(o)terleib gesessen ist / vn(d) im darnach zu(o) beque(m)liche(n) vßgang helffen"³⁵⁸

Diese ausdrückliche Nennung der Geburtshelferinnen fehlt in den handschriftlichen Notizen Petrus Rupertus' zur Gänze, kein einziges Mal findet sich das Wort ‚Hebamme'. Stattdessen merkte der Autor am Beginn Folgendes an: „got im himmel zuo lob. zu(o) nutz vnd trost den / armen / vnd drirstigen / in disem jamerthal hab ich dis biechlin gebessert vnd erstlich kurtzlich gewarnet laßen"³⁵⁹. Demnach hatte er den Anspruch, das Buch zu verbessern; das kann als Unzufriedenheit mit den Inhalten oder als Ergänzungsbestreben gedeutet werden. Im Gegensatz zum ‚Rosengarten' und der Regensburger Hebammenordnung beschränkte sich der Autor dabei nicht (ersichtlich) auf die Belehrung von Hebammen. Welche Personen er mit der Phrase „den / armen / vnd drirstigen / in disem jamerthal"³⁶⁰ ansprechen wollte, geht nicht klar hervor. Allerdings erweckt die erwähnte adelige Anrede den Anschein, dass seine Aufzeichnungen zugunsten verheirateter (adeliger) Paare verfasst wurden. Die Frage nach RezipientInnen des ‚Rosengartens' bekommt durch diese Notizen eine andere Tragweite und es kann die Annahme getroffen werden, dass das Buch auch als eine Art Informationslektüre für werdende Mütter UND Väter fungiert haben könnte. Durch die Verknüpfung von medizinisch-praktischen und moralischen Unterweisungen, die sich nicht alleine an Schwangere und Geburtshelferinnen richteten, wird klar, dass für Rupertus das ‚Gelingen' einer gesunden Schwangerschaft und unkomplizierten Geburt offensichtlich nicht alleine in den Händen von Schwangeren und Hebammen lag.

5.3.2 Literalität und Medienrevolution

Im Hinblick auf die Frage, ob der ‚Rosengarten' tatsächlich auch von Hebammen und schwangeren Frauen herangezogen und verwendet wurde, muss vorerst geklärt werden, ob diese Frauen überhaupt in der Lage waren, ein solches Buch zu lesen. Dazu ist es notwendig, die vorherrschenden Gefälle zwischen urbanen und ländlichen Gebieten sowie unterschiedlichen

---

357 Rößlin, Rosengarten 1529 Straßburg, fol. 10v.
358 Rößlin, Rosengarten 1513 Straßburg, fol. 16r. Die Hervorhebung wurde eigenständig gesetzt.
359 Rößlin, Rosengarten 1529 Straßburg, fol. 2r.
360 Ebda.

Bevölkerungsschichten hinsichtlich Bildung und Lesefähigkeit näher zu betrachten.

Um auf die Alphabetisierung der (weiblichen) ländlichen Bevölkerung und somit auch der ‚Landhebammen' näher eingehen zu können, sind aussagekräftige Quellen von Nöten, die für die Zeit vor 1800 leider nur bedingt existieren. Somit werden seriöse Angaben zur Literalität der spätmittelalterlichen und frühneuzeitlichen dörflichen Bevölkerung erschwert.[361] Grundsätzlich schätzt die Forschung zur Bildungs- und Sprachgeschichte des 16. Jahrhunderts die allgemeine Alphabetisierungsrate der deutschsprachigen Bevölkerung auf 5%[362], wovon der Großteil dieser ‚gebildeten' Menschen in der Stadt lebte, die peripheren Gebiete spielten für diese Prozentzahl eine relativ geringe Rolle.[363] Bei der Verwendung des Begriffs ‚gebildet' bzw. ‚belesen' muss zusätzlich zwischen dem traditionellen (spät)mittelalterlichen Verständnis von Bildung, nämlich der Fähigkeit, Latein lesen und rezipieren zu können[364], und einer untergeordneten Bildung, dem Leseverständnis deutschsprachiger Texte, unterschieden werden. Die Entwicklung der weiblichen Bildungsmöglichkeiten in den Städten ging vor allem im 15. und 16. Jahrhundert voran. Zu Beginn des 15. Jahrhunderts wurde der städtische Bildungsdiskurs von einer Bürgerin Augsburgs in einem Brief an eine Verwandte aus Donauwörth folgendermaßen beschrieben:

---

361 Vgl. Andrea Hofmeister: Kinder, Küche, Katechismus? Überlegungen zur Elementarbildung von Frauen in der Frühen Neuzeit. In: Frühe Neuzeit. Festschrift für Ernst Hinrichs. Hrsg. v. Karl-Heinz Ziessow. Bielefeld: Verlag für Regionalgeschichte 2004. (= Studien zur Regionalgeschichte. 17.) S. 166. Im Folgenden zitiert als: Hofmeister, Elementarbildung.

362 Der Begriff Alphabetisierung bezieht sich in diesem Kontext ausschließlich auf die Lesekompetenz der Bevölkerung. Die geschätzte Zahl beläuft sich auf 400 bis 800 Tausend Menschen, die in der Lage waren, Bücher und Texte eigenständig zu lesen. Diese 5% sind allerdings nicht gleichzusetzten mit der tatsächlichen Anzahl an RezipientInnen zeitgenössischer Werke. Es ist davon auszugehen, dass viele der Schriften, vor allem im Kontext der Reformation (Flugschriften etc.), illiteraten Menschen vorgelesen wurden. Vgl. Janzin, Günter, Buch, S. 160; vgl. Peter von Polenz: Deutsche Sprachgeschichte vom Spätmittelalter bis zur Gegenwart. Bd. 1: Einführung. Grundbegriffe. 14. bis 16. Jahrhundert. Berlin, New York: de Gruyter 1991. (= Sammlung Göschen. 2237), S. 149. Im Folgenden zitiert als: Polenz, Deutsche Sprachgeschichte.

363 Vgl. ebda.

364 Latein stellte die Sprache des Gesetzes, der Herrschaftsgewalt und der Kirche dar, somit gehörten gebildete Leute auch tendenziell dem Adel, dem Klerus oder der Akademikerschicht an. Vgl. Lesley Smith, Jane H. M. Taylor: Women and the Book. Assessing the Visual Evidence. Toronto: University of Toronto Press, London: The British Library 1996. (= The British Library studies in medieval culture. 3.) S. 23. Im Folgenden zitiert als: Smith, Taylor, Women and the Book.

„Ich schäme mich fast, weil ich glaube, daß ich in ganz Augsburg die einzige Frau bin, die schreiben und lesen kann, und fürcht, man möcht über uns lachen, daß wir einander schreiben. Denn ich glaub, daß in ganz Wörth außer dir nicht Eine ist, die schreiben und lesen kann."[365]

Bereits im 14. Jahrhundert entstanden in den Städten die ersten deutschsprachigen Schulen für das Bürgertum, die auch von Mädchen und Frauen als Schülerinnen besucht werden konnten. Ebenfalls wird von weiblichen Lehrpersonen, meist Nonnen, Beginen oder Ehefrauen von Lehrern, berichtet.[366] Die kirchlichen Stifts- und Klosterschulen sowie städtischen Latein- und Pfarrschulen, zu denen Mädchen und Frauen des Bürgertums keinen Zutritt hatten und die keinen deutschsprachigen Unterricht anboten, existierten weiterhin neben den ‚niederen' Schulen.[367] Trotzdem erhielten im Laufe des Spätmittelalters immer mehr Mädchen die Möglichkeit einer grundlegenden Bildung.[368] Mit der Reformation entstand eine Art ‚Elementarbildung' für Mädchen, die sich trotz aller Fortschrittlichkeit hinsichtlich einer weltlichen Schulorganisation trotzdem stark auf die traditionell weiblichen Aufgabenbereiche und Kompetenzen wie Haushalt, Kinder und Ehe fokussierte. Johann Eberlin von Günzburg[369] beschrieb 1521 den reformatorischen Wunsch nach Unterricht folgendermaßen: „Alle kind, mägdlin und knäblin, soll man im dritten jar irs

---

365 Briefe eines Frauenzimmers aus dem 15. Jahrhundert. Nach alten Urschriften. Hrsg. v. Paul von Stetten. Augsburg: Conrad Heinrich Stage 1777, S. 11. Zitiert nach: Andrea Kammeier-Nebel: Frauenbildung im Kaufmannsmilieu spätmittelalterlicher Städte. In: Geschichte der Mädchen- und Frauenbildung. Hrsg. v. Elke Kleinau und Claudia Opitz. Bd. 1: Vom Mittelalter bis zur Aufklärung. Frankfurt, New York: Campus Verlag 1996, S. 78. Im Folgenden zitiert als: Kammeier-Nebel, Frauenbildung. Die ursprüngliche Orthographie des ins Neuhochdeutsche übertragenen Textes wurde beibehalten.
366 Vgl. Claudia Opitz: Life in the Late Middle Ages. Übersetzt vom Deutschen ins Englische von Deborah Lucas Schneider. In: A History of Women in the West. 3. Auflage. Hrsg. v. George Duby [u. a.]. Bd. 2: Silence of the Middle Ages. Cambridge [u. a.]: Belknap Press of Havard University Press 1995, S. 298.
367 Vgl. Polenz, Deutsche Sprachgeschichte, S. 125. Deutsche und Lateinische Schulen wurden auch als ‚niedere' und ‚höhere' Schulen bezeichnet. Vgl. Kammeier-Nebel, Frauenbildung, S. 79.
368 Vgl. Hofmeister, Elementarbildung, S. 169–170. Bereits an der Wende vom 14. zum 15. Jahrhundert kam es zu einem verstärkten Interesse der Bevölkerung, Mädchen und Frauen zu bilden. Dazu trugen vor allem auch spezielle Mädchenschulen bei, die sich im 15. Jahrhundert etablierten. Vgl. Kammeier-Nebel, Frauenbildung, S. 80–81.
369 *1470 †1533. Johann Eberlin von Günzburg war ein deutscher Reformator und Theologe. Vgl. Ernst Wolf: ‚Eberlin'. In: Neue deutsche Biographie. Hrsg. v. Otto Stolberg-Wernigerode. Bd. 4. Berlin: Duncker & Humblot 1959, S. 247–248. URL: https://bit.ly/2kozj8N [25.10.2019].

alters zu schul tun, bis sie acht jar alt werden. […] In den schulen soll man kind leren das christlich gsatz aus dem ewangeli und aus Paulo."[370]

Die Bildung von adeligen Frauen folgte einem anderen Muster als dem der Stadtbevölkerung. Das Ausmaß an Förderung hing stark von der Bereitschaft der Väter, Brüder und Ehemänner der Frauen ab.[371] Je nach Bildungsbestreben der Familien lernten die Töchter, ebenso wie die Söhne, Lesen und erhielten eine (oftmals knappe) Unterweisung in Latein. Wie ausgeprägt diese Kenntnisse waren, bleibt dahingestellt.[372] Die Höfe des regierenden und hohen Adels waren indes meist exzellente Schauplätze der Frauenbildung. Große Bibliotheken, persönliche Lehrer und die Anschaffung von neuen Büchern umreißen im Großen und Ganzen die Voraussetzungen für eine elitäre Bildung der weiblichen Mitglieder des Hochadels.[373] Der Stellenwert von Frauenbildung im Spätmittelalter wird vor allem in moralisch-didaktischer Frauenliteratur übermittelt; erwartungsgemäß wurden diese Texte von männlichen Autoren verfasst. Die deutschsprachigen Schriften verweisen auf das erwünschte, richtige Verhalten von Frauen, die in den Genuss von Bildung kamen: „Darumb lieben Toechter / Seyt nicht zu gar fürwitzig"[374]. Damit wurde den Mädchen und Frauen Zurückhaltung sowie die Selbstbeherrschung, nicht zu vorlaut und übermäßig wissbegierig zu sein, eingeschärft.

Adelige Frauen kamen auch vielfach durch den Eintritt in ein Kloster zu Bildungsmöglichkeiten. Für das weibliche Klosterleben war die Lesefähigkeit beinahe obligatorisch, da ein Großteil der klösterlichen Tätigkeiten aus dem Lesen geistlicher Schriften, der Gestaltung der Messen oder in der persönlichen

---

370 Zitiert nach: Alfred Wendehorst: Wer konnte im Mittelalter lesen und schreiben? In: Schule und Studium im sozialen Wandel des hohen und späten Mittelalters. Hrsg. v. Johannes Fried. Sigmaringen: Jan Thorbecke Verlag 1986. (= Vorträge und Forschungen. 30.) S. 9.
371 Vgl. Hofmeister, Elementarbildung, S. 170.
372 Vgl. Smith, Taylor, Women and the Book, S. 23. Aufgrund der unausgeprägten Schriftlichkeit weiblicher Adeliger des Spätmittelalters existieren nur marginale Quellen, die Auskünfte zur höheren Bildung von Frauen überliefern. Vgl. Ursula Liebertz-Grün: Rollenbilder und weibliche Sozialisation im Adel. In: Geschichte der Mädchen- und Frauenbildung. Hrsg. v. Elke Kleinau und Claudia Opitz. Bd. 1: Vom Mittelalter bis zur Aufklärung. Frankfurt, New York: Campus Verlag 1996, S. 44.
373 Vgl. Juliane Jacobi: Mädchen- und Frauenbildung in Europa. Von 1500 bis zur Gegenwart. Frankfurt, New York: Campus Verlag 2013, S. 66. Im Folgenden zitiert als: Jacboi, Frauenbildung.
374 Ingrid Bennewitz: „Darum lieben Toechter / Seyt nicht zu gar fürwitzig…". Deutschsprachige moralisch-didaktische Literatur des 13.-15. Jahrhunderts. In: Geschichte der Mädchen- und Frauenbildung. Hrsg. v. Elke Kleinau und Claudia Opitz. Bd. 1: Vom Mittelalter bis zur Aufklärung. Frankfurt, New York: Campus Verlag 1996, S. 23.

Andacht bestand. Die Elementarbildung, welche hauptsächlich das Lesen sowie das Auswendiglernen gewisser liturgischer Gesänge und Gebete umfasste, fand im Kloster statt. Diese ‚Klosterschulen' wurden allerdings nicht nur von angehenden Nonnen, sondern auch von adeligen Mädchen und jungen Frauen des Prinzipats genutzt.[375] Ähnlich der reformatorischen Ausrichtung der Stadtschulen im 16. Jahrhundert fand auch im adeligen Bereich eine Fokussierung auf die mütterlichen und haushaltlichen Aufgaben der Frau statt.[376] Es kann von einer hohen Rezeption deutschsprachiger Literatur ausgegangen werden, die explizit an Frauen adressierten moralisch-didaktischen Texte unterstützen diese Annahme. Auch Rösslins Widmung an die Herzogin von Brauschweig-Lüneburg spricht für die Lesefähigkeit von Frauen höherer Gesellschaftsschichten. Der Autor bat die Herzogin in seiner Widmungsrede, sie möge das Buch an viele Frauen ihres Fürstentums ausgeben, damit so vielen Schwangeren wie möglich geholfen werden könne.[377] Die Verteilung des ‚Rosengartens' beschränkte sich allerdings vermutlich nur auf andere adelige Frauen innerhalb des Herrschaftsgebietes der Herzogin, eine umfangreiche Ausgabe des Buches an alle weiblichen Untertanen des Fürstentums ist nicht wahrscheinlich.[378]

Trotz der verstärkten Einbindung von Mädchen und Frauen in die Bildungslandschaft des 15. und 16. Jahrhunderts waren diese nach wie vor von weiterführenden Bildungsmöglichkeiten, wie der Absolvierung eines Studiums, ausgeschlossen.[379] Diese Defizite zeigen sich vor allem bei der Schriftlichkeit von Frauen: Bis ins 19. Jahrhundert lassen sich anhand von Signierfähigkeitserhebungen gravierende Unterschiede bei den Unterschriftszeichnungen von Männern und Frauen belegen.[380]

---

375 Vgl. Claudia Opitz: Erziehung und Bildung in Frauenklöstern des hohen und späten Mittelalters. In: Geschichte der Mädchen- und Frauenbildung. Hrsg. v. Elke Kleinau und Claudia Opitz. Bd. 1: Vom Mittelalter bis zur Aufklärung. Frankfurt, New York: Campus Verlag 1996, S. 67; vgl. Jacobi, Frauenbildung, S. 70.
376 Vgl. Hofmeister, Elementarbildung, S. 167.
377 Vgl. Rößlin, Rosengarten 1513 Straßburg, fol. 2v.
378 Michael Stolberg verweist in einem Artikel ebenso darauf, dass der Kauf bzw. die Rezeption von volkssprachlicher Gebrauchsliteratur aufgrund zu hoher Kosten und fehlender Alphabetisierung nur durch eine kleine Minderheit der Bevölkerung erfolgte. Vgl. Michael Stolberg: Kommunikative Praktiken. Ärztliche Wissensvermittlung am Krankenbett im 16. Jahrhundert. In: Praktiken der Frühen Neuzeit. Akteure, Handlungen, Artefakte. Hrsg. v. Arndt Brendecke. Köln, Weimar, Wien: Böhlau 2015, S. 111–112.
379 Vgl. Hofmeister, Elementarbildung, S. 166.
380 Dabei untersuchte die Alphabetisierungsforschung Tauf-, Ehe- und diverse Zivilstandsregister auf Unterschriften, die zum Großteil von Männern getätigt wurden. Vgl. ebda, S. 165.

Bedauerlicherweise existieren kaum aussagekräftige Quellen, die das tatsächliche Lesevermögen von Hebammen oder Gebärenden bezeugen[381], so können zu dieser Frage nur Hypothesen aufgestellt werden. Monica Green beschäftigte sich in einer ihrer Studien intensiv mit dem Spannungsfeld medizinischer Literatur des europäischen Spätmittelalters und der Fähigkeit von Frauen, diese auch rezipieren zu können bzw. Besitzerinnen solcher Lektüre zu sein. Dabei untersuchte sie zahlreiche Bücher und Texte mit medizinischen Inhalten auf Provenienzen und Verwendungshinweise von Frauen. Eine ihrer großen Erkenntnisse war die Tatsache, dass Frauen zwar ein Großteil privater Buchbesitzungen des Spätmittelalters zugeschrieben werden kann, darunter allerdings kaum bzw. gar keine medizinischen und obstetrischen Werke zu finden sind.[382]

Auch die in dieser Arbeit analysierten Ausgaben des ‚Rosengartens' unterstützen die in der Forschung teilweise vertretene Annahme, das Lehrbuch sei von Hebammen und Frauen regelrecht verschlungen worden, nicht. Nur eine einzige Ausgabe der analysierten Exemplare übermittelt einen eindeutigen Hinweis auf den Besitz des Buches durch eine Frau. Bei der Interpretation von Provenienzen muss allerdings auch beachtet werden, dass ein möglicher Grund für die wenigen weiblichen Signierungen und Besitznachweise auch die geringe Schreibkompetenz der Frauen sein könnte.[383] Die von Green untersuchten medizinischen Bücher mit männlichen Signaturen könnten also auch durchaus von den Töchtern und Ehefrauen der Käufer gelesen worden sein.

Da das (Nicht-)Besitzen eines obstetrischen Buches nicht die Frage klärt, ob zeitgenössische Hebammen und schwangere Frauen die Inhalte des Buches kannten und in irgendeiner Weise damit in Berührung kamen[384], sollte die Wichtigkeit des geschriebenen Wortes generell in Frage gestellt werden. In der

---

381 Waltraud Pulz stellt in ihrer Forschung zum Wissen von Hebammen in der Frühen Neuzeit allerdings die Behauptung auf, Hebammen seien selten alphabetisiert gewesen. Buchstabieren sei in den meisten Fällen das Höchstmaß an literaler Kenntnis gewesen. Vgl. Pulz, Überlieferungswissen, S. 12.
382 Stattdessen befand sich hauptsächlich religiöse und moralische Lektüre im Besitz dieser Frauen. Es sei auch angemerkt, dass es sich hierbei um Adelige und Frauen aus dem reichen, gehobenen Bürgertum handelte. Vgl. Green, Possibilities, S. 10–11, 25.
383 Vgl. ebda, S. 14. Das erklärt allerdings nicht, weshalb in geistlicher und moralischer Literatur zahlreiche weibliche Provenienzen nachgewiesen werden konnten, der medizinische Bereich davon hingegen ausgenommen ist.
384 Das Vorlesen von Inhalten obstetrischer Lehrbücher lässt sich noch weniger nachverfolgen, als das eigenständige Lesen derselben. Jacob Rueff erwähnt in seiner Vorrede zum ‚Trostbüchlein' diese Art der Wissensaneignung explizit und bittet darum, illiteraten Frauen die Inhalte durch das Vortragen derselben zukommen zu lassen: „mo(e)chte dises Bu(o)ch allen Hebam(m)en vnd pfla(e)genden frouwen in üwer eeren Statt vn(d) Landschafft zu(o)gschickt werden / damit alle die so la(e)sen ko(e)nnend / ye by wylen sich darinne(n) üben mo(e)chtind: welche

Tradition der Weitergabe von Hebammenwissen fällt die zentrale Stellung der mündlichen Überlieferung von relevanten Inhalten auf. Bis zum Auftauchen der ersten für Hebammen verschriftlichten Bücher im 15. und 16. Jahrhundert erfolgte die Wissensaneignung ausschließlich über den verbalen Weg. Weshalb sollte diese Traditon also plötzlich verschwinden? Green wirft in ihrer Forschung ebenfalls die Frage auf, ob die mündliche Weitergabe des (verschriftlichten) medizinischen Wissens nicht wesentlich wichtiger gewesen sei, als die tatsächliche Lektüre durch das praktizierende Personal.[385] Diese Annahme erscheint besonders berechtigt, da weder eine aussagekräftige Anzahl von Lehrbüchern im Besitz von Hebammen nachgewiesen werden konnte, noch geklärt ist, wie hoch die Anzahl an alphabetisierten Geburtshelferinnen im 15. und 16. Jahrhundert war. Katharine Park bringt die Thematik für den italienischsprachigen Raum folgendermaßen auf den Punkt:

> „Even in the fifteenth century, midwives learned their trade through experience and informal apprenticeship. There is no evidence that they – or even their relatively well-educated and wealthy clients – read works on women's illness, childbirth, or generation."[386]

Auch wenn im Bereich der spätmittelalterlichen Geburtshilfe eine überwiegend mündliche Wissensweitergabe als sehr wahrscheinlich anzunehmen ist, ändern sich mit der Erfindung und Etablierung des Buchdrucks in der Mitte des 15. Jahrhunderts trotzdem innerhalb kurzer Zeit die Möglichkeiten zur Wissensaneignung und Bildung. Mehr Menschen erhielten günstigeren sowie schnelleren Zugang zu politischen und konfessionellen Interessen, aber auch zu z. T. jahrhundertealtem medizinischem Überlieferungswissen, das in modernisierter Fachprosa wiedergegeben wurde; in Hebammenlehrbüchern sammelte sich beispielsweise das gesamte antike, frühmittelalterliche und aktuelle Wissen zur Frauenheilkunde und dem Gebären von Kindern.[387] Dadurch fand

---

aber das nit ko(e)ntind / yedickest inen ander gschickte lüt / so des la(e)sens wol berichtet". Ruf, Trostbüchlein 1554 Zürich, fol. 3v-4r.
385 Green ist weiter der Ansicht, dass sich aufgrund der mündlichen Weitergabe von Inhalten die Geburtshilfe zu einem größeren wissenschaftlichen Diskurs ausdehnte. Vgl. Green, Possibilities, S. 7–8.
386 Park, Secrets of Women, S. 133.
387 Zeitgleich zu den Hebammenlehrbüchern entstanden beispielsweise auch Kräuter- und Hausapothekenbüchlein, die explizit für die einfache Bevölkerung verfasst wurden, damit im Krankheitsfall der Abhängigkeit von Ärzten oder Apothekern entkommen werden konnte. Ein Beispiel hierfür ist der ‚Schatz der Armen' als Teil des siebenbändigen ‚Liber de Arte Distillandi de Compositis' (1512) von Hieronymus Brunschwygk. Solche und andere volkssprachige und adressatengerecht aufbereitete Fachprosa und Gebrauchsliteratur richtete sich an eine neue Käuferschicht, ein breiteres, anonymes und heterogenes Publikum, dessen Anforderungen und Erwartungen an die Lektüre anders waren als die der

eine Verschiebung des Wissensmonopols statt: Die Kenntnisse der ursprünglichen kleinen Anzahl von Spezialistinnen auf dem Gebiet der Geburtshilfe wurden erstmals in gedruckter Form für alle Menschen zugänglich. Das lässt erneut schlussfolgern, dass das Erscheinen obstetrischer Literatur nicht (nur) zur Unterweisung von Hebammen und schwangeren Frauen gedient hatte, sondern für die gesamte medizinische Landschaft des Spätmittelalters und der Frühen Neuzeit von Bedeutung war. Mit der Drucklegung dieser Literatur begann demnach auch eine Kompetenzverschiebung und Veränderung der Aufgabenbereiche innerhalb der Geburtshilfe. Das bisherige Monopol von Frauen in der Obstetrik wurde abgebaut, mit Beginn der Frühen Neuzeit treten immer prominenter auch Mediziner in der konkreten Geburtshilfe auf.[388]

5.3.3 Holzschnitte: Weibliche Anatomie und Kindeslagen

Eine mit dem Buchdruck einhergehende Revolution im Medienalltag des Spätmittelalters und der Frühen Neuzeit stellte die Druckgraphik dar. Der ‚Rosengarten' zeichnet sich nicht nur durch den deutschsprachigen Druck und die explizite Adressierung an Hebammen aus, er gibt auch ein Beispiel für die häufige Verschränkung von Druck und Druckgraphik. Vor allem im ersten Drittel des Lehrbuchs befinden sich mehrere Holzschnitte: Neben dem Titel- und Widmungsholzschnitt führt die Erstausgabe von 1513 die Abbildung einer Schwangeren auf einem Gebärstuhl, unterstützt von einer Hebamme und einer weiteren Frau, an. Diesem Gebärstuhl wird zusätzlich ein eigener Holzschnitt gewidmet. Den Hauptteil der Druckgrafiken machen allerdings die insgesamt 19 Kindeslagenabbildungen aus, wobei die zwei bevorzugten fetalen Positionen doppelt abgedruckt wurden.[389] Die drei großen ganzseitigen

---

Gelehrten. Trotzdem nahmen auch gut gebildete Bevölkerungsschichten (Ärzte, Apotheker, Architekten etc.) die Fachliteratur in Anspruch. Vgl. Habermann, Deutsche Fachtexte, S. 80; vgl. Giesecke, Buchdruck, S. 63–66, 506, 522, 532–534.

388 Gabriele Becker und ihre MitautorInnen sehen diesen Schritt für Hebammen negativ und benachteiligend. In einem Aufsatz über das kulturelle Bild der Frau im Mittelalter und der Frühen Neuzeit schreiben sie: „Es scheint, als sei den Frauen zu Beginn der Neuzeit von der patriarchalischen feudalen Gesellschaft alles genommen worden, was sie während des Mittelalters zu Zeiten oder immer besaßen. [...] Ihr medizinisches Wissen wurde von den männlichen Ärzten usurpiert oder sie durften es nicht mehr anwenden. Von der Weiterentwicklung der Medizin blieben sie ausgespart, als Hebamme durften sie nur so viel davon erfahren, wie es den Ärzten nötig schien." Gabiele Becker [u. a.]: Zum kulturellen Bild und zur realen Situation der Frau im Mittelalter und in der frühen Neuzeit. In: Aus der Zeit der Verzweiflung. Zur Genese und Aktualität des Hexenbildes. 3. Auflage. Hrsg. v. Gabriele Becker [u. a.]. Frankfurt a. M.: Suhrkamp 1980. (= edition suhrkamp. 840.) S. 116.

389 Dabei handelte es sich um die Kopf- und Fußlage.

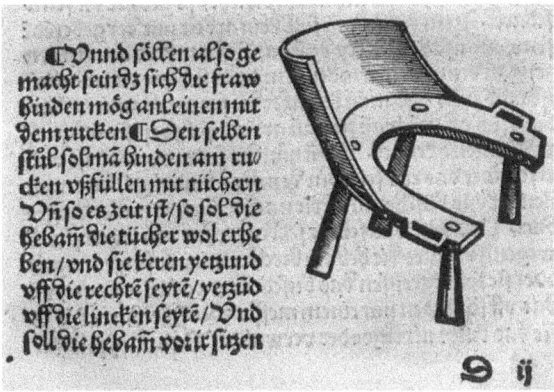

Abb. 9: Bayerische Staatsbibliothek München, Rar. 1511: Image 33, fol. 14r.

Holzschnitte werden dem Künstler Martin Caldenbach zugesprochen[390], sein Monogramm ‚MC' befindet sich gut sichtbar am linken unteren Rand des Widmungsholzschnitts. Die Kindeslagenabbildungen und der Gebärstuhl sollen von Erhard Schön[391] angefertigt worden sein.[392]

Die Zuschreibung der Holzschnitte an die beiden Maler gilt dabei nicht für alle analysierten Ausgaben des ‚Rosengartens': Die Lehrbücher enthalten, abhängig vom jeweiligen Drucker, verschiedene Titelholzschnitte, aber auch die Abbildung der Behandlung einer Frau auf dem Gebärstuhl und das Widmungsbild existieren in unterschiedlichen Versionen. In den Ausgaben Heinrich Steiners wurde letzteres gar nicht eingebunden. Beinahe keine

---

390 *1480 †1518. Martin Caldenbach, auch Martin Hess, war ein Frankfurter Maler und Hersteller von Holzschnitten. Er gilt als Bekannter bzw. Schüler von Albrecht Dürer, welcher sich auch lobend zu Caldenbachs Arbeit geäußert haben soll. Vgl. Frankfurter Personenlexikon. Online. 2020. Ein Projekt der Frankfurter Bürgerstiftung. Hrsg. v. Clemens Greve und Sabine Hock. URL: http://bit.ly/2l6a0wo [07.02.2020]. Stichwort: Martin Caldenbach.
391 *1491 †1542. Erhard Schön war ein Nürnberger Maler und Hersteller von Holzschnitten. Sein Monogramm ‚ES' ist im ‚Rosengarten' nicht abgedruckt, trotzdem werden ihm die Kindeslagenabbildungen von diversen Wissenschaftlern zugeschrieben. Vgl. Ursula Mielke: ‚Schön'. In: Neue deutsche Biographie. Hrsg. v. Otto Stolberg-Wernigerode. Bd. 23. Berlin: Duncker & Humblot 2007, S. 374–375. URL: https://bit.ly/2KVHrcm [07.02.2020].
392 Vgl. Britta-Juliane Kruse: ‚Rößlin, Eucharius'. In: Enzyklopädie der Medizingeschichte. Hrsg. v. Werner E. Gerabek [u. a.]. Bd. 3. Berlin, New York: de Gruyter 2007, S. 1260–1261. Klein beruft sich bezüglich des Monogramms von Caldenbach in seinen Ausführungen auf eine fälschliche Quelle bzw. ältere Forschungsmeinung. Diese von ihm herangezogene Literatur spricht das Monogramm ‚MC' dem Maler Conrad Merckel zu. Vgl. Klein, Rosengarten, S. 451.

Veränderungen gibt es bei den Kindeslagenabbildungen, in allen Ausgaben wurden dieselben Vorlagen verwendet, Unterschiede bestehen lediglich in der Kolorierung und Feinheit der Ausführung.[393] Spannend zu beobachten sind die Weiterentwicklungen in den jüngeren lateinischen Übersetzungen des ‚Rosengartens'. In einer späteren Ausgabe aus dem Jahr 1563, aufbewahrt in der Bayerischen Staatsbibliothek (Signatur: *Res/A.obst. 41 rc*), werden die fetalen Positionen sowie die Uteri bereits detailgetreuer abgebildet und um zusätzliche Darstellungen einer Plazenta und der Entwicklung des Kindes erweitert.[394]

Die Kindeslagenabbildungen stammen allerdings nicht von Rösslin, den Malern oder Buchdruckern, stattdessen wurde zur Herstellung dieser Illustrationen eine alte Quelle herangezogen: Ebenso wie große Teile des ‚Rosengartens' auf die Schrift Muscios zurückzuführen sind, kann auch der Ursprung der Abbildungen der ‚*Gynaecia*' zugeschrieben werden, wobei letztere von dem frühmittelalterlichen Autor noch mit zwei ‚Hörnern' bzw. ‚Ohren' dargestellt wurde.[395] Im Allgemeinen übermitteln die Abbildungen sowohl bei Muscio als auch bei Rösslin keine realistischen Darstellungen der weiblichen Fortpflanzungsorgane und der Gestalt eines Fötus. Wurden bei Muscio die Föten noch ähnlich Erwachsenen gezeichnet, weisen Rösslins Abbildungen bereits kindlicheren Charakter auf, obwohl die Darstellungen nach wie vor weit von realistischen Demonstrationen ungeborener Kinder entfernt sind. Die männlichen, „pausbäckigen Engel"[396] wurden überdies ohne Plazenta und Nabelschnur abgebildet:

---

393 Die kolorierten Abbildungen, auch Titel- und Gebärstuhlholzschnitte, finden sich ausschließlich in den Ausgaben Steiners und in den analysierten Erstausgaben von Gran und Prüss.
394 Vgl. Eucharius Rößlin: De partv hominis, et qvae circa ipsvm accidvnt. Frankfurt: Egenolff 1563. [VD 16: R 2866; BSB München: *Res/A. obst. 41rc*]. URL: https://bit.ly/2SXQoYU [13.05.2020]. Die Darstellung der Entwicklungsstadien des Fötus wurde Vesalius' anatomischem Lehrwerk, der ‚*Fabrica*', entnommen.
395 Vgl. Green, Illustrationen, S. 162–163.
396 Ebda, S. 166.

Hebammenlehrbücher im Spannungsfeld von Theorie und Praxis 151

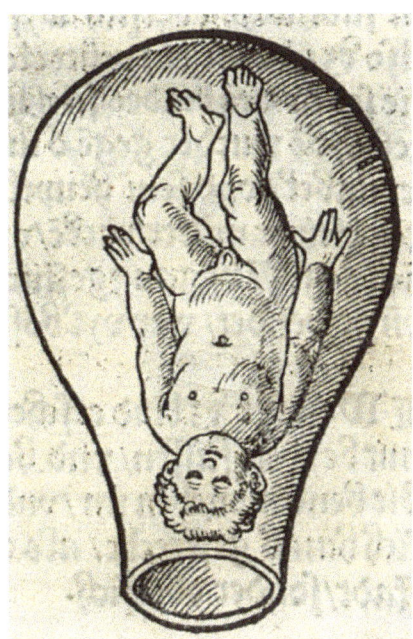

Abb. 10: Bayerische Staatsbibliothek München, Rar. 1511: Image 35, fol. 15r.

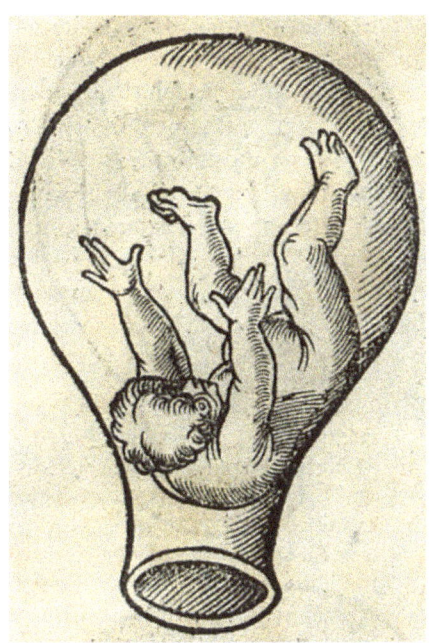

Abb. 11: Bayerische Staatsbibliothek München, Rar. 1511: Image 35, fol. 18r.

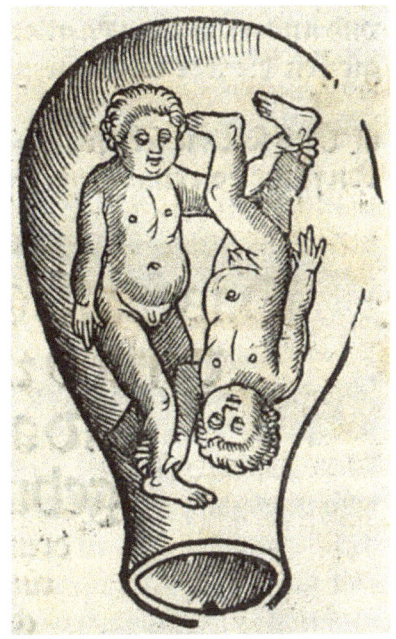

Abb. 12: Bayerische Staatsbibliothek München, Rar. 1511: Image 43, fol. 19r.

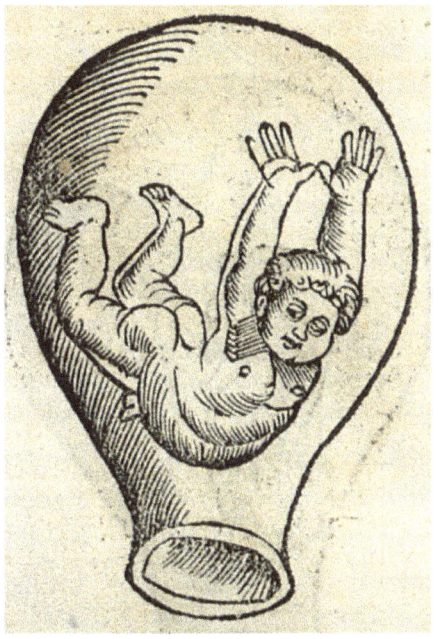

Abb. 13: Bayerische Staatsbibliothek München, Rar. 1511: Image 42, 18v.

Wirklichkeitsgetreuere Darstellungen der weiblichen Anatomie und somit auch von ungeborenen Kindern entstanden erst ab der Hälfte des 16. Jahrhunderts.[397] Andreas Vesalius[398], der „Begründer der modernen wissenschaftlichen Anatomie"[399], legte mit seinem Lehrwerk *De humani corporis fabrica libri septem*'[400] den Grundstein für fortschrittlichere Sektionen, die auch Teile von Galens gängigen Lehrmeinungen in Frage stellten.[401] Obwohl am Titelbild der Abhandlung der Leichnam einer Frau zu sehen ist, deren Gebärmutter seziert wird[402], behandelte Vesalius den weiblichen Körperbau nur geringfügig und fehlerhaft.[403] Trotzdem zeigt die folgende Abbildung die im Vergleich zu den Holzschnitten bei Rösslin eklatante Weiterentwicklung des Wissens im

---

397 Taddeo Alderotti, einer der wichtigsten medizinischen Professoren an der Universität von Bologna, merkte um 1275 an, dass er nichts über die Beschaffenheit der weiblichen Plazenta nach mehreren Geburten sagen könne, da er nie die Sektion einer schwangeren Frau gesehen hätte und die antiken Autoritäten außerdem nichts darüber berichten. Obwohl Alderotti keine solche Sektion beobachtete, impliziert seine Aussage die generelle Möglichkeit einer solchen Durchführung, auch schon im 13. Jahrhundert. Vgl. Schmitz-Esser, Leichnam, S. 267. Das Originalzitat Alderottis ist ebenfalls bei Schmitz-Esser nachzulesen. Die Sektion von Frauenkörpern ist erst ab Beginn des 16. Jahrhunderts häufiger nachzuweisen, zuvor finden sich nur ganz vereinzelt Quellen zu dieser Prozedur. Ein Beispiel stellt eine Abbildung aus dem späten 15. Jahrhundert dar, zu finden in dem französischen Werk ‚La grande chirurgie' von Guy de Chauliac. Die vielen Personen, die den Chirurgen bei seiner Arbeit beobachten, stellen eine Besonderheit des Bildes dar. Bei den Zusehenden handelt es sich um junge Mediziner. Vgl. Park, Secrets of Women, S. 127–129.
398 *1514 †1564. Vesalius lehrte in Padua, Bologna, Basel und Pisa Anatomie und Chirurgie, außerdem war er Anatom und Leibarzt von Kaiser Karl V. sowie König Philipp II. von Spanien. Vesalius schuf mit seiner ‚Fabrica' das erste moderne Anatomielehrbuch. Vgl. Barbara I. Tshisuaka: ‚Vesal[ius], Andreas'. In: Enzyklopädie der Medizingeschichte. Hrsg. v. Werner E. Gerabek [u. a.]. Bd. 3. Berlin, New York: de Gruyter 2007, S. 1440–1441.
399 Kurt W. Becker: Anmerkungen zur Geschichte der anatomischen Sektion. Text zum Katalog der Ausstellung ‚KunstOrt Anatomie – Künstler auf Visite' von 23. Mai bis 21. Juni 2002 im Anatomischen Institut der Universität des Saarlandes, S. 9. URL: https://bit.ly/2LuWScn [07.02.2020]. Im Folgenden zitiert als: Becker, Geschichte der anatomischen Sektion.
400 Deutsch: ‚Sieben Bücher über den Aufbau des menschlichen Körpers'. Vesalius, Fabrica 1543 Basel.
401 Bis ins 16. Jahrhundert wurden Galens Lehrmeinungen, meist ohne sie zu hinterfragen, übernommen und weitergegeben; so stellten seine Schriften einen Großteil des Wissens über den menschlichen Körper dar. Vgl. Becker, Geschichte der anatomischen Sektion, S. 5, 9.
402 Vgl. Green, Illustrationen, S. 161; vgl. Vesalius, Fabrica 1543 Basel, Titelholzschnitt.
403 Vesalius standen für seine Sektionen nur wenige weibliche Leichen zur Verfügung, daher waren seine Erkenntnisse begrenzt. Die fehlerhaften Annahmen, die sich

Bereich der weiblichen Anatomie und im Bezug auf die Entwicklungsstadien von Föten:

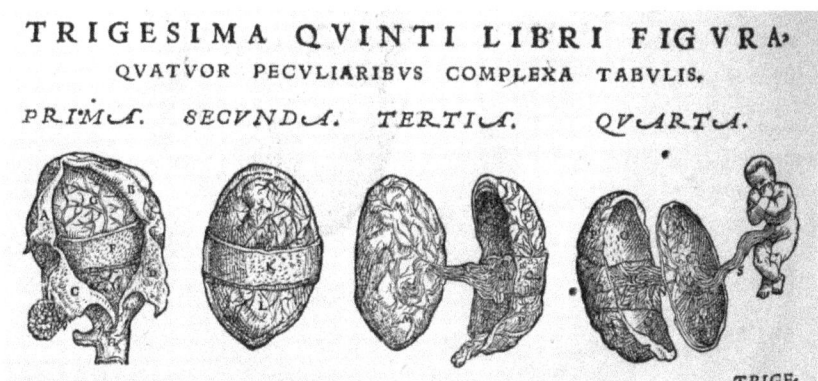

Abb. 14: *Augsburg, Staats- und Stadtbibliothek – 2 Med 193, S. 477.*

Auch das ‚Trostbüchlein' von Jacob Rueff überliefert bereits detailliertere Abbildungen der Gebärmutter, der weiblichen Geschlechtsorgane, diverser Kindeslagen und möglicher Fehlbildungen von Föten während einer Schwangerschaft. Rueff nahm sich hierfür auch die ‚Fabrica' als Vorbild und passte seine Abbildungen dem Werk von Vesalius an.[404]

Zwei der insgesamt 23 Abbildungen im ‚Rosengarten' wurden von keiner Quelle übernommen, sondern von Rösslin eigenhändig in Auftrag gegeben: Die Darstellung des bereits erwähnten Gebärstuhls und die Veranschaulichung von siamesischen Zwillingen als eine der 19 Kindeslagenabbildungen. Für ersteren Holzschnitt konnte Rösslin auf eine Erwähnung im ‚Frauenbüchlein' von Pseudo-Ortolf zurückgreifen; woher allerdings das Wissen für die Visualisierung dieses Gebrauchsgegenstands kam und ob es sich dabei um einen für die Geburt ergonomisch realistischen Stuhl handelte, bleibt fraglich. Die Abbildung der siamesischen Zwillinge im ‚Rosengarten' ist auf die bereits erwähnte, tatsächliche Geburt eines Schwesternpaares aus dem Jahr 1512 zurückzuführen.

---

vor allem auf die Beschaffenheit der Plazenta begrenzten, korrigierte er einige Jahre später in einer Neuauflage des Werks. Vgl. Charles Donald O'Malley, John Bertrand de Cusance Morant Saunders: The Illustrations from the Works of Andreas Vesalius of Brussels. Überarbeitete Neuauflage. New York: World Publishing Company 1973, S. 174.

404 Vgl. Keller, Müller, Steinke, Trostbüchlein, S. 296.

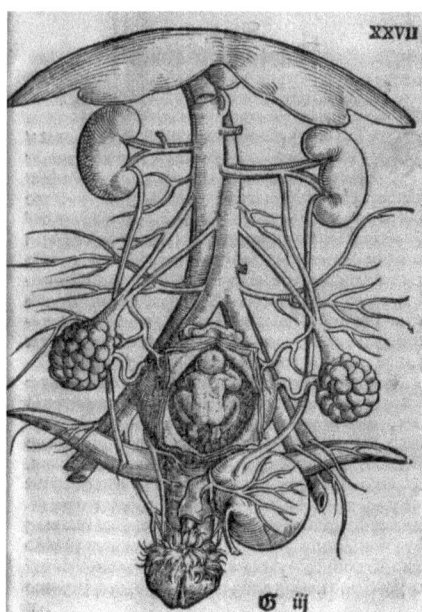 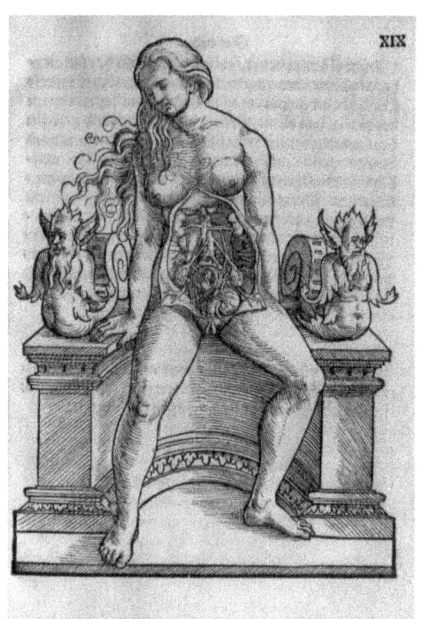

Abb. 15: Bayerische Staatsbibliothek München, Res/4 A.obst. 21: Image 73, fol. 34r.

Abb. 16: Bayerische Staatsbibliothek München, Res/4 A.obst. 21: Image 57, fol. 26r.

Das erste deutschsprachige gedruckte Hebammenlehrbuch überliefert demnach nicht nur verschriftlichtes, sondern auch visuelles, anschauliches Wissen, das Hebammen und schwangeren Frauen bei Geburten eine Hilfe sein sollte. Die Abbildungen der verschiedenen Kindeslagen hatten vor allem eine didaktische Funktion: Sie sollten den Geburtshelferinnen aufzeigen, welche verschiedenen Positionen ein Fötus in der Gebärmutter einer schwangeren Frau einnehmen konnte. Die beigefügten Texte, die im Übrigen nicht mit den Bildtexten von Muscio übereinstimmen, sondern von Rösslin eigenhändig erstellt wurden[405], erklären überdies die Art und Weise, wie die Kinder zur Welt gebracht werden sollten. Dafür spielte die Art und Weise der bildhaften Darstellung, sei sie auch in Form von kleinen pausbäckigen Kindern, keine Rolle.[406]

Die didaktische Funktion der Holzschnitte ist vor allem für die Praxistauglichkeit des ‚Rosengartens' von großer Bedeutung: Durch die bildhafte Untermauerung des Textes wären auch illiterate oder weniger alphabetisierte Frauen und Hebammen in der Lage gewesen, einen Nutzen aus dem

---

405 Vgl. Green, The Sources, S. 180.
406 Vgl. Green, Illustrationen, S. 166–167.

Buch zu ziehen. Die Frage nach dem Verwendungszweck des ‚Rosengartens' bekommt somit eine neue Gewichtung. In den Händen einer Hebamme, die nicht lesen konnte, hätte der ‚Rosengarten' somit als eine Art Bilderbuch benutzt werden können, alphabetisierte Frauen hingegen hätten ihr Wissen durch das Lesen des Textes zusätzlich erweitern können. Somit konnte das Lehrbuch für unterschiedliche Bildungs- und Bevölkerungsschichten einen Vorteil und Nutzen erbringen. Diese Art von Fachprosa, Textuelles bildhaft zu unterstützen, zählte im 16. Jahrhundert zu den „informationstheoretischen Neuerungen"[407] und generierte somit auch eine gewisse Attraktion bzw. Faszination unter RezipientInnen. Neben der inhaltlichen sowie didaktischen Begründung der Holzschnitte und der adressatenbezogenen Modellierung des Buches[408] ist aufgrund der Abbildungen auch eine Absatzsteigerung anzunehmen. Die Wichtigkeit bzw. der Einfluss der Holzschnitte wurde bei der Analyse der handschriftlichen Notizen in der Ausgabe des ‚Rosengartens' von 1529 ebenfalls ersichtlich: Die Vermerke wurden vorrangig auf Seiten mit Kindeslagenabbildungen angebracht. Der bebilderte erste Teil des Buches weist außerdem deutlich mehr Verwendungsspuren auf als die folgenden, dicht bedruckten Kapitel; dadurch ist eine Fokussierung der RezipientInnen auf den leichter verständlichen, anschaulichen Abschnitt des ‚Rosengartens' erkennbar. Diese Beobachtung beschränkt sich nicht nur auf dieses Exemplar, sondern trifft auch auf den Großteil der für die Recherche herangezogenen, analysierten Ausgaben zu.

---

407 Giesecke, Buchdruck, S. 628.
408 Vgl. ebda, S. 630; vgl. Habermann, Deutsche Fachtexte, S. 80.

6 Conclusio

> „Ne thesaurus mulieru(m)
> indignis co(n)icetur et an(te)
> porcos margarite spargere(n)tur"[409]

Die Geburtshilfe blickt auf eine lange Geschichte zurück; vor allem das Rezipieren antiker und frühmittelalterlicher obstetrischer Literatur im Laufe des Mittelalters und der Frühen Neuzeit führte zu einer Weiterentwicklung des Metiers. Mit der Entstehung der ersten Hebammenordnungen im 15. Jahrhundert kam es nach und nach zu einer Professionalisierung der geburtshilflichen Strukturen sowie des Berufstandes von Hebammen. Am Beispiel der ältesten überlieferten deutschsprachigen Ordnung von Regensburg aus dem Jahr 1452 konnte gezeigt werden, welchen Aufgaben und Pflichten eine spätmittelalterliche städtische Hebamme nachkommen musste. Durch die Vereidigung unterstanden die ‚geschworenen Hebammen' den Stadträten. Dieses Instrument wurde nicht nur zur Festlegung der Arbeitsbeschreibung von Geburtshelferinnen, sondern auch zur Kontrolle und Überwachung derselben durch die Räte und die ‚Ehrbaren Frauen', später durch die Stadtärzte, genutzt. Den Frauen war es nicht erlaubt, die Stadt ohne Genehmigung zu verlassen, Patientinnen abzulehnen oder auszusuchen. Weiters hatten sie ebenfalls eine kontrollierende Funktion auszuführen: Ungeschworene Hebammen und Väter unehelicher Kinder mussten den Stadträten bzw. kirchlichen Vertretern der Städte gemeldet werden. Letztere spielten besonders in moralischen Fragen des Hebammenberufes eine große Rolle: Spätmittelalterliche Hebammen waren verpflichtet, das Seelenheil ungeborener Kinder zu schützen, so wurden sie auch zur Nottaufe sowie zum Kaiserschnitt an toten Frauen verpflichtet.

Die Regensburger Hebammenordnung überrascht durch ihre rein rechtliche Beschreibung der Aufgaben einer Geburtshelferin; es finden sich keine praktischen Anleitungen in dem Schriftstück. Überarbeitete Versionen der Ordnung aus dem 16. Jahrhundert weisen im Gegensatz dazu bereits medizinische Anweisungen auf. Damit geht auch eine Kompetenzverschiebung hinsichtlich der stärkeren Rolle von Ärzten in der Geburtshilfe einher. Das Konkurrenzverhalten zwischen Hebammen und männlichen Medizinern zeigt

---

409 Rößlin, Rosengarten 1513 Straßburg, fol. 55v. Bei dem Zitat handelt es sich um einen Ausschnitt des Kolophons in der Erstausgabe des ‚Rosengartens'. Hartge übersetzte den Satz folgendermaßen ins Deutsche: „Möge diese Schatzkiste für die Frauen niemals vor die Säue geworfen und beschmutzt werden." Hartge, Kommentar, S. 245.

sich vor allem bei der Betrachtung des Arzneimittelverbotes für Geburtshelferinnen sowie bei den Hexereivorwürfen, die durch die Veröffentlichung des ‚Malleus maleficarum' im Jahre 1486 auch verschriftlicht vorliegen. In dieser Forschungsarbeit konnte die lange Zeit angenommene, in den letzten Jahrzehnten allerdings zurückgewiesene, starke Verfolgung der sogenannten ‚Hexen-Hebammen' ausgeschlossen werden, vor allem auch, da Quellen fehlen, die eine hohe Zahl an ermordeten Hebammen überliefern. Der Wissensschatz, den die Frauen aufgrund ihrer Erfahrung vorweisen konnten, führte zu ökonomischen Interessenskonflikten zwischen Ärzten und Hebammen. Aufgrund der rein akademischen Ausbildung hatten die männlichen Mediziner – mit Ausnahme antiker und frühmittelalterlicher Schriften – keine Möglichkeit an obstetrisch-praktisches Wissen zu gelangen. Somit waren sie auf die Schilderungen von Hebammen angewiesen; das änderte sich mit dem Aufkommen der ersten obstetrischen Lehrbücher.

Anhand des ‚Rosengartens' konnte beispielhaft für die gesamte geburtshilfliche Literatur des 16. Jahrhunderts gezeigt werden, dass neben den intendierten Hebammen und schwangeren Frauen auch Ärzte und andere männliche medizinische Berufsgruppen, wie z.B. Chirurgen und Bader, als RezipientInnen dieser spezifischen Fachprosa anzunehmen sind. Sowohl im ‚Rosengarten' als auch in anderen Quellen, wie z.B. der lateinischen Fassung des ‚Trostbüchleins' von Jacob Rueff, fanden sich Hinweise, die auf eine ärztliche Präsenz in der Geburtshilfe verwiesen. Auch wenn es hierbei nicht immer um die aktive Teilnahme an Geburten ging, sondern die Funktionen der Mediziner meist kontrollierend und belehrend waren, zeigte sich trotzdem ihre dominante Rolle. Aufgrund dessen wurde auch Rösslins Intention zur Herausgabe des ‚Rosengartens' kritisch hinterfragt und hinsichtlich persönlicher und beruflicher Interessen überprüft; die indirekte Wissensvermittlung an Ärzte und anderes männliches medizinisches Personal stach dabei ins Auge.

Diese Entwicklung konnte vor allem aufgrund der Erfindung des Buchdrucks vor sich gehen; Ärzte waren nicht länger auf die Wissensweitergabe durch Hebammen angewiesen. Demnach kann die Drucklegung dieser obstetrischen Lehrbücher als der Beginn einer Veränderung gesehen werden, die eine stärkere Einbeziehung ärztlichen Personals in die Geburtshilfe möglich machte. Die rasche und einfache Verbreitung des obstetrischen Wissens via Buchdruck ermöglichte es literaten Personen, sich bisher verborgenes Wissen anzueignen. In Bezug auf die Hebammen ist es unwahrscheinlich anzunehmen, dass sich die jahrhundertelange Tradition der mündlichen Wissensweitergabe mit dem Aufkommen der ersten Lehrbücher plötzlich änderte. Da zusätzlich keine Informationen zur tatsächlichen Literalität von Hebammen vorliegen, kann die Lektüre des ‚Rosengartens' oder vergleichbarer Literatur eines Großteils der in den Städten arbeitenden spätmittelalterlichen Geburtshelferinnen nicht bestätigt werden. Die Ergebnisse der durchgeführten Recherche nach verbliebenen Ausgaben des ‚Rosengartens' passen ebenfalls ins Bild: Nur eines der analysierten Exemplare weist eine weibliche Provenienz auf. Im Gegensatz dazu fanden sich insgesamt neun Bände mit ärztlichen Besitzvermerken, zusätzlich drei Exemplare, die einem geistlichen Umfeld zugeordnet werden konnten.

Die Analyse der ‚Rosengarten'-Bände erwies sich grundsätzlich als sehr aufschlussreich: Mehr als die Hälfte der Bücher ist aufgrund von vielen Gebrauchsspuren in Mitleidenschaft gezogen. Handschriftliche Vermerke am Rand der Buchseiten, Flecken und Fingerabdrücke bestätigen die tatsächliche Verwendung der Bücher in der Praxis. Besonders aussagekräftig ist auch die ungleiche Abnutzung der Seiten: Die illustrierten Blätter weisen erheblich mehr Gebrauchsspuren auf als die Seiten ohne Holzschnitte. Vor dem Hintergrund der Aussage Hartges, es wären nur noch wenige Exemplare zu finden, handelt es sich bei dem Ergebnis dieser Recherche mit 46 Bänden um einen außerordentlich großen Fundus an noch existierenden Ausgaben des ‚Rosengartens'. Auch die Edition der handschriftlichen Notizen in einem der Bände förderte Spannendes zutage: Bei dem Autor handelt es sich möglicherweise um einen männlichen Chirurgen namens Petrus Rupertus, der aufgrund seiner detaillierten Notizen ein umfangreiches obstetrisches Wissen besessen haben muss. Somit stellt er ein Beispiel für die verschwimmenden Grenzen in Bezug auf medizinische Zuständigkeiten am Ende des Mittelalters und am Beginn der Frühen Neuzeit dar.

Eine weitere Besonderheit im Hinblick auf die editierten Notizen ist die Adressierung des Textes an junge adelige Männer. Im Gegensatz zum ‚Rosengarten' oder den Hebammenordnungen wandte sich Petrus Rupertus unter anderem an die Ehemänner schwangerer Frauen. Das rollte die Frage nach den RezipientInnen obstetrischer Bücher neu auf: Die Intention von Rupertus, die Notizen für adelige Paare zu verfassen, verlieh dem ‚Rosengarten' somit einen neuen Zweck, nämlich den einer Informationslektüre für werdende Eltern. Auch zwei Absätze, die dem Schutz schwangerer Frauen dienen sollten und den Ehemännern mit Nachdruck die Schonung ihrer Partnerinnen auftrugen, sind einzigartig. Weder im ‚Rosengarten' noch in den Hebammenordnungen wurde auf den Schutz der Frauen vor Schlägen, Stößen und dem Tragen schwerer Dinge hingewiesen. Nachdem diese ‚fortschrittlichen' Zeilen sogar zweimal, jeweils am Beginn und am Ende der Notizen, vermerkt wurden, schienen sie für den Autor von großer Wichtigkeit zu sein. Somit weisen diese handschriftlichen Anmerkungen, auch aufgrund der zahlreichen Rezepte, beinahe durchgehend praxisbezogene Inhalte auf. Besonders erwähnenswert ist in diesem Kontext die Schildung eines geburtszangenähnlichen Instruments durch Petrus Rupertus, das bei schwierigen Entbindungen der Weitung des Geburtskanals dienen sollte. Bis ins 17. Jahrhundert kannte die

Geburtshilfe keine Zangengeburten, dieses „anguliert instrument"[410] würde die Erfindung des Hilfsmittels um einige Jahrzehnte vordatieren. Da allerdings keine Abbildung oder nähere Beschreibung dieses Instruments vorhanden ist, reicht es dafür leider nicht aus. Klar ist, dass es sich definitiv um eine Vorstufe der ersten Geburtszangen handelte und dass es, wie es das ‚Trostbüchlein' zeigt, auch im 16. Jahrhundert bereits keine Seltenheit mehr war, technische Hilfsmittel zu verwenden.

In dieser Arbeit konnte die weitläufige Forschungsmeinung, nur Frauen hätten im Spätmittelalter mit Geburtshilfe zu tun gehabt, widerlegt werden. Obwohl weiterhin Hebammen die Hauptakteurinnen bei Entbindungen waren, begann im 15. und 16. Jahrhundert die Rolle der Ärzte und Chirurgen in der Obstetrik zuzunehmen. Durch den Druck weitreichender einschlägiger Literatur konnte sich die bereits im 15. Jahrhundert begonnene Kompetenzverschiebung zwischen Hebammen und Ärzten weiter fortsetzen. Einerseits fand durch den Erlass der ersten Hebammenordnungen eine Professionalisierung des Berufsstandes statt, andererseits mussten sich die arbeitenden Frauen gleichzeitig der Kontrolle und Autorität männlicher Medizinkollegen unterstellen. Weiters konnte bestätigt werden, dass der ‚Rosengarten' durchaus eine Zäsur in der Geburtshilfe des Spätmittelalters darstellte, allerdings nicht ausschließlich für Hebammen, sondern vielmehr auch für akademisch gebildete Ärzte und handwerklich arbeitende Chirurgen. Die im 16. Jahrhundert vorherrschende hierarchische Struktur, angeführt von den *medici*, verweist auf die Installierung von deren Vormachtstellung innerhalb des gesamten medizinischen Bereichs, somit auch in der Geburtshilfe. Am Beispiel des ‚Rosengartens' wurde diese Autorität durch die permanente Erwähnung antiker und frühmittelalterlicher bekannter Schriftsteller sowie durch die Angabe von (vermeintlicher) eigener geburtshilflicher Erfahrung des Autors vermittelt. Besonders der letzte Punkt ist ein Paradebeispiel für die vielen Diskrepanzen, die während der Beschäftigung mit dem Lehrbuch aufgetaucht sind: Kruse konnte nachweisen, dass Rösslin für die Herausgabe seines ‚Rosengartens' auf eine handschriftliche Vorlage zurückgriff und nur kleine Teile des Buches selbst verfasste.

Die Absicht, die der Autor mit dem Buch verfolgte, bleibt auch nach diesen Debatten weiterhin zu hinterfragen. Klar ist allerdings, dass er ein Lehrwerk schuf, das beispielhaft die Kontroversen und Konflikte der Obstetrik des 15. und 16. Jahrhunderts aufzuzeigen vermag und dass er mit der Herausgabe des ‚Rosengartens' einen Meilenstein in der Geschichte der Geburtshilfe schuf, sodass sich die Obstetrik auch noch viele Jahrzehnte später auf ihn bezog.

---

410 Rößlin, Rosengarten 1529 Straßburg, fol. 19r.

7 Anhang

7.1 Transkriptionen

7.1.1 Regensburger Hebammenordnung von 1452

Bayerisches Hauptstaatsarchiv, Gemeiners Nachlass 6, fol. 128r-219v.
Zu der Quatemb(er) Vastten Im lii.° iare[411], hab(e)nt mein gnädig h(e)rn vom Rate fürgenom(en), den manngel vnd abganngk, den sy In ir(er) Stat an gut(e)n hebam(m)en hett(e)n, vnd wie daz von vnordnüng der hebamen, tzu tzeitt(e)n dy frawen v(er)warlost wurd(e)n, Sölichs tzu fürkomen, vnd dawortten daz füran ain iede geperndе fraw Reich oder arm, mit hebam(m)en alhie versorgt vnd In nichte v(er)warlost würd(e)n, Auch daz sich kain fraw, dy nicht dartzu gesetzt vnd geswor(e)n ist, kainer geper(e)nne hebam(m) vnderwinde Es sey dann tzüm mynnsten ain gesworne hebam(m) dapey, hab(e)nt mein h(e)rn die hebam(m)en alz si tzu ende dieser schrifft mit namen benennt vnd vffschriben sind aüfgenom(en) Dise h(e)nach geschrib(e)n Artikel von wortt tze wortt hör(e)n vnd sweren lassen, Vnd welhe füran mer tzu hebam(m)en aufgenom(en) wirt, sol desgleich(e)n die Artikel auch hör(e)n vnd swer(e)n alzofft man ayne aufnymbt

It(e)m tzum ersten, sol ir yede williclich geen, on eintrag vnd wid(e)red komen, Zu welh(er) swanng(er)n fraw(e)n sy, alhie tzu d(er) Stat gefodert wirdt, sy sey Reich oder arm, Sy hab tzelonen od(er) nicht allayn tzu kainer Jüdynn sullen sy nicht kom(m)en, vnd wo In dan(n) von armüt weg(e)n nicht gelont mag werd(e)n, Süllent sy nem(m)en waz an v(er)müg(e)n doselbe ist, daz übrig wellen In dy h(er)nachgnan(en) fraw(e)n erfallen Vnd wo auch sy gwar werden, daz ain vngesworne hebam(m), bey ainer geper(e)nden fraw(e)n gewesen ist der mug(e)nt sy daz kindt nem(m)en. vnd sullen diselben hebam(m)en pringen für dy fraw(e)n dy ob in sindt, zu einem v(er)hör(e)n, ob sy tzu sölh(e)m ettwaz künne, oder sich darümb annemen welle

It(e)m dy hebam(m)en süllent sich tringkene massen, vor wein vnd met enthaltten Solanng bis In gelynnget, vnd welhe sich davor nicht hüetet, alslanng dy gepernd fraw arbaitt, die dez übersagt wirdt, dy sol ernstlich darümb on gnad gestrafft werden, Sich süllent auch dy hebam(m)en fleissiclich hüet(e)n daz sy gar kain swanngere fraw(e)n, vnd sünderlich die ersttragend(e)n nicht tzu früe anhaben noch üb(er)nöt(e)n in kainer weise

---

411 1., 3. und 4. März 1452. Vgl. Hermann Grotefend: Handbuch der historischen Chronologie des deutschen Mittelalters und der Neuzeit. 2 Bände. Hannover: Hahn'sche Hofbuchhandlung 1891–1898. Online 2020. Manuscripta Mediaevalia. URL: https://bit.ly/2B2RtZg [28.05.2020].

It(e)m tzu welher fraw(e)n eyn hebam(m) gefodert wirt, wil man doselbs tzu Ir, noch ayne oder mer hab(e)n, des sol sy gutwilliclich v(er)günnen vnd ghorsam sein, mit der od(er) denselb(e)n dy tzu Ir gefodert komen vnd dapey sein, ir(e)n lon trewlichen taylen on wid(e)red Vnd sol kain hebam(m) von d(er) fraw(e)n geen dohin si gefodert komen ist, ob ain Reichere dy paz zu(o) lonen het, oder ain anndre der sy lieber dienen wolt, nach ir schicktte Solanng bis sy ganntz verttig sindt

It(e)m wo ayn hebam(m) mit ainer gepernd(en) fraw(e)n arbaittet Ewgent sich doselbs kainerlay darauff tzuforg(e)n ist So sol dy hebam(m) tzustünd noch vmb ain hebam(m)en schicken, desgeleich(e)n, ob sich dy gepurt In dy härr vnd lenng vertzüge, wie recht es darümb gestalt wär, oder wie gern(e) mon sich an ainer hebam(m)en gemüg(e)n liesz. So sol dannoch ir kayne dy wagnüsz allain auf sich nem(m)en, sindt tzestünd, nach mer ainer schicken, vnd ob dez not tut dy dritt(e)n od(er) vierden tzu In vodern, vnd sol von ihres lons, od(er) jener armüt weg(e)n gar kain stösz noch ire(n)nug hab(e)n, darob well(e)n dy benan(n) fraw(e)n sein wo dann armüet ist, will mon Ir dez nicht gestatten vnd ye nür sy allain In vorgesproch(e)n nöten haben So sol sy aufsteen vnd daz v(e)rer pring(e)n, wär(e)n aber all hebam(m)en pey trag(e)nd(e)n fraw(e)n, daz mon Ir kaine hab(e)n möchte Erst mag dy hebam(m) ander erberg fraw(e)n zu Ir vodern die seh(e)n, hör(e)n vnd tzeücknüsz geb(e)n daz do nichtz v(er)warlost sey

It(e)m wo ayn, tzwo, drey od(er) mer hebam(m)en pey ain(er) geper(e)nden frawen In nöten sindt, wieuil dann annd(e)r frawn zulawffen So sol dch albey nür den geswor(e)n hebam(m)en v(er)folgt wird(e)n Was sy In solh(e)n nöten tzutunvnd tzulass(e)n Ratent, yedoch so sol albey fleissiclich gemerckt werd(e)n, wie es dy erst gehanndelt hat, vnd wie si es d(er) and(er)n antburett, desgleich(e)n der annd(e)rn dritt(e)n oder vierd(e)n fleisz, fürsichtigkait, künst vnd arbait auch vnd(er)schaidenlich v(er)merkt werd(e)n, dawortten, daz mon der fleissig(e)n hebam(m)en fürsicht belöne, vnd der vnbesichtig(e)n verwarlosen straff nach (i)rem v(er)schuld(e)n, Dartzu sol sich ir kaine, ir(e) künsst für dy andern Rüemen also, daz si nach sunder(en) lon od(er) vortayl für dy and(er)n stelle, dann allain, durch dy ersamen frawe(e)n, dy vmb gots willen meine(n) h(e)rn tzugeuall(e)n ob den hebam(m)en sein wellen, wan(n) die, wissen vnd v(er)steen, ob ir aine sünderlich(e)n lon verdint hat oder für dy annder(e)n pillich vortail haben vnd v(er)dinen müg

It(e)m wo sich dy hebam(m)en besorg(e)nt, Süllen si sich pay tzeit fürsehen, ob der frawen misselüng, daz dem kinde tzestünd alspald dy fraw geenndet, mit dem snyt tzestatten komen vnd geholffen werde. Ob aber dy hebam(m)en, der fraw(e)n, dy tzüm synt geordent vnd gesetzt ist, nicht pey tzeit bestellt hetten, oder In welherlay weise mon Ir alspald nicht gehab(e)n möcht von waz sach weg(e)n daz geirret würd, So sol ain yede hebam welhe dapey ist, daz kynt tzustünd on wid(er)sprech(e)n ledig(e)n vnd der sele mit dem snyt tzehilff kom(m)en, daz ir kaine auf die and(er)n noch auf nichte waigern, kainerlay schewhung, fürtzog oder werwort darynne haben sol, es werd mit Ir geschafft od(er) nicht Vnd wo füran ain hebam(m) oder mer, solich hilff ainem kynnde enttziehent, dasselbig v(er)warlosen sol an der hebam(m)en leiben vnd gut(e)n gestrafft werd(e)n on alle gnad

It(e)m ob ayn hebam(m)en kranckhait anstiesz, oder pey d(er) frawen dohin sy gefodert vnd komen ist plöd würde, So sol sy mit nichte(n) allein pey der fraw(e)n sein, wie recht dy sach tzugeenn, oder wie gern(e) mon sich ir allain trüeg, dannoch sol sy ayn andere vermügente hebam(m)en tzu Ir vodern vnd haben on eintrag vnd wid(er)red Es sol auch gar kayn hebam(m) auf daz lanndt noch nynudert awstzieh(e)n, on verlawb d(er) vorg(e)nan(n) fraw(e)n, die ob In synndt

It(e)m wenn der schad beschicht, daz muet(er) vnd kynndt pey einannder beleiben, So sullent dy hebam(m)en dy dapey sindt zu stünd on v(er)tzieh(e)n all geswor(e)n hebam(m)en vordern, daz sy sehenn ob kainerlay verwarlosen da beschẽ(e)n wär, domit es nicht vngestrafft belib, Es sol auch der schad, den fraw(e)n dy ob den hebam(m)en sein wellen pey guter zeit v(er)kündt werd(e)n, domit ain hebam(m) der and(er)n verwarlosen nicht v(er)decken müg, Ob aber kain v(er)warlosen doselbs beschehen ist, So müg(e)nt doch all hebam(m)en ettwaz daran lernen vnd aufnem(m)en, wie füran ain sölh(e)n frawen zuhelffen sey Vnd wo dy hebam(m)en sölh(e)n schaden In vorgesprochner masz zu offenbar(e)n vertziehen, darüm(en) sind sy ernstlich tzustraffen, legen si aber dy fraw(e)n mit dem kind über sölichs, daz sol mon sich tzu Ir(e)n leyben erholen

It(e)m ayn yede hebam(m), sol der fraw(e)n, der si vorgesessenn ist ettlich täg nach der gepurt warnemen vnd die haimsüch(en) ob ir kainerlay preche, daz si ir dar Inne berat(e)n vnd geholff(e)n sey nach pesttem (i)rem vermügen

It(e)m dy hebam(m)en sullent auch swer(e)n daz si den fraw(e)n die alz vorgesprochen ist, ob In sein wellent, Wo ir dann drey vier, fünff, sechtz oder mer besamet sindt vnd dy hebam(m)en zu In vodernt, In alle den, daz si In yetz tzüm ansteen, oder aber hinachaintra(e)chticlich tzuhaltt(e)n empfelhent, daz wid(er) dy vorgesthrl artikel nicht ist, trewlichen nach komen vnfärlich vnd fleissiclich stät halten wellen wie si In daz einpindten vnd zusagen pey vorgeschribner straffung

7.1.2 ‚Rosengarten': Privilegium

Rößlin, Rosengarten 1513 Straßburg, fol. 1r.

Priuilegium.

Wir Maximilian von gottes gnaden Erwo(e)lter Ro(e)mischer Keiser / zu(o) allen zeyten merer des reichs in Germanien / zu(o) Hungern / Dalmacien(n) / Croacie(n) etc. Künig / Ertzhertzog zu(o) Osterych / Hertzog zu(o) Burgunde zu(o) Braband vnd Pfaltzgraff etc. Bekennent Alls der Ersam vnser vn(d) des Reichs / lieber getrewer Eucharius Ro(e)ßlin doctor d' Ertzney / Etlich tracta(e)t vn(d) pu(e)cher / dem gemeine(n) nutz / Vn(d) sunderlich den schwangern frawen vnd iren Neugeboren kinden / zu(o) fürdrung vnd gu(o)ttem gemacht / vnd trucken vnd vßgo(e)n zu(o) lassen willens ist. Das wir im demnach / dise besunder gnad vn(d) fryheit gethon vnd gegeben haben / thu(o)n vnd geben ime die auch hie mit wissentlich / in krafft diß brieffs / Also dz niemands In was würde(n) / stands oder wesens der sey / die selben pücher In sechs iaren den nechste(n) / nach datu(m) diß vnsers keyserliche(n) brieffs volgend / die nit nachtrucken / Vn(d) ob die vsserhalb des heiligen Reichs vnd in frembde(n) Nationen / teutschen oder andren gezungen / gedruckt wurdent / Die selben in dem heiligen reich nit feyl haben / verkauffen oder vertreiben solle / Vnd gebieten daruff allen vnd yeglichen Churfürsten / fürsten / geistliche(n) vnd weltlichen / Prelaten / Grauen / Fryen / Herren / Rittern / Knechten / Hauptleuten / Vitztumben / Vo(e)gten / Pflegern / verwesern / Amptleuten / Schultheissen / burgermeistern Richtern / Rha(e)ten / burgern /gemeinde(n) / Vnd sunst allen andren / Vnsern vnd des Reichs vnderthane(n) vnd getrewen / in was würde(n) / stats oder wesen die seyen / ernstlich mit disem brieff / Vn(d) wo(e)llend das sie den genante(n) doctor Eucharius / bey solcher vnser fryheit / handthaben / schutzen vnd schirmend / Vn(d) die berürte(n) pu(e)cher / dar vber nit trucken / feyl haben od' verkauffen lassen / Sollichs auch allenthalben in yren fürstentumben / Landen / stette(n) herschafften / vnd gebieten zu(o) thu(o)n bestelle(n) / Alls lieb als eine(n) yeglichen sey vnser vnd des Rychs schwer vngnad vnnd straff / vnd darzu(o) ein peen / Nemlich zehen marck lo(e)tigs golds zu(o) vermyden / die ein yeder / so wider diß vnser freyheit / die pu(e)cher trucken / feylhabe(n) oder verkauffen würde so offt das beschehe / vns halb in vnser kam(m)er / vnd de(n) andren halb theil / dem gemelten doctor Eucharius vnablo(e)ßlich zu(o) bezale(n) verfalle(n) sein solle / mit vrkund diß briefs Geben in vnser vnnd des heiligen Reichs stat Co(e)ln am vier vnd zweintzigsten tag des monats Septe(m)ber / nach Christigeburt fünffzehe(n)hundert vn(d) im zwo(e)lfften / vnser Reiche des Ro(e)mischen im syben vnd zwentzigisten vnd des hungerischen im drey vnd zweintzigiste(n) Iaren.

Per regem	Ad mandatu(m) domini
per se.	Imperatoris proprium.
	Ser(e)nteiner.[412]

---

[412] Gezeichnet wurde das Privilegium vom kaiserlichen Kanzler Zyprian von Serntein. Vgl. Jan Hirschbiegel: Nahbeziehungen bei Hof – Manifestationen des Vertrauens. Karrieren in reichsfürstlichen Diensten am Ende des Mittelalters. Köln, Weimar, Wien: Böhlau 2015. (= Norm und Struktur. Studien zum sozialen Wandel in Mittelalter und Früher Neuzeit. 44.) S. 131–132.

7.1.3 ‚Rosengarten': Widmungsschreiben

Rößlin, Rosengarten 1513 Straßburg, fol. 2v-3r.

Der hochgeborne(n) fürstin vnd frawe(n) / fraw Katherina geborn von Sachse(n) / Hertzogin zu(o) brunstzwigk vnd Lunenburg / meiner gnedigsten frawen / Enbeut ich Eucharius Ro(e)ßlin in artzney doctor / Mein vndertha(e)nig gehorsam willigst die(n)st zu(o) vor / Gnedigste fürstin / Ich fünde im bu(o)ch der gscho(e)pffe am dritten capitel / Das der almechtig ewig gott / vnser aller ersten mu(o)ter Eue / vmb vbertrettu(n)g des gebottes / de(n) flu(o)ch gegebe(n) / das sie in schmertze(n) ire kinder gebere(n) solt / Welche(n) flu(o)ch all frawe(n) vo(n) ir ererbt / Vn(d) wie wol solcher schmertz mit keiner vernunfft / weißheit vn(d) kunst / gentzlich hingeleit vn(d) gehindert mag werde(n) / ye doch wan(n) sich die schwa(n)gern frawe(n) / vor vn(d) in d' geburt / orde(n)lich dar zu(o) schicke(n) vn(d) halte(n) / Auch mit vernünfftige(n) gelerte(n) frawe(n) vnd hebam(m)e(n) v(er)sehe(n) mag solicher schmertz gmiltert vn(d) gemindert werde(n). Daru(m)b gnedigste fürstin / die weil. V.F.G. Mich vor etliche(n) iare(n) / solich ler vn(d) vnderweisung / zu(o) gu(o)t de(n) schwa(n)gern frawe(n) vn(d) den ho(e)bam(m)en / zu(o) offne(n) gebette(n) hat / Als da(n) bin ich. V.F.G. vß gehorsamer vnd'tha(e)niger pflicht / alles das so den bemelte(n) schwa(n)gern geberenden frawe(n) vnd hebam(m)en / zu(o) wissen not ist / vnd von de(n) hochgelo(e)rte(n) doctoribus / so vor mir geschribe(n) vnd erfarn / soliches zu(o) offnen fleissig vn(d) willig. Wie wol. v.f.g. mit hoher vernu(n)fft vn(d) wissen begabt / das. v.f.g. in disen vn(d) merern / zu(o) lerne(n) on not wer. Seind doch vyl ersamer iu(n)ger frawe(n) vn(d) hebammen / die kleine(n) bericht habe(n) / vn(d) solichs so in dise(m) bu(o)ch begriffen / yne(n) verborge(n) / denen dises zu(o) wissen not will sein. Ist deßhalb an. v.f.g. mein vnderta(e)nigst bit. V.f.g. wo(e)lle dises bu(o)ch (der schwa(n)gern frawe(n) Roßgarte(n) gena(n)t) vo(n) mir gnedigliche(n) empfahe(n) / vn(d) in. v.g. fürste(n)thu(m)b / vn(d) andren teutschen landen / den Ersamen züchtigen schwangern frawe(n) vn(d) hebam(m)en vßtheile(n) / Bin ich vngzweifleter hoffnu(n)g / sie werdent darin(n) gnu(o)gsame(n) bericht finde(n) / wie sie sich in alle(n) dinge(n) halte(n) solle(n) / Vn(d) ob. v.f.g. merers berichts / d' in dise(m) bu(o)ch nit begriffe(n) / zu(o) wisse(n) begerte (die wyl sich nit alle ding zu(o) schreibe(n) gebürt) Will ich doch vß gehorsamer vnd'tha(e)niger pflicht. v.f.g. müntliche(n) bericht zu(o)gebe(n) gantz willig syn / vn(d) hiemit wil ich mich in. v.f.g. schutz vnd schirm wider die klaffer vndertha(e)niglich(e)n befolhe(n) haben. Datu(m) zu(o) Wurms vff de(n). 10. tag des monats Hornung. Im iar / als man zalt von der geburt Christi / funffzehen hundert vnd dreyzehen.

7.1.4 ‚Rosengarten': Lyrische Ermahnung

Rößlin, Rosengarten 1513 Straßburg, fol. 3r-5v.

Ein Ermanung / zu(o) den schwangern frawe(n) vnd hebam(m)en

Wie vyl got sey am menschen gelegen /
Kan yeder wol da bey erwegen /
Das er kam ab von hymels thron /
In disem ellend vmb zu(o)gon /
Zu(o) trost menschlicher creataur /
Die er erarnet hat so saur /
Das er sie mit seim eignen blu(o)t
Lo(e)ßt / als ein vatter billich thu(o)t
Der im an leib vnd gu(o)t abbricht /
Wo er sein kind in no(e)ten sicht /
Es ist auch leichtlich zu(o) verston.
Warumb er hat die arbeit gthon /
Das er der sele(n) na(e)me acht /
Die im zu(o) gleichnüß was gemacht /
Nu(o)n ist das yetz ein kleglich ding /
Das wir ein sele so gering
Schetzen / vnd nit nemen war /
Wie doch sie ist so edel gar /
Vnd ist ein sollich grosse that /
Wer hie ein sel bewaret hat /
Das got im gibt darumb ein kron /
Vnd im himel besundren lon /
Mein synn vnd meinung stat daran /
Das grosser fleiß werd ko(e)ret an
So ein mensch würd alhie gebore(n) /
Vff das die sel nit werd verloren/
Wen(n) die matery geschickt ist
Vnd ir zu(o)m leben nicht gebrist /
So gündt ir got das edel leben /
Vnd thu(o)t ir bald ein sele geben /
Das ich dan(n) schetz ein grosse gob /
Darumb sey im alzeit eer vnd lob /
Nu(o)n seind wir offt nit wol bereit /
Das es ein mensche(n) bring zu(o)m leben /

Hebam(m)en meyn ich in sunderheit /
Die zu(o) dem ampt soln sein bereit /
Vnd darumb nement iren soldt /
Das sie die ding recht handeln wolt /
Nu(o)n geschehen so vyl negligentz /

Was vns got gibt vß gütigkeit
Das wir verwarlaßen alles gar /
Solchs grossen dings nitt nemen war /
Ich mein die hebammen alle sampt /
Die do so gar kein wissen handt /
Darzu(o) durch ir hyenlessigkeit
Kind verderben weit vnd breit /
Vnd handt so schlechten fleiß gethon /
Das sie mit sampt ein mort begon /
Vnd gibt man in darzu(o) den lon
Wen(n) es die mu(o)ter selber to(e)dt /
Gar bald man sie vergraben hett
Lebendig / vnd ein solichen schad
Strafft der keyser mit dem rad
So laßt man die vngestrafft hyengon /
Doch wart sie dort von got den lon /
Wen(n) nu(o)n solches kind verdürbt
Vnd on den heiligen tauff erstürbt /
Die hebam(m) schuldig ist daran /
On gots gesicht mu(o)ß ewig ston /
Thu(o)t ir den hymel selbs beschliessen /
So sie das kind mag nym(m)er bu(e)ssen /
An disem tod sie schuldig was /
Vnd kan nit mer wider bringen das /
Dem kind gots angesicht erwerben /
Das durch ir dum(m)heit mu(o)st verderben /
Mit kurtzen worten / wir seind die
Vff erden seind erboren hie /
Den got nach diser btru(e)bten zeit /
Vns gern das ewig lebe(n) gibt /
Vnd hymelsch burger seind erboren
Nach diser zeit darzu(o) erkoren /
Darzu(o) ein yedes sol fürdrung geben /
Gantz vnd gar nichts sagen kund /

Das laßt mir zu(o) mein facultha(e)t /
Die solich ding in u(e)bung het /
Ich hab all ding beglimpfet schon /
Doch das die frawen wol verston /
Weiplicher zucht zu(o) eren gthan /

Das ich darumb nym conscientz
Vnd ist mir in meine(m) hertzen leid /
Das sie so gar ein kleinen bescheid
Wissen / vnd gantz niht verstan /
Was solichs ampt wil vff im han /
Damit sie in den grossen dingen
Manch mensch vmb ewigs leben bringe(n) /
Vom leben wil ich hie nit sagen /
Wie es vast billich wer zu(o) klagen /
Hab ich mir das zu(o) hertzen geno(m)men /
Got zu(o) lob / vnd vns zu(o) fro(m)men /
Den armen selen auch zu(o) trost /
Die damit werden hie erloßt
Vnd nit so mancher mort geschehe /
Als offt vnd dick ichs hab gesehen /
Solich farlessigkeit bleip furt
Vermitten in menschlicher geburt /
Vnd ka(e)m die frawen leichtlich an /
Wie man dem kindlin helffen kan /
Die hebam(m) ir kunst hie thu(o)t finden /
Was man handlen soll mit kinden /
Hab ich yn geben ein verstandt /
Den sie in disem bu(e)chlin handt /
Darin(n) sie fynden gu(o)ten bericht /
Was in menschen geburt geschicht /
Sie seyen natürlich oder nit /
Sorgsam / bo(e)ß / oder gu(o)t / damit
Was instrument sie sollen han /
Damit dem kind man helffen kan /
Darvon kein hebam(m) mir yetzund
Wie eüch geberen würt erkant

Leichtlich / vnd mit minder schmertzen /
Darumb so faßt mein ler zu(o) hertzen /
Wiewol on schmertzen das nit ist /
Noch werdt ir dester baß geryst /
Das eüch in geburt nit mißeling /
Die arbeit würt eüch dester gering /
Darumb diß bu(e)chlin ist genant /
Der frawen Roßgarten wol erkant /
Darin(n) irkreüter / breche(n) / graben /
Die leib / sel / vnd leben haben /
Solich rosen die ir handt geno(m)men /
Für gottes angesicht werden ko(m)men /

Darumb kein fraw sich scha(m)men gthar /
Ob sie es lesen alles gar /
Vnd halte(n) sich ordlich vor der gburt /
Darin(n) / vnd weiters darnach furt /
Dan sie diß bu(e)chlin wol bericht /
Wie sie sich halten mit geschicht /
Das in mißlinge nit villicht /
Sie fünden so vyl hilff dar zu(o) /
Was yede fraw für mißling thu(o) /
Auch wie sie fleiß vnd ernst an keren /
Ire frucht im leib erneren /
Die das weib entpfangen hat /
Das ire frucht natürlich hat /
Man findt vyl bo(e)ße weib dar neben /
Die zu(o) dem tod ein vrsach geben /
Das die frucht nit kum(m) zu(o)m leben /
Ist got ein got in hymels thron /
So würt den selben auch ir lon /
Die selben bo(e)sen laß ich stan /
Diß bu(o)ch ist den fro(m)men gemacht /
Das sie der stuck all nemen acht /
Vnd solichs fassen auch zu(o) hertzen /
Vff das sie dester minder schmertzen /
Mu(e)ssen in den no(e)ten lyden /
Vnd vyl sorg vnd angst vermyden /
Dan(n) diß bu(e)chlin lernet wol /
Wie geschicklich man das u(e)ben sol /
Mit sorgen / warten / vnd vffbringen /
Fu(e)glichen handlen in den dingen /
Ich hab eüch frawen gnu(o)g ermant /

Darum ir sollen haben acht /
Grosse sorg vnd vyl betracht /
Das ir die rosen brechent ab.
Das got ein gefallen hab darab /
Als ir nach disem betru(e)bten leben
für eüwer kind wo(e)lnt antwurt gebe(n) /
Findt ir nutz vnd gu(o)te lere /
Beger ich von eüch hie nit mere /
Dan(n) das mein werd in eren gedacht /
Das ich den garten hab gemacht /
Zu(o) trost vnd freud weipliche(n) geschlecht /
Nach weitrem lon ich doch nit vecht /
Vnd ob den solichs nit wurdt gthon /
So hoff ich doch von got den lon.

7.1.5 ‚Rosengarten': Vorrede

Rößlin, Rosengarten 1513 Straßburg, fol. 5v-6r.

Nach dem vnd got der almechtig / mit seiner hohen vnentlichen weißheit / den menschen vß nicht geschaffen yn zu(o) besitzen ewige freud vnd seligkeit gnediglichen angesehen / Ist er im mit so grosser liebe geneigt / das er vß dem vberfluß seiner go(e)tliche(n) barmhertzigkeit / so vyl gnaden vnd gaben an yn geleit hat / So vyl vernunfft vnnd sinn im verluhen hat / Den schatz seiner vnza(e)liche(n) weißheit / so manifa(e)ltiglich mit theilt / das der mensch mit rylicher hilff der ewigen weißheit / die grosse weite vn(d) breite der erden / des mo(e)res vnd des lufftes erfunden hat / die ho(e)he vn(d) gro(e)sse der hymeln ermessen hat / vmbgangk des firmamentz / des gestirns / vnd der syben planete(n) vermerckt hat / der sonne(n) vnd auch des mons lauff / eygentlich gantz vnd gewyß verno(m)men hat / Als dan(n) seind dise hochgelert kunstrich natülich meister / als Ipocras / Galienus / Rasis / Auicenna / Auerrois / Albumeron / Auenzoar / vnd ander nit not all zu(o) melde(n) / so mit scharpffer vernunfft / hoher verstentnüß vnd mit klu(o)gen sinnen / von dem liecht der ewigen wyßheit / so gantz begabet vn(d) erleucht vn(d) vnderwysen / das sie durch yngiessung go(e)tlicher gnad / auch mit grossem ernst / fleiß vnnd arbeit / so die dan(n) daruff geleit vnd begriffen haben / den menschen so vyl dan(n) müglich ist / by gesundtheit seines leibs zu(o) behalte(n) / Vnd ob er in kranckheit viel / in davon zu(o) entledigen. Wan(n) nu(o)n de(n) Ersamen züchtigen frawen / nach dem | vnd sie schwanger werden vor / in(n) / vnd nach der geburt / auch irer frucht vyl ku(m)mers vnd lydens zu(o) hande(n) gadt / vnd mancherley siechtage(n) vnd kranckheit yne(n) zu(o) stat / Als das sie in kinds no(e)ten / mit schweren breste(n) / schade(n) vnd zu(o)fa(e)lle(n) / offt vberladen werden / Da durch zu(o) zeite(n) die armen ellende(n) kindlin versaumpt vnd verkürtzt werden / also das sie des heiligen taufs vnd ewiger freud beraupt werden / Darum(b) got dem almechtigen zu(o) vnd ere / den ellenden armen kinder zu(o) hilff vnd zu(o) trost / auch den ersamen züchtigen schwangern frawe(n) / Den(n) zu(o) lieb vn(d) zu(o) dienst ist dz klein bu(e)chlin vßgezogen / vß den obgemelten hochgelo(e)rte(n) vnd kunstreichen natürlichen meistern / Vnd sagt / wie man wenden / heilen vnd fürko(m)men soll die kranckheiten / siechtagen / vnd zu(o) fall / so den schwangern / geberenden frawe(n) vnd iren new geborne(n) kinden zu(o)sta(e)nde vnnd zu(o) handen go(e)nd / Vnd ist das bu(e)chlin vßgetheilt in zwo(e)lff capitel.

7.2 Abbildungen

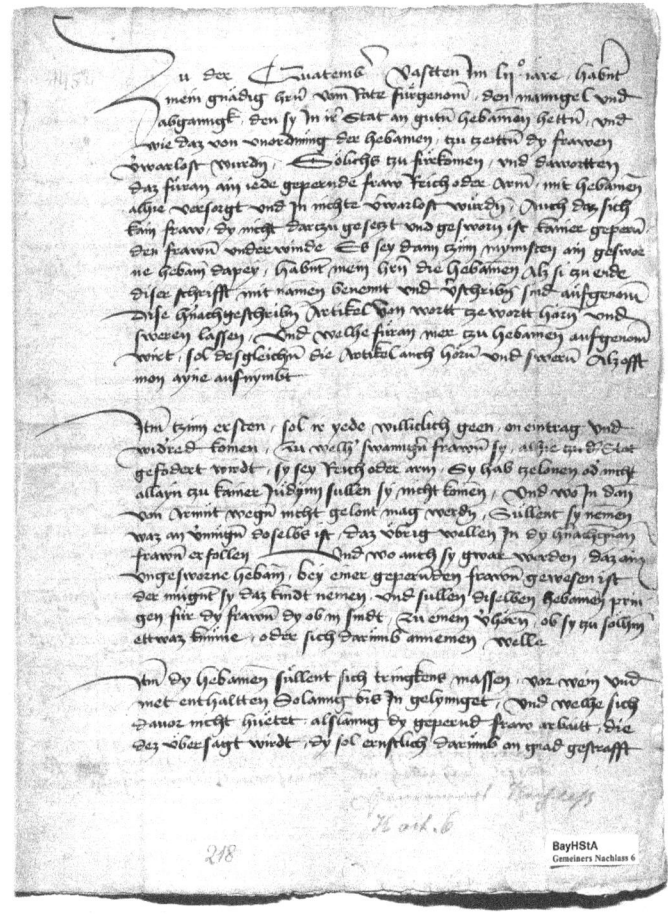

Abb. 17: Bayerisches Hauptstaatsarchiv, Gemeiners Nachlass 6, fol. 218r.

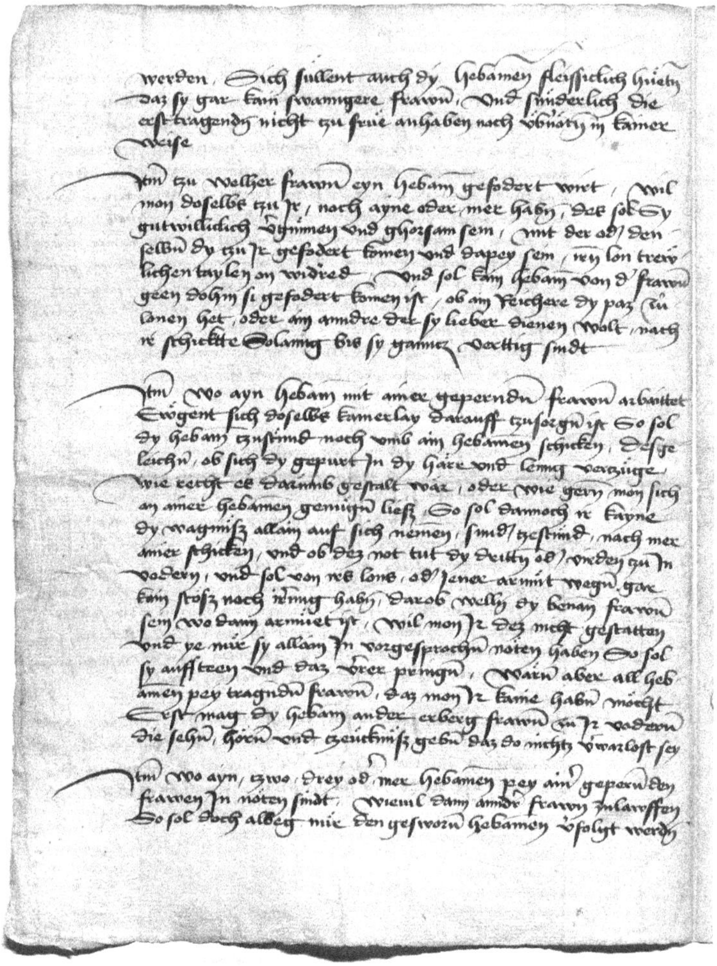

Abb. 18: Bayerisches Hauptstaatsarchiv, Gemeiners Nachlass 6, fol. 218v.

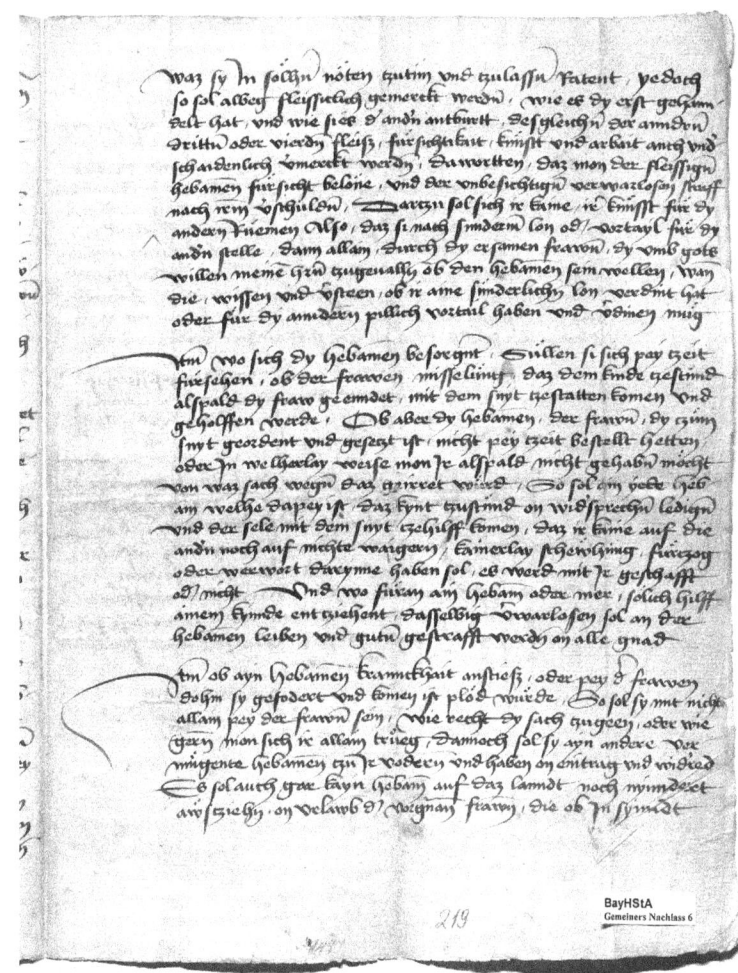

Abb. 19: *Bayerisches Hauptstaatsarchiv, Gemeiners Nachlass 6, fol. 219r.*

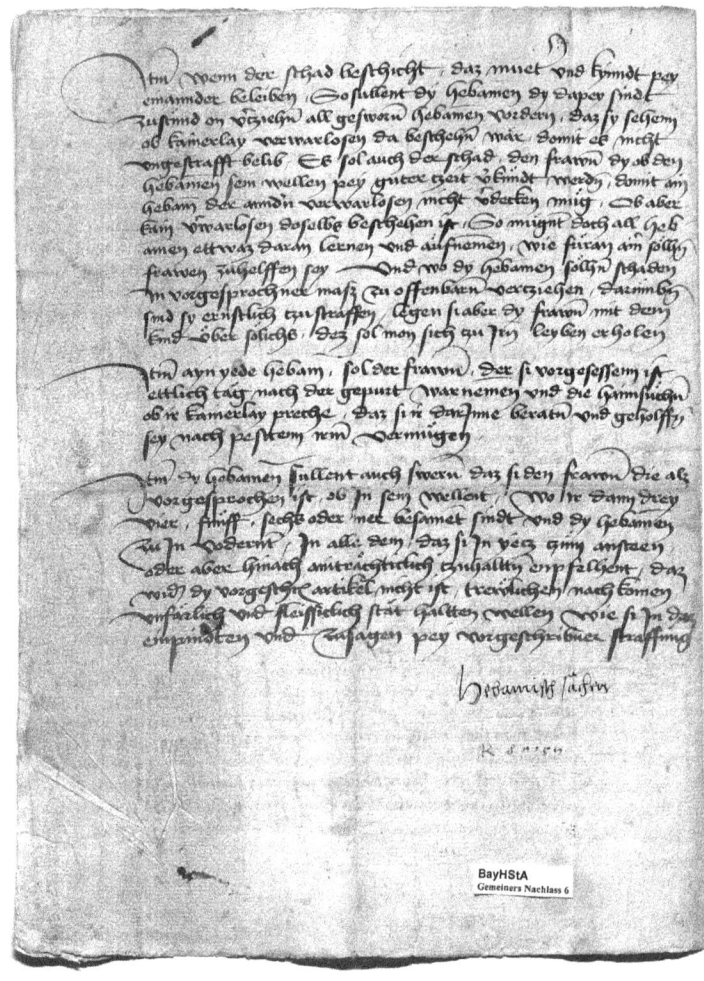

Abb. 20: *Bayerisches Hauptstaatsarchiv, Gemeiners Nachlass 6, fol. 219v.*

Der Frawen Rosengarten.

bey leben/ als dann Auicenna schreibt. Zům anderen mal/ soll die natürliche geburt sein mitt bequemlicher figur. Dann Albertus magnus schreibt/ das das kind sol kommen vß můter leib also. Zům ersten das haubt/ darnach der halß/ vnnd die schůltern/ also das die arm neben den seyten vff die beyn hinnab gestreckt seyend/ vnnd in außgang des kinds von můter leib/ sein angesicht übersich gekert sey/ gegen dem hymmel/ oder gegen dem nabel seiner můter. ¶ Als hye bezeichnet ist/ in diser nachuolgenden figur.

¶ Wann als Albertus magnus spricht vnd auch vor gesagt ist/ so hatt das kind in můter lyb/ vor der geburt/ vñ ee es sich schybet/ sein angesicht/ vnnd sein brust gegē seiner můter rucken. Vnnd zů der zeyt der geburt/ so schybt vnnd überwürfft sich das kindt gegen seiner můter rucken/ das haubt vnder sich zů vßgang/ vnnd die füß übersich. Darumb in vßgang des kinds/ kumpt des kindes angesycht übersich gegen dem angesicht seiner můter.

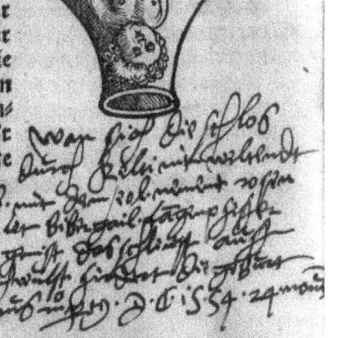

Abb. 21: *Bayerische Staatsbibliothek München, Res/A. obst. 104: Image 22, fol. 10v.*

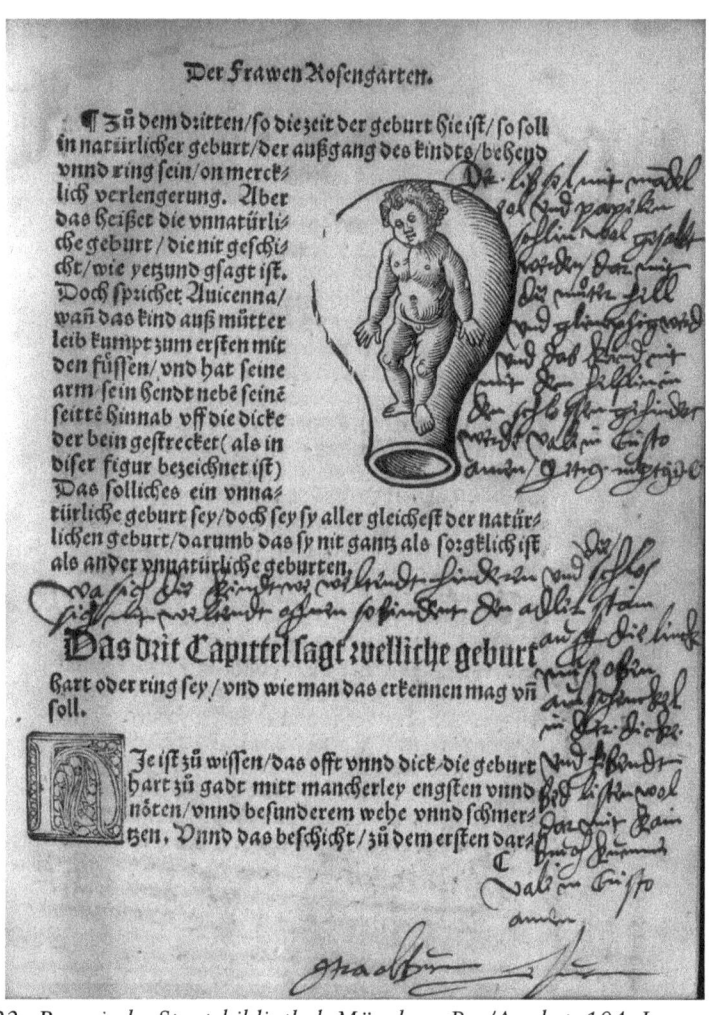

Abb. 22: Bayerische Staatsbibliothek München, Res/A. obst. 104: Image 23, fol. 11r.

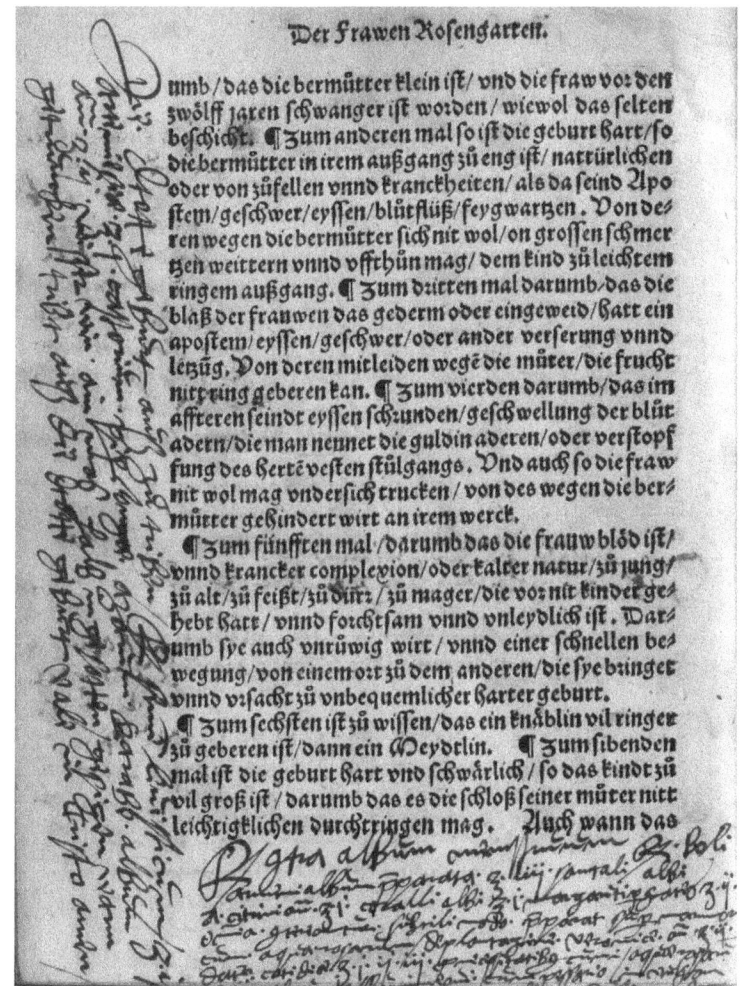

Abb. 23: Bayerische Staatsbibliothek München, Res/A. obst. 104: Image 24, fol. 11v.

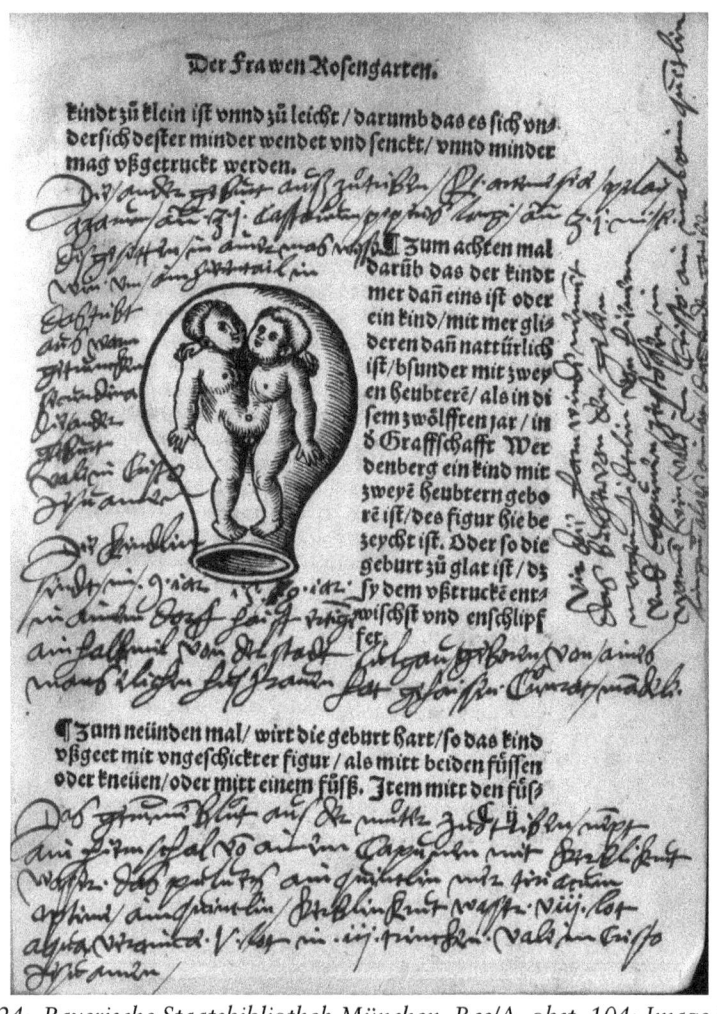

Abb. 24: *Bayerische Staatsbibliothek München, Res/A. obst. 104: Image 25, fol. 12r.*

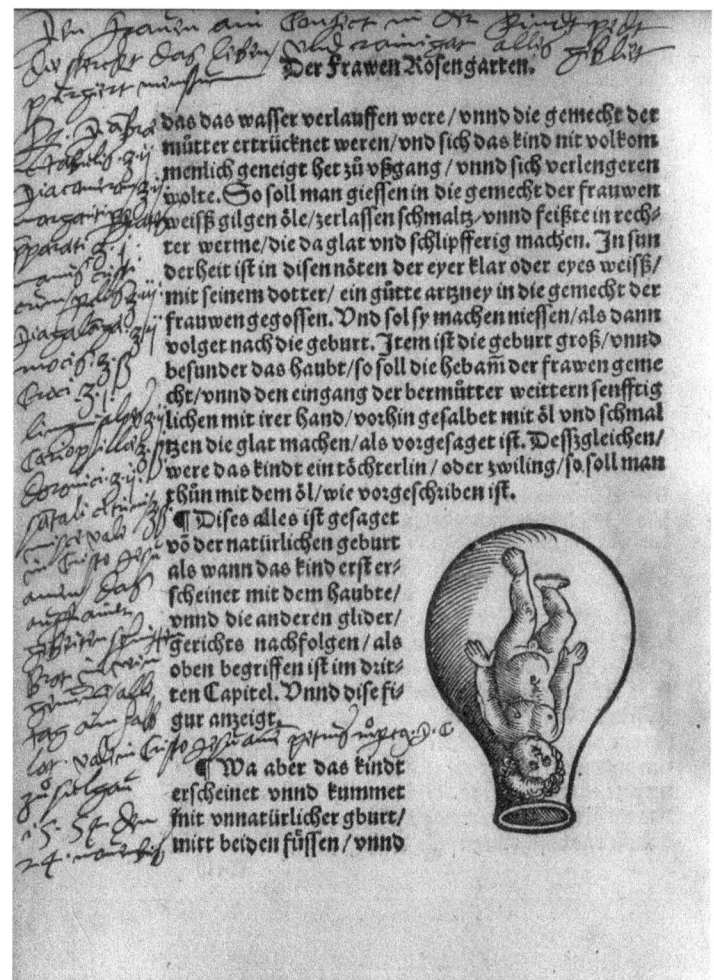

Abb. 25: *Bayerische Staatsbibliothek München, Res/A. obst. 104: Image 36, fol. 17v.*

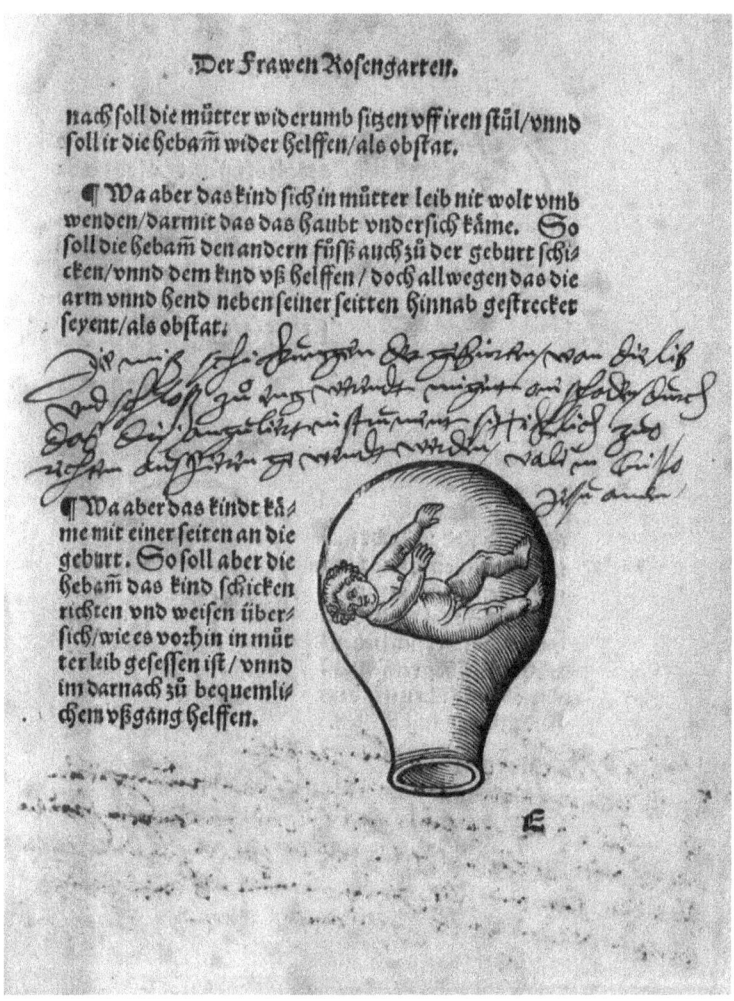

Abb. 26: Bayerische Staatsbibliothek München, Res/A. obst. 104: Image 39, fol. 19r.

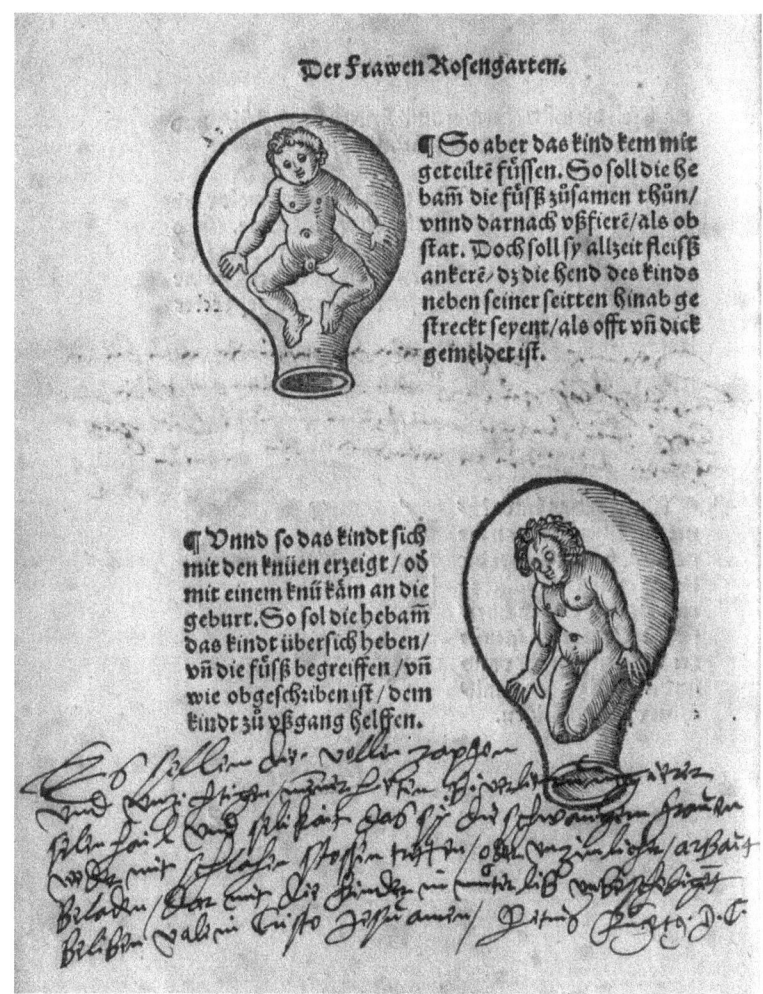

Abb. 27: *Bayerische Staatsbibliothek München, Res/A. obst. 104: Image 40, fol. 19v.*

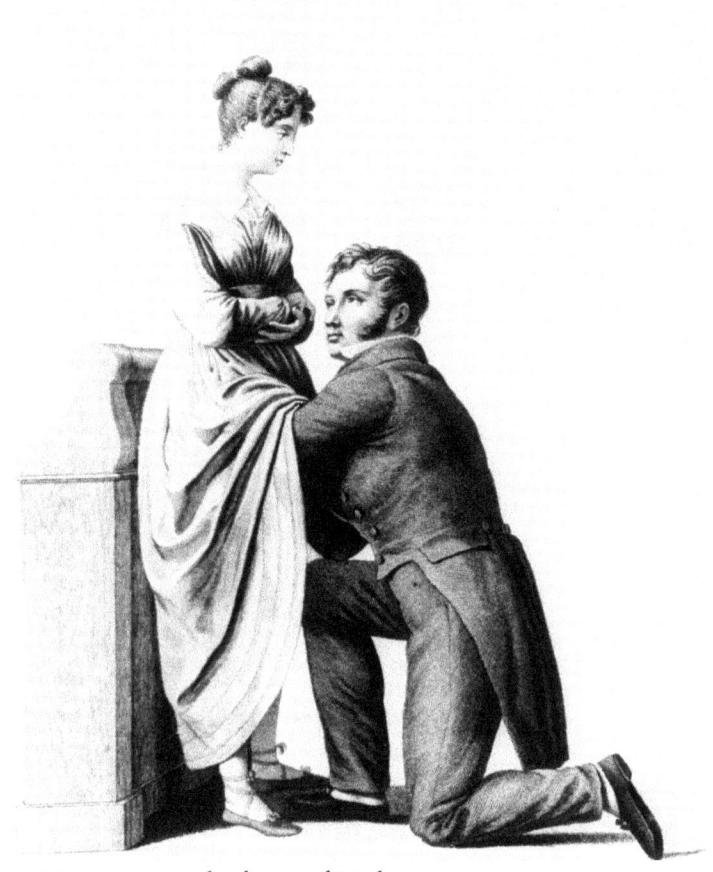

Abb. 28: NIH – National Library of Medicine

8 Bibliographie

8.1 Ausgaben des ‚Rosengartens'

1513: Martin Flach, Straßburg

Rösslin, Eucharius: Der Swangern Frauwen vnd hebam(m)en Rosegarten. Straßburg: Flach 1513. [VD 16: R 2848; ÖNB Wien: 68.F.27]. URL: http://bit.ly/2MGzyw1 [25.09.2019].

Rösslin, Eucharius: Der Swangern Frauwen und hebammen Rosegarten. Straßburg: Martin Flach 1513. [GWLB Hannover: Noviss. U 634].

Rösslin, Eucharius: Der Swangern Frauwen vnd heba(m)men Rosegarten. Straßburg: Flach 1513. [VD16: R 2848; Stadtbibliothek Worms: -*Mag*- W Verf *15*]. URL: http://bit.ly/2ZvcLp9 [26.09.2019].

Rösslin, Eucharius: Der Swangern Frauwen und hebam[m]en Rosegarten. Straßburg: Flach 1513. [ULB Bonn: *Rd 172/2*].

Rösslin, Eucharius: Der Swangern Frauwen vnd hebam[m]en Rosegarten. Straßburg: Flach 1513. [UB Erlangen-Nürnberg: *H61/4 TREW.Q 441*].

Rösslin, Eucharius: Der s[swangern] frawen [und Hebam]men Ro[sengarten]. Straßburg: Flach 1513. [HAB Wolfenbüttel: *M: Mx 359 (4)*].

Rösslin, Eucharius: Der swangern Frauwen und Hebammen Rosegarten. Straßburg: Flach 1513. [HAB Wolfenbüttel: *A: 25.1 Med.*].

Rösslin, Eucharius: Der swangern Frauwen und Hebammen Rosegarten. Straßburg: Flach 1513. [BNF Paris: *RES 4-TE121-1*].

Rösslin, Eucharius: Der swangern Frauwen und Hebammen Rosegarten. Straßburg: Flach 1513. [UB Tübingen: *Ja 13.4*].

Rösslin, Eucharius: Der Swangern frawen und Hebammen Rosegarten. Straßburg: Flach 1513. [British Library London: *07581.de.34*].

1513: Johann Prüss, Straßburg

Rösslin, Eucharius: Der Swangern frawen und Hebammen Rosegarten. Straßburg: Prüss 1513. [British Library London: *C.31.c.40*].

1513: Heinrich Gran, Hagenau

Rösslin, Eucharius: Der swangern Frawen und Hebammen Roßgarten. Gran 1513. [UB Erlangen-Nürnberg: *H61/4 TREW.N 115/117*].

1515: Heinrich Gran, Hagenau

Rösslin, Eucharius: Der Swangern Frawen vnd hebamme(n) roszgarte(n). Hagenau: Gran 1515. [VD16: R 2849; BSB München: *Rar. 1511*]. URL: http://bit.ly/2L9ncJF [18.10.2019].

1518: Arndt von Aich, Köln

RÖSSLIN, Eucharius: Der Swangern frawen vnd Hebammen Rosegarten. Kön: von Aich 1518. [VD16: R 2850; UBL Leipzig: *Libri.sep.5475*]. URL: http://bit.ly/2NCbHxk [26.09.2019].

RÖSSLIN, Eucharius: Der Swangern frawen vnd Hebammen Rosegarten. Köln: von Aich 1518. [VD 16: R 2850; SBB Berlin: *Jh 1925*]. URL: http://bit.ly/2ZzzPqC [26.09.2019].

1522: Martin Flach, Straßburg

RÖSSLIN, Eucharius: Der schwangeren frawen und Hebam[m]en Rosegarten. Straßburg: Flach 1922. [VD 16: R 2852; SLUB Dresden: *Obstetr.37.m*]. URL: http://bit.ly/2L9tHMz [25.09.2019].

RÖSSLIN, Eucharius: Der schwangeren Frawen und Hebamen Rosegarten. Straßburg: Flach 1522. [UB Erlangen- Nürnberg: *H61/4 TREW.T 146*].

1528: Heinrich Steiner, Augsburg

RÖSSLIN, Eucharius: Der schwanngren Frauen und Hebammen Rosengarten. Augsburg: Steiner 1528. [ZB Zürich: *6.UG Z257*].

RÖSSLIN, Eucharius: Der Schwanngeren frawen vnd Hebammen Rosegarten. Augsburg: Steyner 1528. [VD 16: R 2853; ÖNB Wien: *70.F.55*]. URL: http://bit.ly/2Hrey8m [18.10.2019].

RÖSSLIN, Eucharius: Der Schwanngeren frawen vnd Hebammen Rosegarten. Augsburg: Steiner 1528. [VD 16: 2860; ÖNB Wien: *70.G.54*]. URL: http://bit.ly/2L0sw3q [18.10.2019].

RÖSSLIN, Eucharius: Der Schwanngeren, Frawen vnd Hebammen Rosegarten. Augsburg: Steiner 1528. [SUB Göttingen: *8 MED Chir III, 61118*]. URL: http://bit.ly/2U73h26 [18.10.2019].

RÖSSLIN, Eucharius: Der schwanngeren frawen und Hebammen Rosegartten. Augsburg: Steiner 1528. [VD16: R 2853; UBL Leipzig: *Gbh.204*]. URL: http://bit.ly/2UhplaF [19.10.2019].

RÖSSLIN, Eucharius: Der Schwangeren frawen vnd Hebammen Rosegarten. Augsburg: Steiner 1528. [VD16: ZV 16565; BSB München: *Res/A. obst. 103q*]. URL: http://bit.ly/2PgzXYb [18.10.2019].

RÖSSLIN, Eucharius: Der schwanngeren frawen und Hebammen Rosegartten. Augsburg: Steiner 1528. [UB Tübingen: *Jg. 13 b.4*].

RÖSSLIN, Eucharius: Der Schwanngeren frawen und Hebammen Rosegartten. Augsburg: Steiner 1528. [Cambridge University Library: *F152.c.1.9*].

1529: Heinrich Steiner, Augsburg

RÖSSLIN, Eucharius: Der Schwangeren frawe(n) vnd Hebammen Rosengarte. Augsburg: Steiner 1529. [SUSTB Augsburg: *Med 3745*]. URL: http://bit.ly/30Fw7sS [30.10.2019].

RÖSSLIN, Eucharius: Der Schwanngeren frawen vnd hebammen Rosengarte. Augsburg: Steiner 1529. [VD 16: R 2854; ULB Sachsen-Anhalt: *Um 1043*]. URL: http://bit.ly/344CgBd [24.10.2019].

RÖSSLIN, Eucharius: Der Schwanngeren frawen vnd Hebammen Rosengarte. Augsburg: Steiner 1529. [SUUB Bremen: *99.a.3987*].

RÖSSLIN, Eucharius: Der Schwangeren frawen und Hebammen Rosengarten. Augsburg: Steiner 1529. [WLB Stuttgart: *HBF 2481*].

RÖSSLIN, Eucharius: Der schwangern Frauwen und Hebammen Rosengarten. Straßburg: [o.A.] 1529. [UB Tübingen: *Jg 13.4a*].

1529: Balthasar Beck, Straßburg

RÖSSLIN, Eucharius: Der schwangern frauwen und Hebam(m)en Rosengarten. Straßburg: Beck 1529. [VD 16: R 2855; BSB München: *Res/A.obst. 104*]. URL: http://bit.ly/2ZwPbME [30.10.2019].

1530: Heinrich Steiner, Augsburg

RÖSSLIN, Eucharius: Der schwangerenn Frawen und Hebammen Rosengarten. Augsburg: Steiner 1530. [VD16: R 2856; BSB München: *Rar. 1502#Beibd. 9*]. URL: http://bit.ly/2NAqtEY [30.10.2019].

1532: Heinrich Steiner, Augsburg

RÖSSLIN, Eucharius: Der Schwangerem frawen und Hebammen Rosengarten. Augsburg: Steiner 1532. [Josephinische Bibliothek Wien: *JB 3.845*].

RÖSSLIN, Eucharius: Der Frawen Rosengarten. Augsburg: Steiner 1532. [UB Erlangen-Nürnberg: *H61/4 TREW.T 993*].

1537: Heinrich Steiner, Augsburg

RÖSSLIN, Eucharius: Der Schwangerenn Frawen und Hebammen Rosengarten. Augsburg: Steiner 1537. [Universitätsbibliothek Wien: *I-250437*].

RÖSSLIN, Eucharius: Der schwanngeren Frawen und Hebammen Rosegarten. Augsburg: Steiner 1537. [BNF Paris: *RES P-T-82*].

1541: Heinrich Steiner, Augsburg

RÖSSLIN, Eucharius: Der Schwangerenn frawen vnd Hebammen Rosegarte. Augsburg: Steiner 1541. [VD16: R 2860; UBL Leipzig: *Gbh.204-b*]. URL: https://bit.ly/2yrjVTx [24.10.2019].

RÖSSLIN, Eucharius: Der Schwangerenn frawen und Hebammen Rosengarte. Augsburg: Steiner 1541. [Universitätsbibliothek Salzburg: *I 62261*].

1532: Christoph Egenolff, Frankfurt

RÖSSLIN, Eucharius: De partu hominis et quae circa ipsum accidunt. Frankfurt: Egenolff 1532. [ÖNB Wien: *69.J.315*]. URL: http://bit.ly/2ZuMLOt [24.10.2019].

1563: Christoph Egenolff, Frankfurt

RÖSSLIN, Eucharius: De partv hominis, et qvae circa ipsvm accidvnt. Frankfurt: Egenolff 1563. [VD 16: R 2866; BSB München: *Res/A. obst. 41rc*]. URL: https://bit.ly/2SXQoYU [13.05.2020].

8.2 Gedruckte Quellen

BRUNFELS, Otto: Kreuterbuch Contrafeyt. Frankfurt a. M.: Gülfferich 1546, S. III-IV. [VD16: B 8506; BSB München: *Res/2 M.med. 44#Beibd. 1*]. URL: https://bit.ly/3btUP4X [21.04.2020].

BRUNSCHWIG, Hieronymus: Liber de Arte Distillandi de Compositis. Straßburg: [o. A.] 1512. [BSB München: *Res/2 M.med. 36*]. URL: http://bit.ly/2mgnTrX [24.03.2020].

CUBA, Johannes von: Und nennen diß Buch zu latin Ortus sanitatis: auf teutsch ein Gart der Gesundheit. Mainz: Peter Schöffer 1485. [BSB München: *2 Inc.c.a. 1600*]. URL: https://bit.ly/2IMMvTP [15.10.2019].

RUF, Jacob: Ein scho(e)n lustig Trostbu(e)chle von den empfengnussen und geburten der menschen. Zürich: Christoffel Froschauer 1554. [VD 16: R 3575; BSB München: *Res/4 A.obst. 21*]. URL: http://bit.ly/2MI1yQd [25.09.2019].

VESALIUS, Andreas: De humani corporis fabrica libri septem. Basel: Johannes Oporius 1543. [BSB München: *037/2 Med 193*]. URL: http://bit.ly/2l0XjCS [25.09.2019].

WIRSUNG, Christophorus: Ein new Artzney Buch. Ursel: Sutorius 1605. [VD 17: 3:003600C; BSB München: *2 Chir. 40#Beibd.1*]. URL: http://bit.ly/2B8OF9T [07.05.2020].

Amtsblatt der Königlichen Regierung zu Köln 33 (1848). Hrsg. v. Regierungsbezirk Köln. Köln: Langen'sche Buchdruckerei 1848. URL: https://bit.ly/2wTFtHY [01.04.2020].

Johann Siebmachers grosses und allgemeines Wappenbuch in einer neuen, vollständig geordneten und reich vermehrten Auflage mit heraldischen und historisch-genealogischen Erläuterungen. Bd. 2,10: Der Adel des Elsass. Hrsg. und bearbeitet v. Maximilian Gritzner. Nürnberg: Bauer und Raspe 1871.

Johann Siebmachers grosses und allgemeines Wappenbuch in einer neuen, vollständig geordneten und reich vermehrten Auflage mit heraldischen und historisch-genealogischen Erläuterungen. Einleitungsband, Abtheilung B. Handbuch der heraldischen Terminologie nebst den Haupt-Grundsätzen der Wappenkunst. Hrsg. und bearbeitet v. Maximilian Gritzner. Nürnberg: Bauer und Raspe 1890.

Malleus Maleficarum. Von Heinrich Institoris (alias Kramer) unter Hithilfe Jakob Sprengers. Aufgrund der Dämonologischen Tradition zusammengestellt. Wiedergabe des Erstdrucks von 1487 (Hain 9238). Hrsg. v. André Schnyder. Göppingen: Kümmerle 1991 (= Litterae. 113.)

8.3 Literaturverzeichnis

Ausserer, Caroline: Menstruation und weibliche Initiationsrieten. Frankfurt a. M., Wien: Lang 2003. (= Historisch-anthropologische Studien. 18.)

Backmund, Norbert: Die kleinen Orden in Bayern und ihre Klöster bis zur Säkularisation. Windberg: Poppe-Verlag 1974.

Bastl, Beatrix: Der Herr gibt, der Herr nimmt. Bemerkungen zur Geschichte von Kindheit und Tod im Mittelalter und in der Frühen Neuzeit. In: Triumph des Todes? Ausstellungskatalog. 12. Juni bis 26. Oktober 1992. Hrsg. v. Museum Österreichischer Kultur. Eisenstadt: Museum Österreichischer Kultur 1992.

Bastl, Beatrix: Tugend Liebe Ehre. Die adelige Frau in der Frühen Neuzeit. Wien, Köln, Weimar: Böhlau 2000.

Becker, Gabiele [u. a.]: Zum kulturellen Bild und zur realen Situation der Frau im Mittelalter und in der frühen Neuzeit. In: Aus der Zeit der Verzweiflung. Zur Genese und Aktualität des Hexenbildes. 3. Auflage. Hrsg. v. Gabriele Becker [u. a.]. Frankfurt a. M.: Suhrkamp 1980. (= edition suhrkamp. 840.)

Becker, Kurt W.: Anmerkungen zur Geschichte der anatomischen Sektion. Text zum Katalog der Ausstellung ‚KunstOrt Anatomie – Künstler auf Visite' von 23. Mai bis 21. Juni 2002 im Anatomischen Institut der Universität des Saarlandes. URL: https://bit.ly/2LuWScn [07.02.2020].

Behrendt, Walter: Lehr-, Wehr- und Nährstand. Haustafelliteratur und Dreiständelehre im 16. Jahrhundert. Berlin, Univ., Diss.-Arb. 2009.

Bender-Wittmann, Uschi: Gender in der Hexenforschung. Ansätze und Perspektiven. In: Geschlecht, Magie und Hexenverfolgung. Hrsg. v. Ingrid Ahrendt-Schulte [u. a.]. Bielefeld: Verlag für Regionalgeschichte 2002. (= Hexenforschung. 7.)

Bennewitz, Ingrid: „Darum lieben Toechter / Seyt nicht zu gar fürwitzig…". Deutschsprachige moralisch-didaktische Literatur des 13.-15. Jahrhunderts. In: Geschichte der Mädchen- und Frauenbildung. Hrsg. v. Elke Kleinau und Claudia Opitz. Bd. 1: Vom Mittelalter bis zur Aufklärung. Frankfurt, New York: Campus Verlag 1996.

Biedenfeld, Ferdinand von: Ursprung, Aufleben, Größe, Herrschaft, Verfall und jetzige Zustände sämmtlicher Mönchs- und Klosterfrauen-Orden im Orient und Occident. Bd. 1. Weimar: Bernhard Friedrich Voigt 1837. URL: https://bit.ly/2VtQ7yA [22.04.2020].

BIRKELBACH, Dagmar; EIFERT, Christiane; LUEKEN, Sabine: Zur Entwicklung des Hebammenwesens vom 14. bis zum 16. Jahrhundert am Beispiel der Regensburger Hebammenordnungen. In: Frauengeschichte. Dokumentation des 3. Historikerinnentreffens in Bielefeld, April 1981. Hrsg. v. Sozialwissenschaftliche Forschung und Praxis für Frauen. München: Verlag Frauenoffensive 1981. (= beiträge zur feministischen theorie und praxis. 5.)

BOLOGNE, Jean-Claude: Nacktheit und Prüderie. Eine Geschichte des Schamgefühls. Weimar: Hermann Böhlaus Nachfolger 2001.

BRAHM, Carl [u. a]: Verdauung und Ausscheidung. Neuauflage. Berlin: Springer 2013. URL: https://bit.ly/2IMxGw8 [30.03.2020].

BRAUNECK, Manfred: Religiöse Volkskunst. Votivgaben Andachtsbilder Hinterglas Rosenkranz Amulette. Unter Mitarbeit von Hildegard Brauneck und mit Fotos von Wulf Brackrock. Köln: DuMont Buchverlag 1978.

CHOULANT, Ludwig: Zur Geschichte der Pharmazie im Mittelalter. In: Zeitschrift für Staatsarzneikunde. Bd. 21. Hrsg. v. Adolph Henke. Erlangen: Palm und Enke 1831.

DE ANGELIS, Simone: Paduaner Anatomie in Deutschland. Argumentationsweisen, Wissensansprüche und Autorität (1540–1660). In: Italien und Deutschland. Austauschbeziehungen in der gemeinsamen Gelehrtenkultur der Frühen Neuzeit. Hrsg. v. Emilio Bonfatti, Herbert Jaumann und Merio Scattola. Padua: unipress 2008, S. 17–74.

ECKART, Wolfgang U.: Geschichte der Medizin. Fakten, Konzepte, Haltungen. 6., völlig neu bearbeitete Auflage. Heidelberg: Springer 2009.

ENGL, Elisabeth; RAUTENBERG, Ursula: Der Nürnberger Arzt und Naturforscher Christoph Jacob Trew (1695–1769) und seine Sammlungen in der Universitätsbibliothek Erlangen. In: Jahresbericht des Instituts für Buchwissenschaften an der Friedrich-Alexander-Universität Erlangen-Nürnberg 2017, S. 13–24.

ERBEN, Johannes: Synchronische und diachronische Betrachtungen im Bereich des Frühneuhochdeutschen. In: Sprache – Gegenwart und Geschichte. Probleme der Synchronie und Diachronie. Jahrbuch 1968. Hrsg. v. Hugo Moser. Düsseldorf: Schwann 1969. (= Sprache der Gegenwart. 5.)

FAHNEMANN, Martina: Die Entwicklung des Hebammenberufs zwischen 1870 und 1945: Ein Vergleich zwischen Bayern und Württemberg. Würzburg, Univ., Diss. 2006. URL: https://bit.ly/2xbYaWN [27.10.2019].

FEIS, Oswald: Unbekannte Briefe von Eucharius Rößlin (Vater und Sohn). In: Sudhoffs Archiv für Geschichte der Medizin 22 (1929), H. 1. URL: https://bit.ly/2IIpnFL [21.12.2019].

FLÜGGE, Sibylla: Die gute Ordnung der Geburtshilfe. Recht und Realität am Beispiel des Hebammenrechts der Frühneuzeit. In: Frauen in der Geschichte des Rechts. Von der Frühen Neuzeit bis zur Gegenwart. Hrsg. v. Ute Gerhard. München: C. H. Beck 1997.

FLÜGGE, Sibylla: Hebammen und heilkundige Frauen. Recht und Rechtswirklichkeit im 15. und 16. Jahrhundert. Frankfurt a. M., Basel: Stroemfeld 1998.

FREITAG, Matthias: Kleine Regensburger Stadtgeschichte. Stark gekürzte Online-Version der Regensburger Stadt-Homepage. URL: https://bit.ly/2GNeXir [03.12.2019].

GIESECKE, Michael: Der Buchdruck in der frühen Neuzeit. Eine historische Fallstudie über die Durchsetzung neuer Informations- und Kommunikationstechnologien. Frankfurt a. M.: Suhrkamp 1994.

GREEN, Monica H.: Gynäkologische und geburtshilfliche Illustrationen in mittelalterlichen Manuskripten. Sprechende Bilder halfen den Frauen. In: Die Waage 30 (1991), H. 4. URL: https://bit.ly/2IKlHze [20.11.2019].

GREEN, Monica H.: The Possibilities of Literacy and the Limits of Reading: Women and the Gendering of Medical Literacy. In: Women's Healthcare in the Medieval West. Texts and Contexts. Hrsg. v. Monica H. Green. Aldershot: Ashgate Publishing 2000. (= Variorum Collected Studies. 680.) URL: https://bit.ly/2J5Qf1P [24.11.2019].

GREEN, Monica H.: The Sources of Eucharius Rösslin's ‚Rosegarden for Pregnant Women and Midwives' (1513). In: Medical History 53 (2009), H. 2. URL: http://bit.ly/2oN43pk [20.11.2019].

GREEN, Monica H.: Women's Medical Practice and Health Care in Medieval Europe. In: Signs. Journal of Women in Culture and Society 14 (1989), H. 2. URL: https://bit.ly/2kmTnbC [24.11.2019].

HABERLING, Elseluise: Der Hebammenstand in Deutschland von seinen Anfängen bis zum Dreißigjährigen Krieg. Berlin: [o. A.] 1940. (= Beiträge zur Geschichte des Hebammenstandes. 1.)

HABERMANN, Mechthild: Deutsche Fachtexte der frühen Neuzeit. Naturkundlich-medizinische Wissensvermittlung im Spannungsfeld von Latein und Volkssprache. Berlin, New York: de Gruyter 2001. (= Studia Linguistica Germanica. 61.)

HAMMER, Michael M.: Gemeine Dirnen und gute Fräulein. Frauenhäuser im spätmittelalterlichen Österreich. Berlin [u. a.]: Peter Lang 2019. (= Beihefte zur Mediaevistik. 25.)

HÄMMERLE, Georg: Aus der Geschichte der Stadt Saulgau. Bd. 1. Die Saulgauer Hexenprozesse. Saulgau: Stadtarchiv 1987.

HARLEY, David: Historians as Demonologists. The Myth of the Midwifewitch. In: Social History of Medicine 3 (1990), H. 1, S. 1–26.

HARTGE, Reimar: Kommentar zu Roesslin's Rosengarten. In: Und ab geht die Flaschenpost… ‚Der Swangern Frauwen und Hebammen Rosengarten'. Faksimile mit Transkription und Kommentaren zum 500-jährigen Erscheinungsjubiläum. Hrsg. v. Reimar Hartge. Essen: Die blaue Eule 2012, S. 411–421.

HARTMANN, Wilfried (Hg.): Das Sendhandbuch des Regino von Prüm. Unter Benutzung der Edition von F. W. H. Wasserschleben. Darmstadt: WBG 2004. (= Ausgewählte Quellen zur deutschen Geschichte des Mittelalters. FSGA. 42.)

HEINSOHN, Gunnar; STEIGER, Otto: Die Vernichtung der weisen Frauen. Beiträge zur Theorie und Geschichte von Bevölkerung und Kindheit. Herbstein: März Verlag 1985.

HIRSCHBIEGEL, Jan: Nahbeziehungen bei Hof – Manifestationen des Vertrauens. Karrieren in reichsfürstlichen Diensten am Ende des Mittelalters. Köln, Weimar, Wien: Böhlau 2015. (= Norm und Struktur. Studien zum sozialen Wandel in Mittelalter und Früher Neuzeit. 44.)

HOFMEISTER, Andrea: Kinder, Küche, Katechismus? Überlegungen zur Elementarbildung von Frauen in der Frühen Neuzeit. In: Frühe Neuzeit. Festschrift für Ernst Hinrichs. Hrsg. v. Karl-Heinz Ziessow. Bielefeld: Verlag für Regionalgeschichte 2004. (= Studien zur Regionalgeschichte. 17.)

HURST, Simona: Siamesische Schweine statt junger Hasen. Dürers illustrierte Flugblätter. In: StädelBlog vom 30.01.2014. URL: https://bit.ly/2KVBD2v [15.10.2019].

JACOBI, Juliane: Mädchen- und Frauenbildung in Europa. Von 1500 bis zur Gegenwart. Frankfurt, New York: Campus Verlag 2013.

JANKRIFT, Kay Peter: Krankheit und Heilkunde im Mittelalter. Darmstadt: WBG 2003. (= Geschichte kompakt Mittelalter)

JANKRIFT, Kay Peter: Mit Gott und schwarzer Magie. Medizin im Mittelalter. Darmstadt: WBG 2005.

JANZIN, Marion; GÜNTER, Joachim: Das Buch vom Buch. 5000 Jahre Buchgeschichte. 3., überarbeitete und erweiterte Auflage. Hannover: Schlütersche 2014.

JEROUSCHEK, Günther: Lebensschutz und Lebensbeginn. Stuttgart: Ferdinand Enke 1988. (= Medizin in Recht und Ethik. 17.)

JÜTTE, Robert: Ärzte, Heiler und Patienten. Medizinischer Alltag in der frühen Neuzeit. Zürich: Artemis & Winkler 1991.

JÜTTE, Robert: Der anstößige Körper. Anmerkungen zu einer Semiotik der Nacktheit. In: Gepeinigt, begehrt, vergessen. Symbolik und Sozialbezug des Körpers im späten Mittelalter und in der frühen Neuzeit. Hrsg. v. Klaus Schreiner und Norbert Schnitzler. München: Wilhelm Fink Verlag 1992, S. 109–129.

JÜTTE, Robert: Lust ohne Last. Geschichte der Empfängnisverhütung von der Antike bis zur Gegenwart. München: C. H. Beck 2003.

KAMMEIER-NEBEL, Andrea: Frauenbildung im Kaufmannsmilieu spätmittelalterlicher Städte. In: Geschichte der Mädchen- und Frauenbildung. Hrsg. v. Elke Kleinau und Claudia Opitz. Bd. 1: Vom Mittelalter bis zur Aufklärung. Frankfurt, New York: Campus Verlag 1996.

KELLER, Hildegard Elisabeth; MÜLLER, Clemens; STEINKE, Hubert: Trostbüchlein. De conceptu et generatione hominis. In: Jakob Ruf. Werke 1550–1558. Kritische Gesamtausgabe, Teil 3. Hrsg. v. Hildegard Elisabeth Keller. Zürich: Verlag Neue Zürcher Zeitung 2008. (= Jakob Ruf. Leben, Werk und Studien. 4.) S. 265–783.

KELLER, Hildegard Elisabeth: ‚Doctores', ‚steinschnyder' und ‚warbirer': Überlegungen zu einer Literaturgeschichte der Ärzte. In: Die Anfänge der Menschwerdung. Perspektiven zur Medien-, Medizin- und Theatergeschichte des 16. Jahrhunderts. Hrsg. v. Hildegard Elisabeth Keller. Zürich: Neue Züricher Zeitung 2008. (= Jakob Ruf. Leben, Werk und Studien. 5.) S. 22–53.

KETTLER, Wilfried: Untersuchungen zur frühneuhochdeutschen Lexikographie in der Schweiz und im Elsass. Strukturen, Typen, Quellen und Wirkungen von Wörterbüchern am Beginn der Neuzeit. Bern [u. a.]: Peter Lang 2008.

KLAUS, Franz Josef: Heimatbuch der Stadt Saulgau. 2. Auflage. Hrsg. v. der Stadt Saulgau. Saulgau: [o. A.] 1996.

KLEIN, Gustav: Eucharius Rösslin's ‚Rosengarten'. In: Und ab geht die Flaschenpost… ‚Der Swangern Frauwen und Hebammen Rosengarten'. Faksimile mit Transkription und Kommentaren zum 500-jährigen Erscheinungsjubiläum. Hrsg. v. Reimar Hartge. Essen: Die blaue Eule 2012, S. 445–454.

KLEIN, Gustav: Zur Bio- und Bibliographie Rösslins und seines Rosengartens. In: Archiv für Geschichte der Medizin 3 (1909), H. 4/5, S. 304–334.

KOBELT-GROCH, Marion: Selig ohne Taufe? Gedruckte lutherische Leichenpredigten für ungetauft verstorbene Kinder des 16. und 17. Jahrhunderts. In: Tod und Jenseits in der Schriftkultur der Frühen Neuzeit. Hrsg. v. Marion Kobelt-Groch und Cornelia Niekus Moore. Wiesbaden: Otto Harrassowitz 2008. (= Wolfenbütteler Forschungen. 119.), S. 63–79.

KOELBING, Huldrych M.: ‚De conceptu et generatone hominis' – die lateinische Fassung von Jakob Rueffs ‚Trostbüchle', Zürich 1554. In: Gesnerus. Swiss Journal of the history of medicine and science 38 (1981), H. 1–2. URL: http://bit.ly/2zyM0p2 [20.12.2019].

KÖFLER, Margarete; CARAMELLE, Silvia: Die beiden Frauen des Erzherzog Sigmund von Österreich-Tirol. Innsburck: Universitätsverlag Wagner 1982. (= Schlern-Schriften. 269.)

KRAMER (INSTITORIS), Heinrich: Der Hexenhammer. Malleus Maleficarum. Kommentierte Neuübersetzung. 6. Auflage. Hrsg. v. Günter Jerouschek und Wolfgang Behringer. München: Deutscher Taschenbuchverlag 2007.

KRUSE, Britta-Juliane: „Die Arznei ist Goldes wert". Mittelalterliche Frauenrezepte. Berlin, New York: de Gruyter 1999.

KRUSE, Britta-Juliane: Neufund einer handschriftlichen Vorstufe von Eucharius Rößlins Hebammenlehrbuch Der schwangeren Frauen und Hebammen Rosengarten und des Frauenbüchleins P.-Ortolfs. In: Sudhoffs Archiv 78 (1994), H. 2.

KRUSE, Britta-Juliane: Verborgene Heilkünste. Geschichte der Frauenmedizin im Spätmittelalter. Berlin, New York: de Gruyter 1996. (= Quellen und Forschungen zur Literatur- und Kulturgeschichte. 5.)

KUHN, Walther; TRÖHLER, Ulrich (Hg.): Armamentarium obstetricium Gottingense. Eine historische Sammlung zur Geburtsmedizin. Göttingen: Vandenhoeck & Ruprecht 1987. (= Göttinger Universitätsschriften. 1.)

KWASMAN, Theodore: Die jüdischen Grabsteine in Rothenburg ob der Tauber. In: Trumah. Zeitschrift der Hochschule für Jüdische Studien Heidelberg (1987), H. 1.

LABOUVIE, Eva: Beistand in Kindesnöten. Hebammen und weibliche Kultur auf dem Land (1550–1910). Frankfurt a. M.: Campus Verlag 1999. (= Geschichte und Geschlechter. 29.)

LABOUVIE, Eva: Frauenberuf ohne Vorbildung? Hebammen in den Städten und auf dem Land. In: Von der Wehemutter zur Hebamme. Die Gründung von Hebammenschulen mit Blick auf ihren politischen Stellenwert und ihren praktischen Nutzen. Hrsg. v. Christine Loytved. Osnabrück: Universitätsverlag Rasch 2001. (= Frauengesundheit. 1.)

LABOUVIE, Eva: Zauberei und Hexenwerk. Ländlicher Hexenglaube in der frühen Neuzeit. Frankfurt a. M.: Fischer 1993.

LE GOFF, Jacques: Geschichte ohne Epochen? Ein Essay. Aus dem Französischen von Klaus Jöken. Darmstadt: Philipp von Zabern 2016.

LEHMANN, Volker: Der Kayserliche Schnitt. Die Geschichte einer Operation. Mit 106 Abbildungen und 2 Tabellen. Stuttgart: Schattauer 2006.

LEIBROCK-PLEHN, Larissa: Frühe Neuzeit. Hebammen, Kräutermedizin und weltliche Justiz. In: Geschichte der Abtreibung. Von der Antike bis zur Gegenwart. Hrsg. v. Robert Jütte. München: C. H. Beck 1993. (= Beck'sche Reihe. 1018.)

Leibrock-Plehn, Larissa: Hexenkräuter oder Arznei. Die Abtreibungsmittel im 16. und 17. Jahrhundert. Stuttgart: WVG 1992. (= Heidelberger Schriften zur Pharmazie- und Naturwissenschaftsgeschichte. 6.)

Liebertz-Grün, Ursula: Rollenbilder und weibliche Sozialisation im Adel. In: Geschichte der Mädchen- und Frauenbildung. Hrsg. v. Elke Kleinau und Claudia Opitz. Bd. 1: Vom Mittelalter bis zur Aufklärung. Frankfurt, New York: Campus Verlag 1996.

Mändle, Christine; Opitz-Kreuter, Sonja (Hg.): Das Hebammenbuch. Lehrbuch der praktischen Geburtshilfe. 6. Auflage. Stuttgart: Schattauer 2015.

Manzke, Walter Martin: Remedia pro infantibus: Arzneiliche Kindertherapie im 15. und 16. Jahrhundert, dargestellt anhand ausgewählter Krankheiten. Marburg, Univ., Diss.-Arb. 2008. URL: http://bit.ly/2ZyGP3a [16.10.2019].

Maringgele, Karin: ‚Trotula'. In: Virus. Hrsg. v. Verein für Sozialgeschichte der Medizin. Münster: LIT Verlag 2004. (= Beiträge zur Sozialgeschichte der Medizin. 4.) URL: https://bit.ly/2IGXAWl [12.12.2019].

Mertin, Barbara: Castoreum – Das Aspirin des Mittelalters. In: Denisia 9 (2003). URL: https://bit.ly/2GNp32P [18.03.2020].

Moscucci, Ornella: The science of woman. Gynaecology and gender in England, 1800–1929. Cambridge: Cambridge University Press 1990.

Moulin, Claudine: Textwandlungen. Eucharius Rösslin, ‚Der Swangern Frauwen und hebammen Rosegarten' als sprachhistorische Quelle. In: Sprachwandel im Deutschen. Hrsg. v. Luise Czajkowski, Sabrina Ulbrich-Bösch und Christina Waldvogel. Berlin, Bosten: de Gruyter 2018, S. 319–336.

O'Malley, Charles Donald; Bertrand de Cusance Morant Saunders, John: The Illustrations from the Works of Andreas Vesalius of Brussels. Überarbeitete Neuauflage. New York: World Publishing Company 1973.

Ohly, Friedrich: Zur Signaturenlehre der Frühen Neuzeit. Bemerkungen zur mittelalterlichen Vorgeschichte und zur Eigenart einer epochalen Denkform in Wissenschaft, Literatur und Kunst. Hrsg. v. Uwe Ruberg. Stuttgart: Hirzel 1999.

Opitz, Claudia: Erziehung und Bildung in Frauenklöstern des hohen und späten Mittelalters. In: Geschichte der Mädchen- und Frauenbildung. Hrsg. v. Elke Kleinau und Claudia Opitz. Bd. 1: Vom Mittelalter bis zur Aufklärung. Frankfurt, New York: Campus Verlag 1996.

Opitz, Claudia: Life in the Late Middle Ages. Übersetzt vom Deutschen ins Englische von Deborah Lucas Schneider. In: A History of Women in the West. 3. Auflage. Hrsg. v. George Duby [u. a.]. Bd. 2: Silence of the Middle Ages. Cambridge [u. a.]: Belknap Press of Havard University Press 1995.

Park, Katharine: Secrets of Women. Gender, Generation, and the Origins of Human Dissection. New York: Zone Books 2010.

POLENZ, Peter von: Deutsche Sprachgeschichte vom Spätmittelalter bis zur Gegenwart. Bd. 1: Einführung. Grundbegriffe. 14. bis 16. Jahrhundert. Berlin, New York: de Gruyter 1991. (= Sammlung Göschen. 2237)

REINHARD, Felix: Gynäkologie und Geburtshilfe der altägyptischen Papyri. In: Archiv für Geschichte der Medizin 9 (1916), H. 6.

RICHARDS, Jeffrey: Sex, dissidence and damnation. Minority groups in the Middle Ages. London, New York: Routledge 1990.

RIHA, Ortrun: Ortolfus pseudepigraphus. In: „ein teutsch puech machen". Untersuchungen zur landessprachlichen Vermittlung medizinischen Wissens. Ortolf-Studien 1. Hrsg. v. Gundolf Keil. Wiesbaden: Dr. Ludwig Reichert Verlag 1993. (= Wissensliteratur im Mittelalter. 11.)

ROWLAND, Beryl: Medieval woman's guide to health: the first English gynecological handbook. London: Croom Helm 1981.

RUMMEL, Walter: ‚Weise' Frauen und ‚weise' Männer im Kampf gegen Hexerei. Die Widerlegung einer modernen Fabel. In: Europäische Sozialgeschichte. Festschrift für Wolfgang Schieder. Hrsg. v. Christof Dipper [u. a.]. Berlin: Duncker und Humblot Verlag 2000. (= Historische Forschungen. 68.)

RUMPF, Marianne: Rosen oder Leprosen im Volkslied. Eine Motivuntersuchung aus medizinhistorischer Sicht. In: Jahrbuch für Volksliedforschung 30 (1985).

SCHÄFER, Daniel: Geburt aus dem Tod. Der Kaiserschnitt an Verstorbenen in der abendländischen Kultur. Hürtgenwald: Guido Pressler Verlag 1999. (= Schriften zur Wissenschaftsgeschichte. 20.)

SCHMITZ-ESSER, Romedio: Der Leichnam im Mittelalter. Einbalsamierung, Verbrennung und die kulturelle Konstruktion des toten Körpers. Ostfildern: Jan Thorbecke Verlag 2014. (= Mittelalter Forschungen. 48.)

SCHWARZ, Holm-Dietmar: Das Nürnberger Apothekergewicht, seine Entstehung und seine geschichtliche Bedeutung. In: Zur Geschichte der Pharmazie. Geschichtsbeilage der Deutschen Apotheker-Zeitung 15 (1963), H. 4. URL: http://bit.ly/2GE7dSr [22.03.2020].

SCRIBNER, Robert W.: Religion und Kultur in Deutschland 1400–1800. Hrsg. v. Lyndal Roper. Aus dem Amerikanischen von Wolfgang Kaiser. Göttingen: Vandenhoeck & Ruprecht 2002. (= Veröffentlichungen des Max-Planck-Instituts für Geschichte. 175.)

SEGL, Peter: Heinrich Institoris. Persönlichkeit und literarisches Werk. In: Der Hexenhammer. Entstehung und Umfeld des ‚Malleus maleficarum' von 1487. Hrsg. v. Peter Segl. Köln: Böhlau 1988. (= Bayreuther Historische Kolloquien. 2.)

SHORTER, Edward: Der weibliche Körper als Schicksal. Zur Sozialgeschichte der Frau. Aus dem Amerikanischen von Hainer Kober. München: Piper 1984.

SMITH, Lesley; TAYLOR, Jane H. M.: Women and the Book. Assessing the Visual Evidence. Toronto: University of Toronto Press, London: The British Library 1996. (= The British Library studies in medieval culture. 3.)

SORANUS OF EPHESUS: Gynecology. Translation and Reprint of Gynaecia. Hrsg. v. Nicholson J. Eastman [u. a.]. Baltimore: John Hopkins Press 1956.

STADLOBER-DEGWERTH, Marion: (Un)Heimliche Niederkunften. Geburtshilfe zwischen Hebammenkunst und medizinischer Wissenschaft. Köln, Weimar, Wien: Böhlau 2008.

STEIN, Michael: Die Frau in den gynäkologischen Schriften des ‚Corpus Hippocraticum'. In: Reine Männersache? Frauen in Männerdomänen der antiken Welt. Hrsg. v. Maria H. Dettenhofer. München: dtv 1996.

STRAUCH, Dietmar; REHM, Margarete: Lexikon Buch – Bibliothek – Medien. 2. Ausgabe. Berlin, New York: de Gruyter 2011.

STOLBERG, Michael: Kommunikative Praktiken. Ärztliche Wissensvermittlung am Krankenbett im 16. Jahrhundert. In: Praktiken der Frühen Neuzeit. Akteure, Handlungen, Artefakte. Hrsg. v. Arndt Brendecke. Köln, Weimar, Wien: Böhlau 2015, S. 111–121.

UITZ, Erika: Die Frau in der mittelalterlichen Stadt. Durchgesehene Ausgabe. Freiburg: Herder 1992.

UNIVERSALMUSEUM JOANNEUM GRAZ (Hg.): Aberglaube – Aberwissen. Welt ohne Zufall. Ausstellungskatalog zur Ausstellung ‚Aberglaube – Aberwissen. Welt ohne Zufall' von 28. März bis 26. Oktober 2014. Graz: Steiermärkische Landesdruckerei GmbH 2014.

VIRKKUNEN, Mirja: Die Bezeichnungen für Hebamme in deutscher Wortgeographie nach Benennungsmotiven untersucht. Gießen: Schmitz 1957. (= Beiträge zur deutschen Philologie. 12.)

WENDEHORST, Alfred: Wer konnte im Mittelalter lesen und schreiben? In: Schule und Studium im sozialen Wandel des hohen und späten Mittelalters. Hrsg. v. Johannes Fried. Sigmaringen: Jan Thorbecke Verlag 1986. (= Vorträge und Forschungen. 30.)

WINCKELMANN, Otto: Das Fürsorgewesen der Stadt Straßburg vor und nach der Reformation bis zum Ausgang des sechzehnten Jahrhunderts. Teil 2. Leipzig: Heinsius 1922. (= Quellen und Forschungen zur Reformationsgeschichte. 5.)

WYMAN, A. L.: The Surgeoness. The Female Practitioner of Surgery 1400–1800. In: Medical History 28 (1984). URL: https://bit.ly/2s7iJyx [29.01.2020].

8.4 Lexika, Biographien & Wörterbücher

BIEWER, Ludwig; HENNING, Eckart (Hgg.): Wappen. Handbuch der Heraldik. 20., aktualisierte und neugestaltete Auflage. Köln, Weimar, Wien: Böhlau 2017.

CALLISEN, Adolph Carl Peter: Medicinisches Schriftsteller-Lexicon der jetzt lebenden Verfasser. Bd. 31. Kopenhagen: [o. A.] 1843.

CAPPELLI, Adriano: Lexicon Abbreviaturarum. Wörterbuch lateinischer und italienischer Abkürzungen. Leipzig: Weber 1901. URL: https://bit.ly/34Us7Yo [22.04.2020].

DORFER, Hans-Peter; ROSELT, Gerhard: Heilflanzen. Gestern und Heute. 5. Auflage. Leipzig, Jena, Berlin: Urania-Verlag 1990.

GENAUST, Helmut: Etymologisches Wörterbuch der botanischen Pflanzennamen. 3., vollständig überarbeitete und erweiterte Ausgabe. Basel [u. a.]: Birkhäuser 1996.

GROTEFEND, Hermann: Handbuch der historischen Chronologie des deutschen Mittelalters und der Neuzeit. 2 Bände. Hannover: Hahn'sche Hofbuchhandlung 1891–1898. Online 2020. Manuscripta Mediaevalia. URL: https://bit.ly/2B2RtZg [28.05.2020].

HENSEL, Wolfgang: Welche Heilpflanze ist das? Stuttgart: Kosmos Verlag 2017.

HIRSCH, Siegrid; GRÜNBERGER, Felix: Die Kräuter in meinem Garten. Linz: Freya 2006.

HÖFLER, Max: Deutsches Krankheitsnamen-Buch. Hildesheim, New York: Georg Olms Verlag 1970.

RODE, Andreas (Hg.): Das Jahrbuch der Heiligen. Große Gestalten für jeden Tag. Leben und Legenden. Zuständigkeiten, Attribute und Erkennungsmerkmale. München: Kösel 2008.

WINKLER, Eduard: Vollständiges Real-Lexikon der medicinisch-pharmaceutischen Naturgeschichte und Rohwaarenkunde. Bd. 2. Leipzig: Brockhaus 1842.

A Latin Dictionary. Founded on Andrews' Edition of Freund's Latin dictionary. Hrsg. v. Charlton T. Lewis und Charles Short. Oxford: Clarendon Press 1879. Perseus Digital Library. 2020. URL: https://bit.ly/3dLhtq6 [14.05.2020].

Ärzte Lexikon. Von der Antike bis zur Gegenwart. 2. Auflage. Hrsg. v. Wolfgang U. Eckart und Christoph Gradmann. Berlin [u. a.]: Springer 2001.

Deutscher Familienatlas. Bd. 2: Graphemik/Phonologie der Familiennamen II: Konsonantismus. Hrsg. v. Konrad Kunze und Damaris Nübling. Berlin, New York: de Gruyter 2011.

Deutsches Wörterbuch von Jacob Grimm und Wilhelm Grimm. Wörterbuchnetz. Kompetenzzentrum für elektronische Erschließungs- und Publikationsverfahren in den Geisteswissenschaften an der Universität Trier. Online. 2019. URL: http://bit.ly/2VW8x9Y [14.05.2020].

Die Habsburger. Ein biographisches Lexikon. Hrsg. v. Brigitte Hamann. Wien, München: Amalthea 2001.

Encyclopedia of Witchcraft. The Western Tradition. Hrsg. v. Richard M. Golden. Santa Barbara: ABC-CLIO 2006.

Enzyklopädie Medizingeschichte. Hrsg. v. Werner E. Gerabek [u. a.]. Bd. 1–3. Berlin, New York: de Gruyter 2007.

Frankfurter Personenlexikon. Online. 2019. Ein Projekt der Frankfurter Bürgerstiftung. Hrsg. v. Clemens Greve und Sabine Hock. URL: http://bit.ly/2MQtQFF [07.02.2020].

Frühneuhochdeutsches Wörterbuch. Hrsg. v. Ulrich Goebel und Oskar Reichmann. Bd. 2–4. Berlin, New York: de Gruyter 1994–2002.

Frühneuhochdeutsches Wörterbuch. Hrsg. v. Ulrich Goebel, Anja Lobenstein-Reichmann und Oskar Reichmann. Berlin, New York: de Gruyter 1989–2020. Wörterbuchnetz. Kompetenzzentrum für elektronische Erschließungs- und Publikationsverfahren in den Geisteswissenschaften an der Universität Trier. Online. 2020. URL: https://bit.ly/2zAueVN [14.05.2020].

Handwörterbücher des deutschen Aberglaubens. Neuauflage. Hrsg. v. Eduard Hoffmann-Krayer und Hanns Bächtold-Stäubli. Bd. 2. Berlin, Leipzig: de Gruyter 1974.

Herders Lexikon der Päpste. Hrsg. v. Bruno Steimer. Freiburg: Herder 2010.

Killy Literaturlexikon. Autoren und Werke des deutschsprachigen Literaturraums. Hrsg. v. Wilhelm Kühlmann. Bd. 9. Berlin, Boston: De Gruyter 2010.

Kleines Mittelhochdeutsches Wörterbuch. Hrsg. v. Beate Henning. In Zusammenarbeit mit Christa Hepfer und unter redaktioneller Mitwirkung von Wolfgang Bachofer. 6. Ausgabe. Berlin, Boston: de Gruyter 2014.

Kluge. Etymologisches Wörterbuch der deutschen Sprache. 24., durchgesehene und erweiterte Auflage. Hrsg. v. Friedrich Kluge. Berlin: de Gruyter 2002.

Lexikon des Mittelalters. Hrsg. v. Robert-Henri Bautier [u. a.]. Bd. 2 und 8. München: LexMa Verlag 1983 und 1997.

Lexikon für Theologie und Kirche. Hrsg. v. Walter Kasper. Bd. 6. Freiburg: Herder 1997.

Lexikon zur Geschichte der Hexenverfolgung. Hrsg. v. Gudrun Gersmann, Katrin Moeller und Jürgen-Michael Schmidt. URL: http://bit.ly/2lATk08 [21.02.2020].

Mittelhochdeutsches Handwörterbuch von Matthias Lexer. Wörterbuchnetz. Kompetenzzentrum für elektronische Erschließungs- und Publikationsverfahren in den Geisteswissenschaften an der Universität Trier. 2019. Online. URL: http://bit.ly/31n16tu [14.05.2020].

Mittelhochdeutsches Wörterbuch. Online. 2019. URL: http://bit.ly/32qGphj [14.05.2020]. Stichwort: bluome.

Neue deutsche Biographie. Hrsg. v. Otto Stolberg-Wernigerode. Bd. 1–23. Berlin: Duncker & Humblot 1953–2007. URL: http://bit.ly/35IdvLT [14.05.2020].

Österreichisches Bundesgesetz über den Hebammenberuf (Hebammengesetz – HebG). URL: https://bit.ly/2kmZKM7 [29.04.2020].

Reallexikon der Germanischen Altertumskunde. Hrsg. v. Johannes Hoops. Bd. 1. Straßburg: Trübner 1911.

9 Abbildungsverzeichnis

Abb. 1:	Universitätsbibliothek Erlangen-Nürnberg, 4 TREW.N 115/117	79
Abb. 2:	Universitätsbibliothek Heidelberg, B 721 Folio: 2,9–11, Tafel 19	80
Abb. 3:	Bayerische Staatsbibliothek München, Res/A. obst. 104: Image 5, fol. 2r.	85
Abb. 4:	Bayerische Staatsbibliothek München, Res/A. obst. 104: Image 6, fol. 2v.	85
Abb. 5:	© Ashmolean Museum, University of Oxford.	107
Abb. 6:	Bayerische Staatsbibliothek München, Res/4 A.obst. 21: Image 111, fol. 53r.	114
Abb. 7:	Bayerische Staatsbibliothek München, Res/4 A.obst. 21: Image 109, fol. 52r.	114
Abb. 8:	Bayerische Staatsbibliothek München, Rar. 1511: Image 11, fol. 3r.	118
Abb. 9:	Bayerische Staatsbibliothek München, Rar. 1511: Image 33, fol. 14r.	149
Abb. 10:	Bayerische Staatsbibliothek München, Rar. 1511: Image 35, fol. 15r.	151
Abb. 11:	Bayerische Staatsbibliothek München, Rar. 1511: Image 35, fol. 18r.	151
Abb. 12:	Bayerische Staatsbibliothek München, Rar. 1511: Image 43, fol. 19r.	151
Abb. 13:	Bayerische Staatsbibliothek München, Rar. 1511: Image 42, 18v.	151
Abb. 14:	Augsburg, Staats- und Stadtbibliothek – 2 Med 193, S. 477.	153
Abb. 15:	Bayerische Staatsbibliothek München, Res/4 A.obst. 21: Image 73, fol. 34r.	154
Abb. 16:	Bayerische Staatsbibliothek München, Res/4 A.obst. 21: Image 57, fol. 26r.	154

Abb. 17: Bayerisches Hauptstaatsarchiv, Gemeiners Nachlass 6, fol. 218r. 169

Abb. 18: Bayerisches Hauptstaatsarchiv, Gemeiners Nachlass 6, fol. 218v. 170

Abb. 19: Bayerisches Hauptstaatsarchiv, Gemeiners Nachlass 6, fol. 219r. 171

Abb. 20: Bayerisches Hauptstaatsarchiv, Gemeiners Nachlass 6, fol. 219v. 172

Abb. 21: Bayerische Staatsbibliothek München, Res/A. obst. 104: Image 22, fol. 10v. 173

Abb. 22: Bayerische Staatsbibliothek München, Res/A. obst. 104: Image 23, fol. 11r. 174

Abb. 23: Bayerische Staatsbibliothek München, Res/A. obst. 104: Image 24, fol. 11v. 175

Abb. 24: Bayerische Staatsbibliothek München, Res/A. obst. 104: Image 25, fol. 12r. 176

Abb. 25: Bayerische Staatsbibliothek München, Res/A. obst. 104: Image 36, fol. 17v. 177

Abb. 26: Bayerische Staatsbibliothek München, Res/A. obst. 104: Image 39, fol. 19r. 178

Abb. 27: Bayerische Staatsbibliothek München, Res/A. obst. 104: Image 40, fol. 19v. 179

Abb. 28: NIH – National Library of Medicine 180

Beihefte zur Mediaevistik
Monographien, Editionen, Sammelbände

Herausgegeben von Peter Dinzelbacher und Romedio Schmitz-Esser

Band 1 Albrecht Classen: Verzweiflung und Hoffnung. Die Suche nach der kommunikativen Gemeinschaft in der deutschen Literatur des Mittelalters. 2002.

Band 2 Ralph Frenken: Kindheit und Mystik im Mittelalter. 2002.

Band 3 Werner Steinwarder: Romanische Kunst als politische Propaganda im Erzbistum Lund während der Waldemarzeit. Studien, besonders zum Bild der Heiligen Drei Könige. 2003.

Band 4 Werner Heinz: Musik in der Architektur. Von der Antike zum Mittelalter. 2005.

Band 5 Gudrun Wittek (Hrsg.): *concordia magna*. Der Magdeburger Stadtfrieden vom 21. Januar 1497. 2006.

Band 6 *Mai und Beaflor*. Herausgegeben, übersetzt, kommentiert und mit einer Einleitung von Albrecht Classen. 2006.

Band 7 Olaf Wagener/Heiko Laß (Hrsg.): *...wurfen hin in steine/grôze und niht kleine...* Belagerungen und Belagerungsanlagen im Mittelalter. 2006.

Band 8 Sieglinde Hartmann (ed.): Fauna and Flora in the Middle Ages. Studies of the Medieval Environment and its Impact on the Human Mind. Papers Delivered at the International Medieval Congress, Leeds, in 2000, 2001 and 2002. 2007.

Band 9 Christa Agnes Tuczay: Ekstase im Kontext. Mittelalterliche und neuere Diskurse einer Entgrenzungserfahrung. 2009.

Band 10 Olaf Wagener (Hrsg.): Der umkämpfte Ort – von der Antike zum Mittelalter. 2009.

Band 11 Olaf Wagener / Heiko Laß / Thomas Kühtreiber / Peter Dinzelbacher (Hrsg.): Die imaginäre Burg. 2009.

Band 12 Fabian Rijkers: Arbeit – ein Weg zum Heil? Vorstellungen und Bewertungen körperlicher Arbeit in der spätantiken und frühmittelalterlichen lateinischen Exegese der Schöpfungsgeschichte. 2009.

Band 13 Elisabeth Mégier: Christliche Weltgeschichte im 12. Jahrhundert: Themen, Variationen und Kontraste. Untersuchungen zu Hugo von Fleury, Ordericus Vitalis und Otto von Freising. 2010.

Band 14 Andrea Grafetstätter / Sieglinde Hartmann / James Ogier (eds.): Islands and Cities in Medieval Myth, Literature, and History. Papers Delivered at the International Medieval Congress, University of Leeds, in 2005, 2006, and 2007. 2011.

Band 15 Olaf Wagener (Hrsg.): „vmbringt mit starcken turnen, murn". Ortsbefestigungen im Mittelalter. 2010.

Band 16 Hiram Kümper (Hrsg.): eLearning & Mediävistik. Mittelalter lehren und lernen im neumedialen Zeitalter. 2011.

Band 17 Olaf Wagener (Hrsg.): Symbole der Macht? Aspekte mittelalterlicher und frühneuzeitlicher Architektur. 2012.

Band 18 N. Peter Joosse: The Physician as a Rebellious Intellectual. The Book of the Two Pieces of Advice or *Kitāb al-Naṣīḥatayn* by ᶜAbd al-Laṭīf ibn Yūsuf al-Baghdādī (1162–1231). 2013.

Band 19 Meike Pfefferkorn: Zur Semantik von *rike* in der Sächsischen Weltchronik. Reden über Herrschaft in der frühen deutschen Chronistik – Transformationen eines politischen Schlüsselwortes. 2014.

Band 20 Eva Spinazzè: La luce nell'architettura sacra: spazio e orientazione nelle chiese del X-XII secolo tra *Romandie* e Toscana. Including an English summary. 2016.

Band 21 Christa Agnes Tuczay (Hrsg.): Jenseits. Eine mittelalterliche und mediävistische Imagination. Interdisziplinäre Ansätze zur Analyse des Unerklärlichen. 2016.

Band 22 Gerlinde Bretzigheimer: St. Georg mit Tiersymbolen. Das typologische Deckenprogramm der unteren Abtsstube des Klosters St. Georgen in Stein am Rhein als Teil eines Raumprogramms. 2016.

Band 23 Elisabeth Mégier: Scripture and History in the Middle Ages / Schriftsinn und Geschichte im Mittelalter. Studies in Latin biblical Exegesis / Untersuchungen zur Bibelauslegung in der lateinischen Kirche (ca. 350–ca. 1150). 2018.

Band 24 Andreas Rentz: Inszenierte Heiligkeit. Soziale Funktion und symbolische Kommunikation von lebenden Heiligen im hohen Mittelalter. 2019.

Band 25 Michael M. Hammer: Gemeine Dirnen und gute Fräulein. Frauenhäuser im spätmittelalterlichen Österreich. 2019.

Band 26 Theresa Hitthaler-Frank: Hebammen, Ärzte und ihr ‚Rosengarten'. Ein medizinisches Handbuch und die Umbrüche in der Obstetrik des 15. und 16. Jahrhunderts. 2021.

www.peterlang.com

www.ingramcontent.com/pod-product-compliance
Ingram Content Group UK Ltd.
Pitfield, Milton Keynes, MK11 3LW, UK
UKHW021831210426
5322IPUK00004B/130